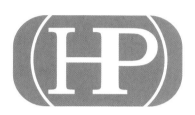

健康经济与管理系列

中医医馆蓝皮书

中医医馆发展报告（2022）

侯胜田　主　编

欧阳静　张玉苹　翟　煦　副主编

中国商业出版社

图书在版编目（CIP）数据

中医医馆发展报告 . 2022/侯胜田主编 . --北京：
中国商业出版社，2022.11

（健康经济与管理系列 . 中医医馆蓝皮书）

ISBN 978 - 7 - 5208 - 2321 - 0

Ⅰ. ①中…　Ⅱ. ①侯…　Ⅲ. ①中医医院—发展—研究
报告—中国—2022　Ⅳ. ①R197.4

中国版本图书馆 CIP 数据核字（2022）第 220998 号

责任编辑：许　妍

中国商业出版社出版发行

（www. zgsycb. com 100053　北京广安门内报国寺 1 号）

总编室：010 - 63180647　编辑室：010 - 83114579

发行部：010 - 83120835/8286

新华书店经销

北京博海升彩色印刷有限公司印刷

*

710 毫米 ×1000 毫米　16 开　22 印张　371 千字

2022 年 11 月第 1 版　2022 年 11 月第 1 次印刷

定价：168.00 元

* * * * *

（如有印装质量问题可更换）

《中医医馆发展报告（2022）》

编　委　会

主　　　任：毛嘉陵

副　主　任：于林勇　李瑞锋　侯胜田

主　　　编：侯胜田

副　主　编：欧阳静　张玉苹　翟　煦

常　务　编　委：（按姓氏笔画排序）

于林勇　王　星　王柳青　邓　勇　邓　莹

师东菊　吕章明　刘国栋　李　敏　杨　芳

何　静　张玉苹　张振祥　张高传　欧阳静

郑英花　侯胜田　袁普卫　贾春伶　徐　敏

徐智广　唐莉莉　曹建春　梁静姮　韩雪飞

翟　煦

编　　　委：（按姓氏笔画排序）

于林勇　干永和　王　旭　王　星　王天琦

王柳青　邓　勇　邓　莹　石　云　卢静汶

师东菊　吕章明　刘　杰　刘东峰　刘国栋

许博文　李　享　李　敏　李艺清　李艳霞

李海洋　李雪梅　杨　芳　杨　鑫　杨化冰

杨思秋　吴　芳　何　静　张玉苹　张玉杰

张东萍　　张振祥　　张高传　　陈谦峰　　欧阳静
尚　洁　　国　华　　周　雪　　郑英花　　侯　荣
侯胜田　　袁普卫　　都姣娇　　贾春伶　　徐　敢
徐智广　　唐莉莉　　曹建春　　常金霞　　崔志军
梁静妲　　彭华胜　　斯　敏　　董　芳　　董美佳
韩雪飞　　焦科兴　　蔡媛媛　　翟　煦

秘 书 长：王天琦
副秘书长：刘国栋　　李艺清
秘书处成员：干永和　　杨思秋　　李　享　　焦科兴　　董美佳

《中医医馆发展报告（2022）》

研创课题组

组　　　长：侯胜田

副　组　长：欧阳静　张玉苹　翟　煦

成　　　员：（按姓氏笔画排序）

于林勇	干永和	王　旭	王　星	王　斌
王天琦	王柳青	文天才	邓　勇	邓　莹
石　云	卢静汶	师东菊	吕章明	刘　杰
刘东峰	刘国栋	许博文	孙　瑞	李　杰
李　享	李　敏	李　超	李艺清	李艳霞
李海洋	李雪梅	杨　芳	杨化冰	杨思秋
吴　芳	何　静	张　磊	张玉苹	张玉杰
张东萍	张振祥	张高传	阿木古楞	陈谦峰
欧阳静	尚　洁	周　雪	郑心月	郑英花
柳凯文	侯　荣	侯胜田	袁普卫	都姣娇
贾春伶	徐　敢	徐智广	唐莉莉	曹建春
常金霞	崔志军	梁静姮	彭　瑶	彭华胜
斯　敏	董　芳	董美佳	焦科兴	雷善言
蔡媛媛	翟　煦			

《中医医馆发展报告（2022）》
主要编撰者简介

侯胜田　　管理学博士，北京中医药大学教授、国家中医药发展与战略研究院健康产业研究中心主任，"全球中医药发展指数""中国中医药健康旅游目的地发展指数""中国康养旅居目的地发展指数""中国森林康养基地发展指数""中国温泉康养基地发展指数"首席研制专家。兼任上海交通大学健康长三角研究院健康旅游研究中心主任、北京中医生态文化研究会健康旅游专业委员会会长、世界中联国际健康旅游专业委员会副会长、中国老年学和老年医学学会国际旅居康养分会副主任委员、世界中联医养结合专业委员会副会长、中国中医药信息学会医养居分会副会长、"健康经济与管理系列"总主编、《全球中医药蓝皮书》《中医医馆蓝皮书》《森林康养蓝皮书》《中医药健康旅游蓝皮书》主编、《健康旅游绿皮书》执行主编、《中医文化蓝皮书》副主编。研究方向：健康经济与管理、中医药发展战略、健康休闲旅游、医院领导力与管理。

欧阳静　　经济学博士，陕西中医药大学人文管理学院教授、院长、学科负责人，陕西省"特支计划"区域发展人才，陕西省哲学社会科学研究基地中医药文化传承与发展研究中心负责人。先后主持和参与科研课题近 50 项，其中国家社科基金 5 项，国际项目 3 项，完成和在研的咨政类项目 10 余项。出版专著 3 本，参编国家规划教材 6 本。获中国卫生经济学会课题成果一、二、三等奖、教育部社会科学司"社科管理奖"、省级教学成果奖二等奖。兼任中国中医药信息研究会中医药政策与管理分会副会长、世界中医药学会联合会常务理事、医疗保险专业委员会常务委员、中华中医药学会人文与管理科学分会常务委员、中华医学会医学教育分会医学社会与人文学组委员。

张玉苹　　医学博士，北京中医药大学副教授，副主任医师。北京中医药大学中医养生康复专业硕士研究生导师，中医养生方向带头人；北京中医药大学特聘专家张奇文教授名医工作室负责人，李宇航教学名师工作坊成员；北京市中医药健康文化科普专家。主持及参加各级科研课题 50 余项，发表论文 50 余篇；出版论著 18 部，4 部任主编，5 部任副主编。中国中医药信息学会海峡两岸中医药交流合作分会秘书长；中国人口文化促进会体医融合健康分会副会长；中国中医药信息学会常务理事；中华中医药学会五运六气研究专家协作组专家。

翟　煦　　医学博士，中国中医科学院副研究员，广安门医院副主任医师，硕士研究生导师，中国中医药信息学会常务理事。从事针灸优势病症研究，研究生选拔与评价，中医信息化管理与应用研究。参与编写国家高等教育"十四五"规划教材《经络腧穴学》《推拿治疗学》，参与编写《世界传统医药蓝皮书》；以第一作者或通信作者发表 SCI 论文总影响因子＞20，中文核心期刊论文十余篇，承担中国中医学院科技创新项目中医文化重大专项，主编出版科普读物 7 部，授权中医可穿戴设备类专利 1 项，软件著作权 3 项；担任北京市医管局科研项目评审专家，中国标准协会家电标准评委会专家，连锁医馆顾问委员等。

摘　要

《中医医馆发展报告（2022）》是"中医医馆蓝皮书"系列第一本关于中医医馆行业发展的综合报告。本报告基于中医医馆行业发展现状及大量数据支撑，研究分析中医医馆行业发展阻碍与未来趋势，总结和推广中医医馆行业发展典型案例和模式创新经验，为政府政策制定、社会资本投入、行业规范完善及产学研模式创新提供前瞻参考和合理化建议。

《中医医馆发展报告（2022）》是中医医馆领域的重大研究成果。本报告采用文献研究、实地探访、专家访谈、问卷调查、案例分析等综合研究方法，从中医医馆行业总体发展现状、不同区域医馆行业进展情况、中医医馆投资运营经验，以及中医医馆文化建设、人才培养、典型案例等多个维度进行了研究与分析。此外，报告还介绍了中医医馆管理发展评判工具——中医医馆竞争力评价指标体系，以期为中医医馆行业进一步高质量发展提供支持。

本报告共包含五部分内容，具体由22篇报告构成。第壹部分总报告（HB.01）系统梳理了中医医馆行业的演进历程、文化建设、研究与教育、行业实践、发展现状，总结分析了中医医馆在发展过程中存在的主要问题，提出完善硬件设施，加强规范管理，提高服务质量，塑造品牌文化，健全报销机制等针对性建议，以期对中医医馆行业发展提供建议与参考，并在此基础上，对中医医馆的发展趋势和行业前景进行展望。

第贰部分区域发展篇（HB.02～HB.05）对中国部分典型区域中医医馆行业发展状况进行了介绍和分析，共有4篇分报告。《长三角地区中医馆发展：现状、问题与政策建议》（HB.02）分报告对长三角地区的中医医馆行业发展现状进行了概括梳理。报告认为长三角地区中医馆发展虽然具有较好的发展基础和政策支持，但仍存在总体规模偏小，综合服务能力不强，专业技术和管理人才缺乏，创新活力有待提升等问题，并提出优化发展环境、加强行业监管和诚信体系建设、打造长三角中医馆中医优势病种和适宜技术目录、促进中医药品牌连锁发展和中医互联网医疗服务、成立长三角中医馆战略联盟协同发展等相关建议，以促进本地区医馆行业高质量发展。

《东北地区中医馆发展现状分析》（HB.03）分报告在对本区域医馆行业发展情况进行介绍的同时，创新性地提出中医医馆发展应发挥区域"道地药材"优势，重视"治未病"保健理念，强调辩证思维，加强与中医药文化的有机结合，推进中医馆建设的规模化、连锁化建设，强化平台建设、资源共享等发展建议。《湖北省中医馆发展报告》（HB.04）进一步提出了发展中医馆事业要结合地域特点和文化背景，如在本地区宣扬李时珍中医药文化，开发区域优质药材，打造中医医馆特色专业品牌。《香港与澳门中医馆发展、准入及监管现状与前景》（HB.05）分析了香港特区与澳门特区中医馆发展的历史，对比研究回归前和回归后两地的中医馆的发展脉络，并在此基础上分析了两地中医馆的发展现状与政策支持，指出了香港特区和澳门特区中医馆现存的对中医馆投入不足、监管制度仍需完善等问题，并对粤港澳大湾区一体化发展战略下香港特区和澳门特区的中医馆发展前景作出展望。

第叁部分投资运营篇（HB.06～HB.11）由6篇分报告组成。《中医医馆健康服务与管理现状及其内涵探讨》（HB.06）分报告以中医医馆健康服务与管理为核心主线，从中医医馆健康服务与管理的演进、发展特点、发展背景、政策环境、人才培养等方面对中医医馆健康服务管理现状进行分析探究。针对性提出健全中医药健康服务与管理机制、打造中医药服务管理人才梯队、推进医馆健康信息系统建设、丰富中医药健康服务内涵等发展思路与对策。《中医馆投资现状与未来趋势》（HB.07）分报告分析总结了中医医馆发展初期阶段的投资定位模糊、竞争优势不充分、轻视市场运营、专业管理人才及中医资源缺乏等共性问题。并指出中医医馆未来投资应以需求为中心，做精医疗服务、做强健康管理，调动社会资源助力中医馆发展，顺应市场及精益化管理的双向需求，大力推进"互联网＋"中医馆建设。

《中医馆专业技术人员职业岗位胜任力调查与分析》（HB.08）分报告建立中医馆专业技术人员岗位胜任力评价指标体系，将北京市、天津市、河北省等12个省市共34所中医馆专业技术人员562人作为被调查对象，检验评价中医馆专业技术人员的岗位胜任力现况，分析影响其岗位胜任力的因素。认为中医馆专业技术人才培养应以中医专业技术人员岗位胜任力为导向、探索具有中医传承特色的中医现代学徒制人才培养新模式、加强医患沟通技巧培训，强化团队合作意识和团队协作诊治能力。从而进一步促进中医专业技术人员岗位胜任力的全面提升。

《中医馆健康信息平台应用报告》（HB.09）分报告介绍了中医馆健康信息平台的项目背景以及其部署与实施现状。阐述了中医馆健康信息平台对基层中医馆的诊疗能力和信息化服务的支撑作用，并对基于中医健康信息平台的中医医馆参与中医领域分级诊疗机制建设提供参考建议。《社会资本投资中医馆法律风险防范探讨》（HB.10）分报告介绍了社会资本在投资新设中医馆时面临着行政审批手续、经营管理、投资并购等方面的法律风险。通过收集中医馆行业发展现状相关新闻、政策法规，进一步分析总结以帮助社会资本进一步规避、把控投资中医馆的法律风险，促进中医医馆投资市场的健康发展。

《中医馆竞争力评价指标体系及其用途》（HB.11）分报告对北京中医药大学侯胜田教授研究团队研制的中医馆竞争力评价指标体系及其用途进行了概要介绍。报告认为经过科学实践该评价指标体系已经成为评价中医馆竞争力的有效工具。行业主管部门、经营者、咨询公司等相关组织及个人可以通过收集整理评价数据进行分析，用于把握行业整体发展状况、明确医馆发展不足、开展科研分析等，消费者可以根据评价结果理性选择更加优质的中医馆，进而促进中医馆行业可持续发展。

第肆部分综合发展篇（HB.12～HB.17）包括6篇分报告。《中医馆文化建设现状及发展思路》（HB.12）分报告分析发现中医馆文化建设存在部分地方政府缺乏统筹规划、文化建设评价体系缺失、中医药文化传播度不足等中医馆文化建设体制性问题。并提出建设中医馆文化体系、建立中医馆文化建设长效机制、构建中医馆文化建设考评体系、引导社会力量和基层医疗机构参与中医馆文化建设等针对性建议。进一步弘扬中医药传统，提振中医药文化影响力。《民族复兴背景下中医馆的作用及发展策略》（HB.13）分报告介绍了中医药事业及中医馆行业对近代中国医药卫生体系的建设与影响。并提出推动中医药文化复兴、建设中医药文化自信，突显中医馆文化特色丰富基层医馆文化内涵。《基层中医馆实用人才院校培养有效供给及培养机制研究》（HB.14）分报告分析了中国当前基层卫生队伍现状及基层医学人才需求情况，并指出基层中医馆人才建设中存在内涵文化建设不鲜明、人才数量不足、基层中医药服务能力差等问题。针对提出问题提出优化中医人才培养方案、加强全科医师培养、加大基层医师继续教育投入等建设性意见。

《少数民族医药馆的现状与发展前景》（HB.15）分报告指出少数民族医药馆是少数民族医药服务的重要载体，并对中国少数民族医药馆的政策体系和管理体系进行简略介绍分析。提出少数民族医药馆缺少顶层设计规划、资源总量不足、缺乏营销设计等发展问题，提出发挥自身特色优势、营造良好发展环境等政策建议，并展望在"健康中国2030"推动中医药民族医药发展的大环境下，少数民族医药馆应根植于深厚的少数民族医药文化不断提高服务能力，实现高质量发展。《水族医馆的发展现状及未来发展对策》（HB.16）分报告则进一步细化以贵州省水族医馆为研究对象，详细地阐述了水族医药的发展历史和现状，并提出加强水族医馆健康信息平台系统建设、建立水族医馆信息管理系统与普通医保系统的联系、提升与其他医疗卫生系统数据共享水平等针对性建议。助推水族医药现代化发展。《日本汉方医馆发展现状与未来机遇》（HB.17）分报告对日本汉方医学的发展历史进行分析梳理，并首次对日本汉方医馆做了分类和案例调查。通过对比汉方医学在日本医疗领域的优劣，分析汉方医馆存在的问题和发展机遇，进而探讨汉方医学讨论的"未来新医学"的可能性，并为中医医馆未来发展方向提供参考依据与支持。

第伍部分医馆经验篇（HB.18～HB.22）包括5篇分报告。《"浊毒国医书院"引领中医馆发展的经验与启示》（HB.18）分报告介绍了在李佃贵国医大师指导下建立的"浊毒国医书院"的发展现状，提出医馆特色技术与临床人才不足，同质化竞争严重等发展困局。并在此基础上分享"浊毒国医书院"克服发展难题在理论赋能、技术指导、业内联动、学术提升等方面的值得借鉴的发展经验。

《京城老字号医馆的现状与启示》（HB.19）报告系统梳理了传统老字号医馆的沿革、发展状况；重点整理了京城老字号医馆同仁堂、鹤年堂、白塔寺、永安堂、广誉远、复有药庄的传统优势及特色传承。总结分析京城老字号医馆的经营之道、文化布局、名医资源、饮片质量等发展现状。深入探讨京城老字号医馆的未来发展所面临的准入标准不完善、市场监管不规范、运营发展模式老旧等问题，并提出了搭建大医平台、发扬师承教育、强化现代化服务理念、开展多元化特色服务及连锁化经营等发展建议。

《守正创新 服务民生——山东潍坊华硕堂中医连锁医馆特色经营理念》（HB.20）从山东潍坊华硕堂中医馆的特色经营理念入手，深度剖析华硕堂在中药材品质管控、中医药人才培养、医馆信息化建设方面的独到经验，为中医医馆提供全新信息化现代化发展思路。《河北省廊坊市文安清晏堂中医诊所发展经验与启示》（HB.21）、《从重庆九龄嘉中医馆品牌创新视角看社会办中医馆发展路径》（HB.22）两篇分报告也分别介绍了文安清晏堂中医诊所、重庆九龄嘉中医馆的创新管理模式与连锁发展经验，为中医医馆行业发展提供创新发展路径。

关键词：中医医馆；发展现状；未来趋势

目　录

肆　综合发展篇

伍　医馆经验篇

总 报 告

HB.01 中医医馆发展历程与前景展望

侯胜田[①]

摘　要： 中医药创新发展的关键是能为百姓切实有效解决实际健康问题。中医药传承发展的未来在基层，中医医馆对基层医疗发展意义重大。仅靠大医院难以满足人们多元化的医疗健康需求，享有便捷优势的中医医馆是对现有医疗体系的重要补充。本报告系统梳理了中医医馆行业的演进历程、文化建设、研究与教育等行业实践、发展现状等，总结分析了中医医馆在发展过程中存在的主要问题，认为硬件、环境、标准、理念、管理和医保政策是阻碍医馆发展的主要挑战。报告针对性提出完善硬件设施，加强规范管理，提高服务质量，塑造品牌文化，健全报销机制等具体建议。报告认为，随着主动应对老龄化国家战略的实施，中医医馆正迎来新的发展机遇。品牌连锁运营、核心竞争力打造、线上线下一体化将成为未来发展趋势。

关键词： 中医医馆；发展历程；前景展望

引　言

伴随着中国社会、经济发展，城市化进程日渐加剧，在城市化快节奏生活之下亚健康群体数量激增，传统的医院、诊所医疗体系已经越来越难以满足人们日益增长的多元化的卫生保健需求，以中医养生保健为特色的中医医馆作为现有医疗体系的重要组成部分再次走进人们的视野。众所周知，中国古代便有"上医治未病"之说，中医在养身保健、疾病预防、康复养生上的特色优势是

---

① 侯胜田，管理学博士，北京中医药大学管理学院教授。研究方向：健康经济与管理、中医药发展战略、健康休闲旅游、医院管理与领导力。

现代西方医学无可比拟的。[1]中医养生热潮的兴起，也进一步推动了各地中医医馆行业的发展。中医医馆是对中国当前中医医疗体系的重要补充，也从一定程度上填补了健康保健需求市场当前的缺口，其发展得到了政府相关部门的认可，并在发展政策上得到大力支持。

本报告系统梳理了中医医馆行业的演进历程、研究与教育等行业实践、发展现状等，总结分析了中医医馆在发展过程中存在的主要问题，提出完善硬件设施，加强规范管理，提高服务质量，塑造品牌文化，健全报销机制等针对性建议，并根据现有发展情况对中医医馆未来发展趋势进行分析展望，以期为中医医馆行业的进一步发展提供参考性建议。

一、中医医馆行业发展历程与现状

中医药是中华民族的瑰宝，也是中华民族优秀传统的杰出代表，是中华民族几千年来认识生命、维护健康、防治疾病的思想和方法体系。中医医馆虽然规模较小，却历史悠久、数量众多，在中医医疗服务中发挥着不可替代的作用。在人们日益增长的多元化卫生保健需求以及国家相关优惠政策的推动下，大量民营资本进驻中医医馆市场，使得中医医馆不再由包括社区卫生服务中心中医馆、医院中医门诊在内的公立医疗机构所独享。中医医馆犹如雨后春笋般发展起来。

（一）中医医馆的起源与演进

中医自古医、药不分家，过去人们多把中医行医卖药的地方统称为"堂"，如"同仁堂""九芝堂""桐庐堂"等，所谓"堂"便是现代中医馆的鼻祖，大多是家、药铺、医馆的结合体。诸葛世医馆、广东陈李济、北京同仁堂、浙江胡庆余堂、济南宏济堂等知名医馆药堂均创办于明清时期，享有百年美誉，中医医馆自古以来便是人们求医问药的特定场所。随着中华人民共和国成立，中国的医药卫生事业进一步实现现代化发展，各级医院、社区卫生服务中心等国民卫生保健体系逐渐建立，中医医馆由原来的主要地位逐渐变成现有体系的重要组成部分。随着中国经济的高速发展，全国居民健康模式也悄然发生着变化，慢性病与亚健康群体数量激增、人口老龄化程度加剧。单一发展现代西方医学已不能适应中国当前的卫生健康需求现状，中医药等优秀传统医学再次走进人们的视野，成为解决医疗健康需求缺口的另一选择。

国内中医养生保健事业的兴盛，在一定程度上满足了人们日益增长的健康保健需求，推动了各地中医医馆行业的发展。从举办主体上看，中医医馆绝大部分为民营中医医疗机构，其作为中医医疗卫生服务体系的重要组成部分，向社会提供优质、高效、便捷、多元化的中医医疗服务，进一步满足不同层次人群的个性化需求，弥补了现有公立中医医疗服务体系的不足。同时，中医医馆作为中医药文化传承的重要载体，继承和弘扬中医药文化，为人民群众提供优质的中医药特色服务中医医馆责无旁贷。

（二）中医医馆文化建设

中医药文化是中华优秀传统文化的结晶，是近千年来中国人民维护健康、防治疾病的重要思想和方法体系。中医医馆行业发展历史悠久，作为传播和弘扬中医药文化的重要实体，进一步建设宣扬中医药特色文化也是中医医馆的重要历史任务与责任。中医药文化的价值核心在于其"大医精诚"的医者责任感，强调医者在技法上应"博及医源，精诚不倦"精研医术，在为人上要秉持医者仁心、救死扶伤造福一方。中医药传统的价值核心是现代中医医馆行业文化建设的基础，也是现代众多中医医馆所秉承的文化建设价值理念。

当代中医医馆行业的文化建设最直观的体现在于对中医医馆的环境装潢设计上。部分优秀的中医医馆在环境建设上积极与本土中医药文化相结合，布置体现地方中医药传统文化的装潢与设计。例如，历史悠久的同仁堂医馆便在建筑装潢上采用仿古装饰，布置中药典籍、药草，贴挂经络展示图、国风字画等传统中药馆经典布置，营造良好的中医药传统文化氛围，为患者提供良好的就医环境。中医医馆在文化硬件设施建设的同时也不能忽视医馆中医药文化软实力和价值理念的塑造。随着患者对于就诊体验以及诊疗服务的重视，人文文化软实力的建设也逐渐成为现在医患行业所重视的服务内容。许多中医医馆在培养员工中医传统技法、提供优质中医诊疗服务的同时，也开始重视继承传统中医药文化救死扶伤、以人为本的医德理念。例如，在病区设置中医药保健康养专区，为群众提供免费中医药健康咨询服务，深入基层社区开展义诊服务，开设免费中医保健普及宣教讲座等。中医药文化建设正逐渐成为中医医馆打造核心竞争力、增强医馆区域影响力的重要方式。

（三）中医医馆行业研究与教育

随着中医医馆行业在全国的进一步发展，与中医医馆相关的学术研究与教育工作也取得了丰硕成果。在产业研究方面，通过对知网、万方等中文数据库进行检索，共检索出 40 余篇对中医医馆行业进行研究的文献。现有研究成果以定性研究方法为主，主要是对中医医馆行业的发展现状、发展策略、典型案例等进行学术研究。

中医医馆的核心竞争力在于中医人才，2016 年末，中国中医药卫生服务人员有 61.3 万人，其中中医类别执业医师 48.2 万人，比上年增加 3.2 万人（增长 5.6%），而中医 2010—2016 年诊疗人次复合年均增长率（CAGR）达 7.82%，超过医师人数增长率。数据说明中国中医药相关卫生人才数量不足，相对市场庞大的就医需求存在一定缺口，特别是中医医师占同类人员总数的比例还不到 20%，中医医师的人才培养任重道远。在当前发展阶段下，民营中医医馆人才基础薄弱，优质专业人才缺乏，中医医师选择余地较小而流动性大，这与民营中医医疗机构迫切需要扩充实力的趋势不相匹配[2]。

为推动中医药行业可持续高质量发展，进一步满足中医药相关人才需求，国家相关部门也正积极改革中医药人才培养相关工作。2017 年，教育部、国家卫生和计划生育委员会、国家中医药管理局发布《关于医教协同深化中医药教育改革与发展的指导意见》，要求各大中医药高等院校，探索建立师承教育与院校教育相结合的人才培养模式，建设校内外双导师队伍，鼓励医药相关专业依据专业特点，优化课程体系，积极探索推进中医类专业传承人才培养模式改革[3]，进一步优化中医药人才培养模式，为中医医馆等中医药相关产业发展提供坚实的优质人力资源保障。

（四）中医医馆重要政策与标准

中医医馆作为目前中国医疗卫生体系的重要补充，其发展也得到了有关部门政策上的大力支持。中央和地方先后发布了一系列促进中医医馆发展的相关政策和公告，因地制宜开展中医医馆相关政策的探索与布局，以促进中医医馆行业良性发展（见表 1）。

表 1 中央及各地区中医医馆相关政策

发布时间	文件名称	发布部门	相关内容
2016 年 5 月	《关于印发安徽省基层中医馆建设基本标准（试行）》	安徽省卫生计生委安徽省中医药管理局	基层中医馆是指在社区卫生服务中心和乡镇卫生院中，将多个中医临床科室集中设置，建设成为中医药文化氛围浓郁、能为群众提供多种中医药方法和手段的相对独立的特定区域
2016 年 10 月	《"健康中国 2030"规划纲要》	国务院	要在乡镇卫生院、社区卫生服务中心等场所，创办国医堂和中医馆等形式多样的中医综合服务区，以便为居民提供更多中医药服务，进一步强化基层中医药服务能力
2016 年 11 月	《乡镇卫生院社区卫生服务中心中医综合服务区（中医馆）建设指南》	国家中医药管理局	指导和规范乡镇卫生院、社区卫生服务中心中医综合服务区（中医馆）的建设工作。提升基层中医药服务能力是建设健康中国的重要内容，是促进卫生事业稳定发展，同时减缓当前所出现的"看病贵、看病难"等发展难题的一项重要措施
2017 年 9 月	《中医诊所备案管理暂行办法》	国家卫生和计划生育委员会	本办法从举办中医诊所的人员资质、诊所标准、名称、环保消防要求以及不得举办诊所的情形等方面规定办备案中医诊所应当具备的条件
2019 年 3 月	《关于促进中医医馆行业发展的意见》	国家林业和草原局、民政部、国家卫生健康委员会、国家中医药管理局	培育一批功能显著、设施齐备、特色突出、服务优良的中医医馆基地，构建产品丰富、标准完善、管理有序、融合发展的中医医馆服务体系
2020 年 11 月	《关于科学利用林地资源促进木本粮油和林下经济高质量发展的意见》	国家发展改革委、国家林业和草原局、科学技术部、财政部、自然资源部、农业农村部、中国人民银行、国家市场监管总局	发展各具优势的特色观光旅游、生态旅游、中医医馆、森林人家、自然教育产业
2022 年 3 月	《基层中医药服务能力提升工程"十四五"行动计划》	国家中医药管理局、国家卫生健康委员会、国家药监局等部门	鼓励社会力量在县域举办中医类别医疗机构，发展具有中医特色的康复医院、护理院（站），支持社会力量举办以中医特色为主的医养结合机构，鼓励中医医院举办互联网医院，支持名老中医举办诊所，支持企业举办连锁中医医疗机构，保证社会办非营利性中医医疗机构和政府办中医医疗机构在准入、执业等方面享有同等权利

壹 总报告

续表

发布时间	文件名称	发布部门	相关内容
2022年8月	《关于进一步规范中医诊所管理工作的通知》	四川省中医药管理局	四川省鼓励社会力量举办传统中医诊所，支持社会办中医诊所连锁化、规模化、品牌化，增加中医药服务供给，广泛使用中医诊疗技术，促进构建"中医诊所在身边"和"10分钟可及圈"的中医服务格局

资料来源：中央人民政府及各地方政府官网。

2016年2月，《关于印发基层中医药服务能力提升工程"十三五"行动规划的通知》指出：85%以上的社区卫生服务中心和70%以上的乡镇卫生院要建设中医馆、国医堂等中医综合服务区；规定基层医疗卫生机构开展健康教育的数量，中医药内容不少于40%，将中医药建设提升为国家战略的组成部分。同年12月25日出台《中华人民共和国中医药法》，这是中国针对中医药的首部法律，意味着中央和地方在促进中医药发展方面，将陆续出台多项配套政策，大大提升了中医药服务能力。为了规范行业行为，加强对中医医馆行业的管理和监督，关于中医医馆的行业标准、评定办法等也相继出台。2017年9月22日，国家卫生和计划生育委员会发布了《中医诊所备案管理暂行办法》，为中医医馆的建设提供了政策规范，优化了中医诊所的开办流程，进一步规范了中医医馆市场。与此同时，四川、安徽等各省市也根据中央相关中医药文件精神进一步鼓励、支持、引导中医医馆行业发展。2022年3月《基层中医药服务能力提升工程"十四五"行动计划》进一步指出，鼓励社会力量在县域举办中医类别医疗机构，支持社会力量举办以中医特色为主的医养结合机构，支持名老中医举办诊所，支持企业举办连锁中医医疗机构，保证社会办非营利性中医医疗机构和政府办中医医疗机构在准入、执业等方面享有同等权利。中医医馆行业正迎来全新政策机遇期。

（五）中医医馆行业发展现状

中医医馆在国家政策的积极支持以及市场需求的大力推动下迎来发展的黄金时期。根据《中国卫生健康统计年鉴》2021卷统计，截至2020年10月，中国中医类诊疗人次已达10亿人次以上，其中中医类诊疗量占全年总量的16.8%，而中医诊所行业诊疗量却仅占总体中医类机构的14.8%，由此可见中医药诊疗需求广阔，中医医馆尚待开发的市场空间巨大。国家中医药管理局数据显示，随着中医医馆行业相关激励促进政策的出台。截至 2020 年底，全国基层中医馆总数已达 3.63 万个，全国 85.38% 的社区卫生服务中心、80.14% 的乡镇卫生院设置了中医馆，基本实现全部社区卫生服务中心和乡镇卫生院中医馆全覆盖。伴随着公立中医馆建设的不断推进，民营中医医馆也正以雨后春笋之势在全国各大城市不断发展推广，其中数量相对较多的城市有杭州、北京、成都、南京、上海、广州、深圳等，其中杭州因拥有约 2000 家医馆而享有"医馆之城"之美誉。

中医医馆行业的不断成熟也带来各种不同的发展模式，其中比较典型的经营模式有四种：①综合型中医馆，其定位是中医药综合服务机构，功能齐全科室较多，此类医馆多与医院高校名医合作，以名医亲诊为主要竞争力；②健康会所型医馆，在传统中医馆的基础上主打养生保健相关服务；③专科型医馆，专注以中医专科为特色的细分市场，如建设中医特色骨伤科、针灸科等特色科室，打造医馆特色竞争优势；④药店型医馆，在连锁药店中设置坐诊中医，其主营业务包括就近诊疗患者并提供中药及中成药的销售服务。

二、中医医馆行业发展问题及思考

在国家政策对中医药产业的大力支持下，大量民营资本也纷纷涌入中医医馆市场，中医医馆市场份额逐渐扩大，发展势头良好。但受各地经济发展水平、人们健康意识等影响，各中医医馆的发展水平不一，在发展过程中也面临着诸多共性问题。

（一）硬件设施有待加强，环境建设有待改善

中医医馆相较于中医医院等大型医疗机构来说体量较小，在实际发展建设中得到的资金支持也相对有限。部分中医医馆的诊疗室和治疗室受到医馆总体建筑面积的制约，导致数量不多，人均面积较小，使得患者的就诊体验受到一定的影响。此外，在装饰装修方面部分医馆不能较好地体现中医药文化特征，甚至部分小型民营医馆存在环境设施简陋的现象，中医医馆的环境建设需要进一步规范。在设施设备方面，一些中医医馆资金或技术的原因，中医诊疗设备和康复设备配备有限。加之医馆建设标准的相对缺乏使得中医医馆的硬件设

施、环境建设受投资等因素的影响良莠不齐，差异较大。有关部门应进一步明确中医医馆建设的规模标准、资质水平、准入条件，有力保证消费者的就诊体验及相关权益。建立相关行业规范，鼓励支持引导民营中医医馆依规合法、可持续高质量发展，为患者提供良好的就诊环境与就医设施。

（二）连锁医馆参差不齐，经营标准尚未统一

当前，大部分民营中医医馆是以连锁经营的形式运营的，连锁医馆容易面临经营标准不统一、统一协同管理难度大等共性问题[4]，以及经营者过于注重短期效益导致盲目追求数量而忽略质量等问题。目前，市面上多家连锁医馆的发展水平参差不齐，有的医馆拥有较多的中医类执业医师，且从业年限都较长，但有的医馆医师数量较少，且工作时间较短。不仅在人员配置，在设施建设与硬件配置上也存在差异，有些医馆的中医诊疗室和治疗室数量不多，且不具备独立的中药房，在设备配备和服务项目提供方面也是如此。连锁经营是品牌中医医馆快速扩张发展的重要手段，但目前中医医馆缺乏相关行业规范，经营标准、服务内容各式各样，对于连锁医馆的服务质量监督、经营规范标准等缺乏有效的管理机制。

（三）服务理念有待改善，责任意识尚需强化

服务和人文关怀是中医相较于西医的竞争优势，也是中医医馆的核心竞争力之一。但目前医馆患者普遍对医馆的收费合理性和投诉反馈机制存在着疑虑。部分患者对医馆收费合理性不满意，说明医馆的收费价格与患者在该医馆的就医体验不成正比。部分中医医馆相较于中医医院等其他公立中医医疗机构的确存在着定价机制不明确、收费合理性有待商榷等问题。投诉反馈机制的建立在医馆运营中至关重要，倾听患者的建议和投诉能够让医馆负责人发现医馆工作中的问题和患者潜在的需求。此外，部分医馆的就医患者对候诊时间存在不满，由于患者本身存在着紧张焦虑情绪，长时间的等候和复杂的流程会大大影响就诊体验，从而降低了满意度，因此医馆需要完善就诊流程，提升诊疗便捷性。总而言之，中医医馆应坚持打造中医医馆服务核心竞争力，明确员工服务理念与责任意识，坚持患者至上，为每位患者提供个性化、人性化的中医药诊疗服务。

（四）绩效制度建设不足，激励晋升机制欠佳

在管理工作中，薪酬作为一种增强员工积极性的方式发挥着重要作用[5]。国内既往研究显示，中国医疗卫生人员的薪酬水平较低，医务人员对薪酬满意度较低[6-7]。薪酬满意度和奖惩制度满意度的高低会直接影响员工对组织的贡献，并最终影响到组织的产出[8]。如果中医医馆对员工的奖惩制度不透明、不公平，或员工对薪酬的发放产生不满，都会导致员工的工作积极性消退，甚至离开工作岗位。当前大部分中医医馆缺乏绩效制度建设，缺乏晋升机制，加之较低的薪酬满意度使得医馆工作人员积极性差，流动性大。为促进中医医馆未来可持续良性发展，规范绩效制度、加强组织建设必不可少。

（五）医保机制仍需完善，特色服务报销困难

中医医馆作为中医医疗卫生服务体系的重要组成部分，向广大人民群众提供多元化的特需中医药诊疗服务，进一步满足不同层次人群的个性化需求，中医医馆的存在是对现有公立中医医疗服务体系的重要补充。但目前中医医馆并未被纳入基层中医医疗机构进行统一管理，许多中医药特色服务被排斥在医保报销机制之外，针对中医医馆的医保报销机制仍需进一步完善。中医医馆大多为民营机构，相较于公立医院缺乏一定的公信力。只能在成本和疗效方面进一步优化，以提高服务水平、降低服务价格的方式提高竞争力。在医保制度大规模普及的今天，增加医保报销项目是中医医馆吸引患者就诊的重要手段之一，而部分项目难以医保报销极大地影响了医馆面向患者的价格优势。增加医馆医保报销项目，将医馆中医药特色服务纳入医保报销范围是助力中医医馆分担公立医院诊疗压力，并进一步便利广大群众的有效措施。

三、中医医馆行业发展策略与建议

（一）完善硬件设施，改善就医环境

中医药诊疗设备是中医药现代化及特色体系的重要构成内容，中医诊疗必要设备的不足会直接影响医馆中医药服务的开展和中医诊疗技术的提高。因

此，中医医馆应根据实际的诊疗需要，完善中医诊疗设备配置，逐步更新相关诊疗设备设施，引入中医辅助设备，改善科室医疗设备硬件水平，有助于提高诊疗效果，使中医特色治疗手段多元化，同时向患者提供融中医诊疗、保健调理、养生指导于一体的高品质健康服务环境。为保证患者拥有良好的就诊体验，医馆还要加强基础设施建设，比如，为舒缓患者的就医情绪，可以在患者候诊室安设电视机等娱乐设施，播放舒缓的音乐以放松患者心情，同时避免患者长时间等待产生焦虑急躁情绪，影响满意度。

此外，良好的就医环境有利于为患者留下良好的第一印象，因此，医馆需要注重内部环境的改善，如采用温馨的装修风格，打造整洁的就医环境等。作为以中医药服务为主的医疗机构，中医医馆还要注重丰富中医药文化载体，加强文化阵地的建设，可以通过打造中医药文化故事壁画墙、中医药科普廊、中药材饮片展示墙等，努力塑造中医药文化环境氛围，增强群众对中医医馆文化环境形象的认知。

（二）加强规范管理，着眼长期效益

由于连锁运营有助于打造医馆品牌从而实现规范化快速扩张，因此采取连锁运营方式的中医医馆数量与日俱增。但此类型医馆可能存在着经营者过于注重短期效益，导致盲目追求数量而忽略质量等问题；同时由于品牌经营范围的扩大，也会促使管理难度的升级[4]。为充分发挥连锁经营的规模效益，此类中医医馆的管理者首先应树立正确的经营理念，将目光从短期效益转向医馆的长远发展，保证医馆的服务质量。其次，中医医馆总店要强化对连锁医馆的规范化和标准化培训，加强总店和分店的沟通与交流，为患者提供高质量统一的服务。最后，医馆总店应积极举办联谊、比赛、知识讲座等集体活动，鼓励各个分医馆之间的中医师经常相互交流，使人员可以在连锁医馆之间流动，这样有利于加强整个医馆的品牌，而不是仅依靠某个中医师的品牌效应。同时，在此基础上医馆要凝练品牌，充分发挥品牌效应，获得患者的信赖，不断提高市场占有率。

（三）提高服务质量，坚持以人为本

以人为本是科学发展观的核心，运用到医馆管理中，以人为本的理念就是以患者为中心，围绕患者开展人性化的医疗服务[9]。为更好地满足患者的各项

需求，中医医馆要进一步加强对员工的职业培训，加强其服务意识和责任意识，并提高员工的沟通表达能力。为了保证医疗服务质量的持久稳定，中医医馆应在总结经验和吸取失败教训的基础上，为医馆提供的各种服务项目设计标准的服务流程，并培训员工严格按照流程来操作。服务流程优化中一个重要内容就是建立适合医馆实际情况的预约流程，分散患者的就诊时间，在保证疗效的前提下，最大限度地提高医馆就诊时间的有效率，减少患者为得到医疗服务付出的时间成本。在"互联网＋"的背景下，医馆要抓住机遇创新医疗服务模式，使就诊流程更加智能化，可以推进线上平台的开发，采用线上预约方式，从而节约患者看病候诊时间。

此外，对于中医医馆来说，有稳定的患者群体是最重要的，为了维护患者群体的合法权益，并及时发现自身存在的问题，医馆必须加强投诉管理，提高患者的忠诚度。医馆可以充分借助新型信息技术建立信息交流平台，收集患者的就医感受和对医馆的评价，且对患者反映的问题及时处理并反馈，以满足患者需求。医馆还可以通过适时地进行问卷调查并且在日常工作中仔细观察，分析医馆现有患者的群体特点，了解患者的需求。从细节出发，针对患者的需求提供个性化的特色服务，使患者感受到被尊重和被关注。由此不断满足并超越患者需求，增加医馆服务的附加价值。

（四）塑造品牌文化，重视宣传推广

品牌是组织的无形资产，也是组织核心竞争力的重要支撑[10]，而在品牌文化建设过程中，宣传工作尤为重要。中医医馆应采取线上线下相结合的方式，大力推进医馆宣传。线上，医馆可以利用微信公众号和新浪微博等新媒体平台加强与患者的互动，坚持每天更新推送内容，可以涉及健康科普、中药材功用、优惠活动、公益活动等，加强与顾客的沟通互动。线下，医馆应加强与其他医疗机构及宣传媒体的赞助与合作，加大中医药知识的宣传普及，让中医药更好地惠及广大百姓，定期到社区提供免费义诊、举办各种讲座。在为市民进行免费诊疗的同时向市民宣传中医常识和健康的生活理念，针对贫困患者开通绿色通道和优惠政策，为患者减免医药费用，提高医馆的知名度和美誉度。为了使博大精深的中医药文化得到更好的传承和发展，医馆品牌方还可以资助中医泰斗著书，成立医馆冠名的中医药学校或培训机构，通过名医理论授课、经验传授、临床观摩、指导学习计划等言传身教的方式，提高中医师业务水平。医馆还可以根据实际情况成立小型"中医中药文化博物馆"，以购买、捐赠的形式面向社会征集中医药文物，举办关于中医药文化、养生保健及疾病防治等方面知识的讲座，既有利于医馆良好口碑的形成，又有利于弘扬并传播医馆品牌中医药文化。

（五）健全报销机制，拓展特色服务

中医医馆向广大人民群众提供多元化的特需中医药诊疗服务，是对当前不同层次人群中医药卫生保健个性化需求的满足，也是对现有中医医疗卫生体系的补充。目前，中国人均公立医疗资源十分有限，中医医馆行业欣欣向荣扎根基层服务群众。将部分中医医馆、中医诊所纳入基层医疗机构管理体系，实现民营中医诊所与政府办基层医疗机构同权，将中医诊所纳入在医保支付、分级诊疗、家庭医生制度等相关政策体系。[11]应发挥中医医馆覆盖面广的优势，建立健全中医医馆医保报销机制，让老百姓小病康复、愈后疗养进医馆，有助于缓解目前各级卫生医疗系统压力。将部分艾灸、拔罐等传统中医药特色服务纳入医保报销范围有利于拓展群众对于中医药特色服务的选择，减轻疾病为群众带来的经济负担，进一步促进传统中医药特色疗法的传承与推广。

四、总结与未来展望

在慢性病与亚健康群体数量不断增加，人口老龄化进程不断加快的今天，单一发展现代西方医学已不能适应中国当前的健康需求现状，中医药等优秀传统医学凭借其独特的优势逐渐成为解决医疗健康需求缺口的另一选择。在中医医疗机构中，中医医馆历史悠久、数量众多，是现代中医医疗服务体系的重要补充。从举办主体上看，中医医馆绝大部分为民营中医医疗机构，其作为中医医疗卫生服务体系中一个重要组成部分，向社会提供优质、高效、便捷、多元化的中医医疗服务，满足不同层次人群的需求，弥补了公立中医医疗服务体系的不足。

未来医馆行业的逐渐成熟与完善，中医医馆或将迎来新的发展机遇，主要有以下发展趋势：一是品牌连锁运营趋势。连锁运营有助于打造医馆品牌实现快速扩张，其所带来的标准化管理模式有助于医馆开展中医药质量监管，保障

医疗服务提供质量；规模经济效益又有助于降低医馆的运营成本。二是打造产品核心竞争力趋势。中医的发展离不开中药，医馆特色的名医名方、药酒、药膏、药膳等特色产品有利于打造医馆产品、服务的核心竞争力。三是线上线下一体化趋势。医馆未来可以效仿互联网医院，推动远程问诊与到馆就诊同步发展。利用网络无空间限制的优势开展健康宣教，提高医馆影响力等，促进中医医馆线下发展与互联网推广相结合。

当前，国家对中医药的发展越来越重视，政府将中医药发展提升到国家战略高度，并出台了一系列的扶持政策全面重点推动中医药事业的发展。中医药在抗击新冠肺炎疫情中发挥的重要作用也更加展现了中医的价值。在人口老龄化加剧、人们养生保健需求日益增加的大背景下，以预防为主、康复养生为独特优势的中医药将迎来广阔市场，随着社会资本的不断涌入，中医医馆实力将不断增强，行业发展将持续向好。

参考文献

［1］李樊荣．中医馆发展现状的思考［J］．中医药管理杂志，2017，25（22）：165－166.

［2］张恒，郑文．民营中医医疗机构规模化发展研究——以云南 S 中医馆为例［J］．经济研究导刊，2016（01）：22－23.

［3］马丽亚，张大伟．加快建设中医本科教育 全面提高人才培养能力［J］．中国中医药现代远程教育，2022，20（11）：165－168.

［4］李思思，武笑玲．幼儿体适能运动馆连锁经营现状及发展对策研究［J］．安徽体育科技，2019（04）：78－81.

［5］陈少蕾，牛文娟．急诊科护士精神薪酬满意度对工作满意度和离职意愿的影响［J］．社区医学杂志，2014，12（19）：71－73.

［6］唐捷美，陈建荣，季波，等．上海市某精神专科医院员工薪酬满意度现状调查［J］．医学与社会，2017，30（4）：73－74，78.

［7］许龙龙．江苏省某三甲综合医院员工满意度影响因素研究［J］．江苏卫生事业管理，2018，29（10）：1114－1117.

［8］万迪昉，罗小黔，江方．国有企业员工薪酬公平感与满意度关系的实证研究［J］．现代管理科学，2008，29（11）：38－41.

［9］张活. A 医院文化建设研究［D］. 成都：电子科技大学，2020.

［10］方春生. 医院文化对提高医院核心竞争力的作用研究［D］. 重庆：重庆医科大学，2012.

［11］严甜. 中医诊所发展现状与对策研究［J］. 中国卫生法制，2020，28（04）：110－112，122.

贰

区域发展篇

HB.02 长三角地区中医馆发展：
现状、问题与政策建议

徐　敢① 石　云②

摘　要： 支持和推进长江三角洲（简称长三角）地区中医馆的高质量发展，切实发挥基层中医药在治未病、疾病治疗、康复、健康宣教等领域的独特优势和作用，是推动长三角地区中医药一体化高质量发展的重要任务，也是推动长三角区域一体化发展的必然要求。长三角地区中医馆发展具有较好的发展基础和政策支持，但仍存在总体规模偏小、综合服务能力不强、专业技术和管理人才缺乏、创新活力有待提升等问题。推进长三角中医馆高质量发展，在政府层面，应进一步发挥政策优势，优化发展环境，包括加大支持社会办医政策的落实力度和财政支持，并为中医师流动到中医馆行医打开绿色通道，以及加强行业监管和诚信体系建设，同时以临床价值为导向，以中医优势服务、特色服务为重点，分批遴选并逐步形成长三角中医馆中医优势病种和适宜技术目录；在中医馆行业自身治理和创新驱动方面，中医馆应主动加强科学管理和行业自律，加快中医药连锁品牌发展模式和互联网医疗服务，激活产业发展活力，同时还可以成立长三角中医馆协同发展共同体或战略联盟，形成长三角地区中医馆优势互补、各具特色的协调发展格局。

关键词： 长三角地区；中医馆；中医类门诊部；中医类诊所；高质量发展

引言

　　长江三角洲（简称长三角）地区包括上海市、江苏省、浙江省、安徽省"三省一市"，共41个城市，是中国经济发展最活跃、开放程度最高、创新能

---

　　① 徐敢，管理学博士，北京中医药大学管理学院副教授。主要研究方向：中医药管理政策研究。
　　② 石云，中医学硕士，上海市中医文献馆中医药发展研究中心副主任医师，上海市中医药学会治未病分会秘书长。主要研究方向：中医临床和中医药政策研究。

力最强的区域之一[1]。实施长三角区域一体化发展，是引领全国高质量发展、完善改革开放空间布局、打造发展强劲活跃增长极的重大战略举措。中医馆是中国基层中医医疗机构的重要组成部分，是发挥基层中医药在治未病、疾病治疗、康复、健康宣教等领域独特优势和作用的重要阵地，是实践中医药"简便验廉"优势和为社会提供多层次、多样化医疗服务的重要窗口。支持和推进长三角地区中医馆的高质量发展，完善医疗卫生领域供给侧结构性改革，是推动长三角中医药一体化高质量发展的重要任务，也是推动长三角区域一体化发展的必然要求。

"中医馆"，虽然为大众熟知，但是中国《中医药法》以及现行相关法律法规中并没有对"中医馆"加以明文规定。近年来新发布的一些政策性文件，基本上是将基层中医医疗卫生机构统称为"中医馆"，包括但不限于中医门诊部、中医诊所（医务室），街道卫生院、乡镇卫生院、社区卫生服务中心中医综合服务区等各类基层中医医疗卫生机构[2]。本报告所指中医馆是指以中医诊疗方法及药物进行诊疗活动的各类中医医疗卫生机构和医疗机构中医诊疗区域，重点是指社会办或私人办的中医门诊部、中医诊所，包括相关文件所指的"中医堂""中医阁""国医馆""民医堂"等。根据经营范围和健康管理功能划分，大致又可以分为综合性中医馆、主打健康疗养的中医馆、专科性中医馆、中医诊所和"药店＋坐堂医"模式中医馆[3]。

一、长三角地区中医馆发展现状

长三角地区是中医药发祥地之一，中医药历史底蕴深厚、中医药资源要素富集、中医药服务能力突出。依托所在区域中医药服务整体优势、资源优势和政策支持，长三角地区中医馆呈现出快速发展的态势，发展环境不断优化。

（一）具有深厚的中医馆文化底蕴和中医药资源

长三角地区中医药发展源远流长，地方学术流派、名老中医学术思想传承创新发展，闪耀光芒。上海的海派中医，江苏的吴门医派、孟河医派、龙砂医派，浙江的丹溪学派等十大流派，安徽的华佗医学、新安医学，都是中医药传承发展的宝库。同时，长三角地区"道地药材"优势明显，中药材资源总量和"道地药材"种数均位于全国前列。浙江素有"东南药用植物宝库"之称，是全国中药材重点产区之一，拥有国内唯一以野生药用植物种质资源为主要保护对象的大盘山国家级自然保护区。安徽中药材资源非常丰富，安徽亳州号称"世界中医药之都"，拥有大别山"西山药库"等产业集聚区建设。长三角地区涌现出一系列优秀的中医馆代表和"中医药老字号"，上海有雷允上、童涵春堂、蔡同德堂、群力草药店[4]，江苏有雷允上、白敬宇、存仁堂、南京同仁堂[5]，浙江有"江南药王"胡庆余堂、方回春堂、叶种德堂、张同泰、天一堂、桐君堂[6]，安徽有张恒春、余良卿、寿春堂等一批百年老店[7]。

（二）具有较好的现实发展基础

1. 中医馆中的中医类门诊部比例大

根据《中国卫生健康统计年鉴 2021》的统计数据（见表 1），长三角地区的中医类医院占全国中医类医院总数 11.89%，中医类诊所占全国中医类诊所 10.70%，中医类门诊部占全国中医类门诊部总数的 30.46%，明显高于国内其他省市和地区。

表 1　中国 2020 年各地区中医类医疗卫生机构数统计

单位：个

地区	中医类医院	中医类门诊部	中医类诊所
全国总计	5482	3539	63291
上海	32	165	187
江苏	197	308	2184
浙江	224	445	2662
安徽	199	160	1739
长三角合计	652	1078	6772
长三角占比/%	11.89	30.46	10.70

资料来源：根据《中国卫生健康统计年鉴 2021》基础数据整理。

按照中医类医疗卫生机构数的年度增长情况分析（见表 2），2018—2020年全国中医类门诊部和中医类诊所数量的年均增长率大约为 9%。在长三角地区，浙江、江苏的中医类门诊部和中医类诊所保持相对平稳增长。值得注意的是，安徽中医类门诊部年均增长率达到 51.19%，中医类诊所年均增长率达到36.67%，中医类医院年均增长率达到 20.52%。中医类门诊部和中医类诊所作为中医馆建设的重要组成部分，若以两者的数量估算中医馆总量，2019 年长三角地区的中医馆数量年度增长率为 17.30%，2020 年长三角地区的中医馆数量年度增长率为 13.29%。较高比例的中医门诊部，为长三角打造高质量中医馆奠定了发展基础。

表 2　2018—2020 年长三角地区中医类医疗卫生机构数统计

单位：个

地区	2018 年			2019 年			2020 年		
	中医类医院	中医类门诊部	中医类诊所	中医类医院	中医类门诊部	中医类诊所	中医类医院	中医类门诊部	中医类诊所
全国总计	4939	2958	52799	5232	3267	57268	5482	3539	63291
上海	29	119	206	31	135	256	32	165	187
江苏	175	264	1548	191	289	1939	197	308	2184
浙江	204	382	2387	217	445	2643	224	445	2662
安徽	137	70	931	153	121	1101	199	160	1739
长三角合计	545	835	5072	592	990	5939	652	1078	6772
长三角占比/%	11.03	28.23	9.61	11.32	30.30	10.37	11.89	30.46	10.69

资料来源：《中国卫生健康统计年鉴 2021》基础数据。

2. 中医馆具有较好的中医药服务能力

根据第七次全国人口普查公报数据测算，长三角常住人口总量占全国大陆人口的 16.7%。按照 2020 年各地区中医类医疗机构诊疗人次统计（见表 3），长三角地区中医类门诊部诊疗人次数达到全国中医类门诊部诊疗人次数的 50% 以上，中医类诊所诊疗人次占全国中医类诊所诊疗人次的 15.3%。从中医类门诊部诊疗人次分析，浙江、上海、安徽、江苏分别排在内地 31 个省区市的第 1、第 2、第 4 和第 5 位。从中医类诊所诊疗人次统计，浙江、安徽、江苏三省分别排在内地 31 个省区市的第 2、第 6 和第 14 位；上海市 23.9 万人次，中医类诊所诊疗人次数排在最后一位，但相对于上海市人口基数而言，其人均拥有中医医疗资源和中医馆资源居于全国前列。

按照中医类门诊部诊疗人次占所在省市的中医类医疗机构诊疗人次统计（见表 3），浙江、上海、安徽、江苏分别位于内地 31 个省区市的第 1、第 5、第 7、第 9 位；按照中医类诊所诊疗人次占所在省市的中医类医疗机构诊疗人次统计，安徽、浙江、江苏、上海分别位于内地 31 个省区市的第 12、第 23、第 28 和第 31 位。

另外，按照中医类门诊部和中医类诊所诊疗人次总和占所在区域的中医类医疗机构诊疗人次的占比分析，2020 年全国是 17.91%，长三角地区只有15.15%，其中浙江和安徽达到 21.67% 和 23.29%，但上海和江苏只有 7.17%和 8.49%。无论从全国层面还是长三角地区，从中医类医疗机构诊疗人次各部分占比看，中医医院承担了绝大部分就诊患者，而中医门诊部、中医诊所的诊疗人次占比偏低，表明中医门诊部和诊所医疗服务发展不足，但未来具有广阔的发展空间。

表3　2020 年长三角地区中医类医疗机构诊疗人次统计

单位：万人次

地区	中医类医疗机构	中医类医院	中医类门诊部	中医类诊所
全国总计	105764.1	59699.2	3113.6	15738.2
上海	4058.2	2139.8	265.9	23.9
江苏	7031.5	4753.6	172.3	425.3
浙江	10011	5453.9	921.9	1248
安徽	4006.1	1998.2	215.6	717.3
长三角合计	25106.8	14345.5	1575.7	2414.5
长三角占比/%	23.74	24.03	50.61	15.34

资料来源：《中国卫生健康统计年鉴 2021》基础数据。

3. 中医馆发展具有一定的人才技术支撑

根据中国 2020 年各地区中医药人员数统计（见表4），江苏、浙江、安徽的中医类执业（助理）医师和中药师都位于全国前列，分别列为内地 31 个省区市的第 6、第 7、第 9 位，上海总量虽靠后，但城市人均拥有的中医药人员数位于全国中等水平。三省一市都有实力强劲的中医药高校、研究机构和学（协）会和中医药发展智库，能够为中医药传承创新发展平台的构建储备大量中医药人才和提供重要的人才技术支撑。

表4　2020 年长三角地区中医药人员数统计

单位：人

地区	合计	中医类别医师	见习中医师	中药师（士）
总计	828871	682770	14938	131163
上海	12387	10345	12	2030

续表

地区	合计	中医类别医师	见习中医师	中药师（士）
江苏	42839	34795	709	7335
浙江	43340	34185	633	8522
安徽	30667	26316	491	3860

资料来源：《中国卫生健康统计年鉴2021》基础数据。

（三）具有较强的中医药发展政策支持

上海、江苏、浙江、安徽积极发挥中医药在维护和促进长三角人民健康中的独特作用和优势，积极构建中医药区域创新共同体。上海、江苏、浙江、安徽相继发布地方的中医药发展"十四五"规划，并出台一系列配套政策措施，大力支持中医药发展，加强中医药与大健康产业的跨界融合，促进中医药传承创新发展，打造长三角中医药高地，其中都明确要加快推进中医药优质资源扩容布局，全面发展基层中医药服务，加快推进中医馆、中医阁建设。安徽省人民政府办公厅印发《安徽省促进中医药振兴发展行动计划（2022—2024年）》，要求实施中医诊所备案制管理，引导社会力量举办具有中医专科特色的中医医疗机构，鼓励有资质的中医专业技术人员特别是名老中医开办中医诊所，抢救性保护民间老中医[8]。为落实国家推进长三角一体化发展战略，上海、江苏、浙江、安徽卫生健康行政部门和中医药管理部门制定了《协同推进长三角中医药一体化高质量发展行动方案》，依托长三角中医药发展优势和基础，进一步增强创新能力，引领中医药高质量发展，推进长三角中医药医疗、教育、科研等共建发展，加大推进长三角中医药一体化发展[9]。在一系列支持中医药高质量发展和促进社会办医的政策和措施的促进下，长三角中医馆发展将迎来更大机遇和更为广阔的领域。

二、长三角地区中医馆发展面临的问题和挑战

长三角地区中医馆具有较好的发展基础后又取得了长足发展，但是就整个产业来说仍处于发展不平衡、不充分的初级阶段，存在总体规模偏小，综合服务能力不强，专业技术和管理人才缺乏，创新活力有待提升等问题。

（一）总体规模偏小，综合服务能力不高

长三角地区中医馆除个别"老字号"中医馆和中医类门诊部外，还有大量的规模较小的诊所（占76.6%）。由于全社会对民营医院和民营中医馆认识有一定偏差，即使在市场经济比较活跃的长三角，也尚缺少落实社会资本办医的公平政策，大多数中医馆在综合医院和公立医院的夹缝中生存，经营状况总体一般[10]。大多数中医馆主要依靠外聘专家和坐堂医"引流"，自身并不具备核心技术和核心竞争力，难以与公立医院形成竞争优势，多数中医馆处于亏损或者赢利能力不足的状态。除此之外，医保准入难、税收负担重、用地政策落实难、享受融资政策难、科研立项难等都是中医馆发展面临的重要制约因素。这些制约因素不仅影响到中医馆运营的经济效益和生存发展，还影响到民间资本投资中医馆服务行业的积极性[11]。

（二）专业人才缺乏，服务能力亟待提升

长三角各地虽然具有较好的中医药资源和个别著名的"百年医馆"，但总体人才基础还很薄弱，专业人才培养体系不够完善，与中医馆可持续发展的趋势具有较大矛盾。目前一般中医馆都会外聘中医院的名老中医或退休中医坐诊或多点执业，但是名医总量有限，名医资源属于稀缺资源，无法满足患者就诊需求。同时，外聘中医师难以将全部精力持续投入临时坐诊的中医馆，这也不利于中医馆品牌信誉和治疗效果的形成。另外，虽然还有部分中医馆自己开始培养中青年中医，但存在培养周期长、投资大，培养的人才易外流等不确定性和问题。人才的问题极大地制约了民营中医馆的可持续发展，且在短期内得不到有效解决。

（三）管理人才匮乏，管理水平需要提高

长三角部分中医馆是由家族的诊所或药店传承和发展起来的，往往对临床技术比较关注，但相对缺乏现代科学管理的经验。部分中医馆管理人员管理理念相对落后，易固守传统的经营管理模式，品牌意识较为淡薄，难以及时适应外部环境的变化和要求，同时又不敢放手交给职业经理人管理，缺乏现代企业管理模式和科学的市场运营机制，从而抑制和阻碍中医馆的创新和进一步发展。长三角地区的中医馆发展，总体仍面临企业化、产业化发展水平不高，聚

集效应不强，参与国内和国际的竞争力仍然较弱等问题，无论是门急诊量，还是高层次中医药人才建设和中医药科研成果转化等方面，都不能与中医医院构成明显竞争力，与综合医院相比更是有较大差距。

（四）政策束缚较多，创新活力有待提升

长三角三省一市都出台了调动社会办医积极性的相关文件，但缺乏有效的落地和执行，推动中医馆快速发展的政策仍存在很多束缚。特别是医保政策，除个别地方的民营中医馆可以享受医保统筹报销待遇外，大部分民营中医馆还无法享受与公立医院同等的医保统筹报销待遇，这些都极大影响了患者对于民营中医馆的就诊选择。《协同推进长三角中医药一体化高质量发展行动方案》提出建立长三角一体化发展机制，形成高水平协调发展新格局，但对中医馆的建设，重点是在社区卫生服务中心、乡镇卫生院的中医馆建设和"医联体"建设，总体还是以公立医院为依托的长三角中医药发展优势合作和诊疗信息互通共享共建发展，并没有将民营医院、民营中医馆的发展纳入中医药一体化高质量发展中。长三角地区的中医馆，仍需要在资源整合、创新环境和产业升级等方面进一步探索，同时也需要政府在人才引进、人力资源配置限定、连锁设置规定、审批手续简化、资产权益、税收优惠、融资服务等方面给予更多的关注和支持。

三、长三角地区中医馆高质量发展的政策建议

支持和推进长三角地区中医馆的高质量发展，是推动长三角地区中医药一体化高质量发展的重要任务，也是推动长三角区域一体化发展的必然要求。高质量发展是体现新发展理念的发展，突出高质量发展导向[12]。长三角地区中医馆高质量发展，应坚持稳中求进、因势利导和多措并举的指导思想，以人民健康为中心，以满足人民群众日益增长的健康需求为目标，调动和发挥各方面的资源和优势，更好满足人民群众多样化、多层次、多方面的健康需求。

（一）发挥政策优势，优化发展环境

1. 加大支持社会办医政策的落实力度

近年来，国家出台的相关鼓励社会办医政策越发切合民营中医馆的实际情

况，对中医馆发展十分有利，但具体政策落实还存在明显的不到位、监管不完善、社会整体信任度不高等问题[13,14]。长三角地区具有中医药服务体系完善、科技创新能力强、产业基础发展好等诸多优势，需要有关部门进一步督查和促进社会办医持续健康规范发展和政策落实，破除制约中医馆发展的体制机制障碍，营造有利于社会力量投资开办中医馆的政策环境，破解发展瓶颈问题，更好地发挥中医馆的特色与和优势，支持社会力量举办规范的中医馆，培育一批技术成熟、信誉良好的知名中医馆连锁机构和中医养生保健服务集团，提供能够更好满足城乡居民多样化、多层次医疗服务需求的中医药服务供给。加大政府支持社会办医力度，严格控制公立医院数量和规模，为社会办医和中医馆留足发展空间[15]，加快形成以非营利性医疗机构为主体、营利性医疗机构为补充的社会办医体系，让人民群众共享中医药高质量发展带来的健康福祉。

2. 进一步完善对中医馆的医保政策支持

近年来，医保逐步加强对中医馆发展的支持力度。以上海为例，社会办中医医疗机构执业满一定年限没有重大违规执业行为的都可以申请纳入医保定点单位。但在满足普惠性医保待遇的同时，中医馆差异化发展的特殊医保政策的支持力度仍有待提高，比如"大病医保"的定点资格。"大病医保"在中医主要是针对中医抗肿瘤治疗，审核资格相对普通医保复杂，取得该医保类型的中医馆并不多，这有待医保部门进一步支持。另外，进一步探索对治未病项目实行收费改革，围绕治未病、中医特色技术方面的医保支持力度还可进一步加大。医保部门不对中医馆中医药服务做特别的区别限制，应将符合中医馆定位的中医特色技术提供收费代码并逐步纳入医保支付，将适宜的中医医疗服务纳入门诊（含门诊慢病）统筹报销。

3. 创新执业政策为中医师流动到中医馆提供政策推动力

国家在各种文件中提出推进医师多点执业，但是中医院医师多点执业和流动到中医馆还有很大的障碍和困难。根据在长三角中医师多点执业的情况看，社会办医疗机构是中医执业医师增加执业点的主要去向，但是公立医疗机构可能会成为推进这一政策的"阻尼器"，很多公立医疗机构往往会限制本单位医师在外兼职和开展多点执业。考虑到中医馆吸纳优秀人才的实际困难，政府应创造条件：一是创造中医馆与周边三甲医院和中医药大学的合作和交流机会，逐步完善符合中医药持续发展的长效人才培养机制，并将有条件的中医馆纳入公立医院"医联体"，打通中医师在"医联体"内部的流动渠道；二是依托长三角中医药协同发展机制，探索更加便捷的注册制度改革，对高水平中医师实行长三角区域执业注册一体化，即实行执业注册互认，为长三角地区的优质中医师多点执业或在长三角地区开展合作交流提供支持和保证。

4. 加大中医馆的科研和财政支持

当前，中医专科、中医科研项目已经向包括中医馆在内的社会办中医机构开放，但中医馆科研在一定程度上还受制于经费限制。探索对优质中医馆专科和科研项目财政支持的政策将有利于中医馆的正规化、高水平发展。另外，应将提供基本医疗卫生服务的中医馆纳入政府补助范围，执行与公立医疗机构同等补助政策，支持中医馆承接当地公共卫生和基本医疗服务。考虑到部分中医馆还处于发展的初期阶段，政府还应对提升中医馆科学化管理赋能，借助社会力量遴选和整理形成长三角中医馆中医优势病种和适宜技术目录，同时构建"互联网＋"中医馆健康云服务，为中医馆科学提供中医药服务产品和创新中医诊疗模式创造条件。

5. 加强监管和诚信体系建设

支持中医馆健康发展与严格监管相结合。建议对进入中医馆的企业资质和执业行为进行严格监管，避免鱼龙混杂盲目逐利的现象出现。重点有三：一是如何促进社会资本办医的标准化、规范化，严肃查处租借执业证照开设中医馆、出租承包科室等投机行为；二是建立长三角联合执法和信用奖惩联动机制，实现信息共享、统一监管，强化提升行业自律意识，提升社会认可度；三是严厉打击非法行医、医疗欺诈，依法严惩虚假违法医疗广告宣传，对严重失信行为开展联合惩戒机制，进一步完善综合监管制度。

（二）推进创新驱动，激活产业发展活力

1. 加强科学管理和行业自律

提高中医馆整体运行能力和水平，首先必须重视人才队伍建设和科学管理。在引进优秀专业技术人才的同时，也需要重视经营管理和法律人才的培养，通过提高管理水平，加强合规管理和体系建设，保障中医馆不断提升医疗技术和服务水平。同时，中医馆有许多有疗效的秘方和验方，要建立合理的人才梯队结构，避免秘方和验方的失传，促进中医馆的健康发展。

2. 鼓励中医药连锁品牌发展模式

对社区中医馆，应积极落实《"十四五"中医药发展规划》的要求，努力

实现乡镇卫生院和社区卫生服务中心中医馆全覆盖，100% 政府举办的社区卫生服务站和 80% 以上的村卫生室能够提供中医药服务。同时应重点支持社会办的中医馆发展，通过市场机制和政府引导的方式，鼓励探索发展中医馆连锁品牌，发展"名医、名馆、名厂" + "名药"的发展模式，探索多元发展，打造长三角地区的"名医、名馆、名厂、名药 + 连锁运营能力 + 优质服务"的核心竞争力，扩大中医馆的社会影响力和社会美誉度[13]。

3. 鼓励中医馆发展互联网医疗服务

利用长三角服务网络相对健全，优质资源集聚，科技优势非常突出的特点，支持社会资本与中医药的合作，支持中医药与互联网的整合创新，促进中医馆的健康服务新服务模式和商业模式的创新，促进一批有纯正中医药特色，符合连锁化、品牌化、集团化、国际化潮流的中医馆成长，不断满足人民的健康需求。在连锁中，推广中医适宜技术，充分发挥中医适宜技术简、便、验、廉的优势特色。

4. 鼓励成立长三角中医馆协同发展共同体或战略联盟

在《协同推进长三角中医药一体化高质量发展行动方案》中，打通长三角地区中医馆发展系统，成立长三角中医馆协同发展共同体或协同发展战略联盟，实施针对性的长三角中医馆协同发展项目。一是让发展共同体协同研究中医馆产业发展规划，联合打造长三角中医馆挂号系统，扩大中医馆总体社会影响力和信息共享，促进长三角三省一市的中医馆优势资源共享和产业链对接，提升产业整体竞争力；二是共同体成员有机会进一步加强交流，形成产业合力，增强在采购药械方面的协同议价和谈判能力，形成优势互补、各具特色的协调发展格局；三是发展共同体共同研究遴选长三角中医馆优势病种和适宜技术，鼓励引导中医馆提供适宜的中医药服务，巩固扩大优势，带动特色发展；四是联合实施中医馆特色技术传承保护专项行动，加强对名老中医学术经验、老药工传统技艺等的活态传承，抢救和振兴民间优秀中医药资源。

参考文献

[1] 中共中央国务院印发长江三角洲区域一体化发展规划纲要 [N]. 人民日报，2019 – 12 – 02（001）.

［2］国家中医药管理局. 乡镇卫生院社区卫生服务中心中医综合服务区（中医馆）建设指南［EB/OL］.（2016 – 11 – 14）［2022 – 09 – 30］. http：//www. satcm. gov. cn/yizhengsi/gongzuodongtai/2018 – 03 – 24/2664. html.

［3］严甜. 民营中医馆法律组织形式问题研究［D］. 北京：北京中医药大学，2020.

［4］上海市卫生健康委员会. 关于印发《上海市中医药发展"十四五"规划》的通知［EB/OL］.（2021 – 11 – 29）［2022 – 09 – 30］. http：//wsjkw. sh. gov. cn/zxghjh/20211129/ffd4b5d7a3d141f4ad8f6ca3d619d401. html.

［5］江苏省发展改革委，江苏省卫生健康委，江苏省中医药管理局. 关于印发《江苏省"十四五"中医药发展规划》的通知［EB/OL］.（2022 – 01 – 12）［2022 – 09 – 30］. http：//wjw. jiangsu. gov. cn/art/2022/1/12/art_ 57222_ 10315016. html.

［6］浙江省发展改革委，浙江省经信厅，浙江省农业农村厅，等. 关于印发《浙江省中医药发展"十四五"规划》的通知［EB/OL］.（2021 – 06 – 30）［2022 – 09 – 30］. https：//www. zj. gov. cn/art/2021/6/30/art_ 1229505857_ 2307253. html.

［7］安徽省卫生健康委，安徽省发展和改革委员会，安徽省中医药管理局. 关于印发安徽省"十四五"中医药发展规划的通知［EB/OL］.（2022 – 06 – 10）［2022 – 09 – 30］. http：//www. satcm. gov. cn/yizhengsi/gongzuodongtai/2018 – 03 – 24/2664. html.

［8］安徽省人民政府，安徽省促进中医药振兴发展行动计划（2022—2024 年）［EB/OL］.（2022 – 06 – 10）［2022 – 09 – 30］. https：//www. ah. gov. cn/szf/zf-gb/554142881. html.

［9］上海市卫生健康委员会，江苏省卫生健康委员会，浙江省卫生健康委员会，等. 关于印发协同推进长三角中医药一体化高质量发展行动方案的通知［EB/OL］.（2021 – 11 – 19）［2022 – 09 – 30］. http：//wsjkw. sh. gov. cn/zyygz2/20211119/0ae1fb42d0d2420db6c84cd695c6d8a2. html.

［10］晏婷婷，王旭东，沈劼. 江苏省民营中医医疗机构现状调查［J］. 中国卫生事业管理，2013，30（01）：41 – 43，66.

［11］黄明安，张维嘉. 社会办医：民营中医药机构的机遇与挑战［C］. 全国社会办医暨中医药发展战略高峰论坛论文集，2014：29 – 31.

［12］任晓猛，钱滔，潘士远，等. 新时代推进民营经济高质量发展：问题、思路与举措［J］. 管理世界，2022，38（08）：40 – 54.

［13］袁晓霞，周尚成．我国社会办中医事业的优势、关键问题及对策［J］．中医药管理杂志，2020，28（19）：9－11．

［14］张建春．新医改形势下民营中医医院职业化管理的困境与对策［J］．中医药管理杂志，2017，25（22）：42－43．

［15］国家卫生健康委员会．关于印发促进社会办医持续健康规范发展意见的通知［EB/OL］．（2019－06－12）［2022－09－30］．http：//www．gov．cn/xinwen/2019－06/12/content_ 5399740．htm．

HB.03 东北地区中医馆发展现状分析

周　雪① 师东菊② 李雪梅③

摘　要：中医药的发展近年来迸发出无限的生机和活力，东北地区作为老工业基地，中医及医馆的发展既体现出国家对东北老工业基地发展的重视，也体现出中医作为国之瑰宝的现实价值。东北地区社会经济发展不平衡，中医医馆发展相对滞后，且规模不大，一些地市均建有三级中医医院，且对当地中医发展起着引领作用。东北地区是"道地药材"的主要产区之一，各省市相继出台政策支持中医药发展和中医医馆的可持续发展，各省市也由于地区性差异的区别，针对中医馆建设提出可不同的发展目标。总的来说，在东北地区未来中医馆的建设上要蓄势发力，充分重视东北地区"道地药材"的发展机遇，重视和坚持"治未病"的理念，强调系统性整体性观念与辩证统一思维，加强中医馆与中医药文化的有机结合，在"互联网＋"模式的新赛道发力，不断推进中医馆建设的规模化、连锁化，强化资源共享与平台建设，推动东北地区中医馆的健康可持续发展。

关键词：东北地区；中医馆；发展趋势

引言

中医药是中华民族的瑰宝，也是中华民族为子孙后代留下的丰厚遗产，体现了中华民族几千年来在生产生活中与各种疾病斗争的智慧，是不断发展

① 周雪，管理学硕士，牡丹江医学院卫生管理学院副教授。研究方向：中医健康管理。
② 师东菊，管理学硕士，牡丹江医学院卫生管理学院教授。研究方向：中医健康管理。
③ 李雪梅，理学硕士，牡丹江医学院卫生管理学院讲师。研究方向：中医健康管理。

不断丰富的医学科学，为中华民族繁衍生息做出了重要贡献。中医是我国疾病的传统诊疗方法，近年来得到了长足的发展。中医馆是传承祖国医学的医疗服务载体，具有充分发挥中医药在基层健康服务中的独特优势，作用不容忽视。

一、中医馆发展现状概述

中医是我国比较传统的治疗方法，中医馆是传承祖国医学的医疗服务载体。根据国家中医药管理局下发的《乡镇卫生院社区卫生服务中心中医综合服务区（中医馆）建设指南》要求：医馆需具备提供中医医疗和中医康复两种服务能力，可提供中药饮片、艾灸、刮痧、针灸、拔罐、推拿、中医微创、骨伤、肛肠、中药热熨敷、熏浴、妇科、其他类等项目中的 6 类以上中医药技术方法[1]。

目前，我国的中医馆根据体量与服务内容可以细分为健康会所型中医馆、诊所药店型中医馆和中型专科型中医馆四类、大型综合型中医馆。其中同仁堂开创了一种新业态模式，通过邀请中医坐堂诊病销售中药，完成了从零售药店向中医馆的转型，并成立了中医院、零售型药店坐堂大夫诊所等服务机构，主营业务仍是药品生产销售，以坐堂医为拓展方向，为患者提供方便的诊疗建议并销售中药与中成药，形成了"药店 + 坐堂医"联合模式。

近年来，随着人们健康养生意识的提升和经济发展，国家不断出台政策支持中医药产业，这也为中医馆的发展提供了一个良好的外部环境。中医作为中华文化两千年传承的精髓之一，西医不擅长处理的慢性病，多源性疾病和退行性疾病都可以在中医这里得到启迪。因其独特的时代性，近些年中医馆的市场需求不断扩大，行业发展十分迅速。国家制定相关政策对行业的建设，行业的生产技术、行业的标准规范等都提出了更高的要求（见表1）。

表 1　我国中医药产业相关政策内容

文件名称	发布部门	相关内容
《关于促进健康服务业发展的若干意见》	国务院	全面统筹中医药医疗保健服务；建立健全健康体检咨询、全民体育健身健康文化和旅游等丰富多彩的健康服务；拓展相关支撑产业；完善人力资源保障机制；筑牢健康服务业发展基础

贰 区域发展篇

政策名称	发文机关	相关内容
《中医药发展战略规划纲要（2016—2030年)》	国务院	鼓励社会参与发展公益性中医特色养生与保健科技服务。制定有利于促进中医保健科研企业发展的地方性政策措施，支持社会力量举办专业性中医养生保健研发机构，实现集团化快速发展或行业连锁化管理。提升中医养生或保健研究服务能力。鼓励基层中医医疗机构、养生与保健教育机构定期走进公共机关、学校、企业、社区、乡镇组织和居委会，推广并普及各种中医的养生及保健文化知识技能；使中老年人易于了解掌握有效的传统理疗、推拿手法等实用中医养生及保健知识技术
《"健康中国2030"规划纲要》	中共中央、国务院	实施中医治未病主题工程，将中医药优势与健康管理结合，探索融健康管理、健康经济、健康文化为一体的中医健康保障模式。鼓励社会力量举办规范的中医养生保健机构，加快养生保健服务发展
《中医药发展"十三五"规划》	国务院	加快发展中医养生保健服务。促进中医养生保健服务网络建设。实施中医治未病健康工程，提升医疗机构治未病能力，拓展治未病服务领域。鼓励中医医疗机构、中医医师为中医养生保健机构提供保健咨询和调理等技术支持。促进中医养生保健服务的程序化、制度化、集约化发展，形成一批具有品牌效应的中医养生保健疗养机构。推动建设具有领头羊作用的中医养生服务基地。形成中医养生服务机构与中医医疗机构协同发展的中医养生保健服务系统。到2020年，三级中医医院全部设立治未病中心，二级中医医院设立完善的治未病科，30%的二级以上综合医院、50%的妇幼保健机构能够进行中医健康体检并提供规范的针对性健康干预服务，社区卫生服务机构、乡镇卫生院和70%的村卫生室，能够为百姓提供简便适宜的中医健康干预服务
《中华人民共和国中医药法》	全国人民代表大会常务委员会	国家鼓励倡导各地发展专业化中医特色健康养生基地及医疗保健养生服务机构，支持社会力量举办规范的中医养生保健机构。中医保健康复服务活动相关管理规范、标准全国统一由国家中医药管理局、国务院负责中医药事务主管和中医药有关部门等联合制定
《基层中医药服务能力提升工程"十三五"行动计划》	国家中医药管理局	到2020年，全面推进基层中医药服务网络。努力建设以县级中医医院（包括中西医结合医院、少数民族医院）为根系，县级其他医疗机构和社区卫生服务中心、乡镇卫生院中医馆为主干，社区卫生服务站、村卫生室为枝杈，民营中医医疗机构为补充的"预防保健、疾病治疗与康养复建"三位一体的中医药服务体系服务网络。加快县承办的中医医疗机构建设速度，落实每县办好一所中医院的战略布局，保证县办中医医疗机构的全覆盖。较好地满足城乡居民对中医药服务的需求，实现人人基本享有中医药服务

政策名称	发文机关	相关内容
《"十四五"中医药发展规划》	国务院	中医药服务体系进一步健全。"预防保健、疾病治疗与康养复建"三位一体的中医药服务体系服务网络逐步健全，中医药基层服务效能持续提高，中西医结合服务水平不断提升，中医药参与新发突发传染病防治和公共卫生事件应急响应与处置能力显著增强。中医药产业和健康服务业高水平发展取得积极成果。中药材质量水平持续提升，统筹兼顾能力逐步提高，中药注册管理不断优化，中药新药创制活力增强。中医药养生保健服务并然发展，中医药与相关业态持续融合进步
《基层中医药服务能力提升工程"十四五"行动计划》	国家中医药管理局	到21世纪50年代，在建立"预防保健、疾病治疗与康养复建"三位一体的中医药服务体系服务网络的基础上，升级服务设施设备，选拔专业性人才，制定科学管理制度，使基层中医药在养生、预防、医疗、康复、公共卫生、健康教育等领域的总体布局获新突破。中医药服务能力有较大提升，较好地满足城乡居民对中医药服务的需求，为实现"一般病在市县解决，日常疾病在基层解决"提供中医药保障。社区卫生服务中心和乡镇卫生院中医馆实现全覆盖，鼓励有条件的地方对15%的社区卫生服务中心和乡镇卫生院中医馆完成服务内涵建设

资料来源：政府公开资料。

　　根据"2021年我国卫生健康事业发展统计公报"显示，2021年全国中医类医疗卫生机构总数77336个，比上年增加4981个。其中：中医类医院5715个，中医类门诊部、诊所71583个，中医类研究机构38个。与上年比较，中医类医院增加233个，中医类门诊部及诊所增加4753个（见表2）。

表2　全国中医类医疗卫生机构数和床位数

机构类型	机构数/个		床位数/张	
	2020年	2021年	2020年	2021年
中医类医院	5482	5715	1148135	1197032
中医医院	4426	4630	981142	1022754
中西医结合医院	732	756	124614	132094
民族医医院	324	329	42379	42184
中医类门诊部	3539	3840	438	947
中医门诊部	3000	3276	294	590
中西医结合门诊部	508	529	142	303
民族医门诊部	31	35	2	54
中医类诊所	63291	67743	–	–
中医诊所	53560	57695		

续表

机构类型	机构数/个		床位数/张	
	2020 年	2021 年	2020 年	2021 年
中西医结合诊所	9090	9424	–	–
民族医诊所	641	624	–	–
中医类研究机构	43	38	–	–
中医（药）研究院（所）	34	32	–	–
中西医结合研究所	2	1	–	–
民族医（药）研究院（所）	7	5	–	–
非中医类医疗机构中医类临床科室	–	–	284327	307292
总计	72355	77336	1432900	1505271

注：中医类临床科室包括中医科各专业、中西医结合科、民族医学科。

2021 年，提供中医服务的社区卫生服务中心占同类机构的 99.6%，社区卫生服务站占 93.0%，乡镇卫生院占 99.1%，村卫生室占 79.9%（见表3）。

表3　提供中医服务的基层医疗卫生机构占同类机构的比例　（%）

机构类别	2020 年	2021 年
社区卫生服务中心	99.0	99.6
社区卫生服务站	90.6	93.0
乡镇卫生院	98.0	99.1
村卫生室	74.5	79.9

注：本表不含分支机构。

二、东北地区中医药环境分析

我国东北地区历史上曾经对国家发展和现代化建设做出老工业基地的重要贡献，现在看来东北地区由于地理位置、社会发展水平等，面临着诸多挑战，虽然国家十分重视具有重要战略地位的东北地区的现代化发展建设，但东北地区的社会、经济发展仍困难重重。《东北全面振兴"十四五"实施方案》《国家药监局支持东北全面振兴的若干措施》等文件的出台，无不体现了大力支持中医药传承与创新的发展理念。在建立"预防保健、疾病治疗与康养复建"三位一体的中医药服务体系中，赋予中医药新的活力，迸发出中医的系统性与健康医学优势。

（一）辽宁省中医药环境分析

2021 年，辽宁省卫生健康工作要点中指出，大力提升基层中医药服务能力。持续巩固基层服务能力提升成果，加强中医馆建设，下大力气培养引进留得住、用得上的实用性中医药人才，培养培训能中会西的基层中西医结合人才，推广简便验廉的中医药适宜技术，进一步扩大基层中医药服务供给。

辽宁省卫生健康委印发《辽宁省中医药服务能力提升行动实施方案（2021—2025 年）》（以下简称《方案》），提出健全中医药服务体系，助力中医药强省建设。分阶段、分步骤实施，确保辽宁省中医药服务能力提升行动取得实效。到 2022 年，每市建成 1 所公立中医医院，大致实现县级承办中医医疗机构全覆盖。力争全部社区卫生服务中心和乡镇卫生院设置中医馆、配备中医医师。到 2025 年，争创 2~3 个国家中医医学中心、区域医疗中心、中医药传承创新中心和中西医结合"旗舰医院"，建设 15~20 个省级中医（专科）区域医疗中心。市级中医医院建设 2 个以上省级重点专科，县级中医医院建设 2 个以上省级特色专科。打造 10 个基层优质中医药服务区、200 个国医堂（"旗舰中医馆"）。二级以上公立中医医院全部设置康复科和治未病科。

2022 年，辽宁省卫生健康委、省发展改革委等八部门联合印发《辽宁省基层中医药服务能力提升工程"十四五"行动计划》，推动基层中医药事业高质量发展，持续提升基层中医药服务的大众化与便捷化水平。明确到 2025 年，在建立"预防保健、疾病治疗与康养复建"三位一体的中医药服务体系服务网络的基础上，升级服务设施设备，选拔专业性人才，制定科学管理制度，使基层中医药在养生、预防、医疗、康复、公共卫生、健康教育等领域的总体布局获得新突破[2]。

全面推进基层中医药服务网络。努力建设以县级中医医院（包括中西医结合医院、少数民族医院）为根系，县级其他医疗机构和社区卫生服务中心、乡镇卫生院中医馆为主干，社区卫生服务站、村卫生室为枝杈，民营中医医疗机构为补充的"预防保健、疾病治疗与康养复建"三位一体的中医药服务体系服务网络。加快县级承办的中医医疗机构建设速度，落实每县办好一所中医院的战略布局，确保县办中医医疗机构的全覆盖。

到 2025 年，实现社区卫生服务中心和乡镇卫生院中医馆全覆盖。在提升

贰 区域发展篇

基层中医药服务能力方面，加强县级医疗机构中医药服务能力建设，60%的县级中医医院设置老年病科，建成 2 个省级中医特色专科，三级县中心医院全部设置中医临床科室；提高基层医疗卫生机构中医药诊疗能力，100%的社区卫生服务中心、乡镇卫生院能够实施 10 项以上中医药适宜技术，100%的社区卫生服务站、80%以上的村卫生室能够实施 6 项以上中医药适宜技术。同时，促进中医治未病服务发展，加强中医康复服务能力建设，大力推广中医药适宜技术。

（二）吉林省中医药环境分析

吉林省素有"北药基地"的称誉，位于我国北药资源宝地长白山腹地的吉林省中东部地区中医药资源极其丰富，国家在此建设了高规格现代化中药产业基地与创新制药孵化园区。得天独厚的区位优势与政策倾斜，使吉林省成为第一个拥有自主知识产权的中药产品省份，中成药规模长期处于全国第一。吉林省全面落实中药资源保护与开发工作，扎实推进中药产业技术创新，使全省中药产业集群融入了国家中药现代化科技产业之中。

吉林省位于我国东北地区中部，具有绿色无公害中药材生长的得天独厚的生态环境。其东部长白山地区产出了大量优质人参，占全国产量的 85%，这也赢得了长白山地区全国三大"中药材基因库"的美誉。长白山地区出产的药用植物主要有人参、五味子、银线草、高山红景天等，药用动物主要有梅花鹿、中国林蛙等，均为极为名贵的中药材。根据当前统计数据表明，吉林省药用资源位居全国前列。药用生物资源共有 2790 种，分属 443 科，包含了 800 多种药用植物，200 多种芳香植物，其中蕴藏量占全国 50%以上的品种有 40 多个，且遗传基因完整性较好，基本没有受到外来物种破坏[3]。

"十三五"期间，吉林省大力发展中医医疗服务，持续推进基层中医药服务能力，保证了"十三五"行动计划的进度。投资 650 万建设省市县三级中医远程医疗服务平台，建设 6 个区域中医药服务管理指导中心、35 个县级中医医院中医药特色老年健康中心，建成中医馆 955 个，占乡镇卫生院和社区卫生服务中心总数的 97.4%。在全省实现了以"公立中医医院为首，乡镇卫生院为枢纽，村卫生室为基础"的县乡一体化医疗共同体，构建区县、乡镇、村屯三级联动的城乡中医医疗服务体系。

为加快发展中医养生保健服务，吉林省进一步加强二级以上中医院治未病科建设，开展中医药"治未病"知识技能培训。举办中医药惠民走基层、中医大讲堂等系列活动，传播中医药知识和健康养生方法。2019 年全省 0 ~ 36 个月儿童中医药健康指导率为 72.23%，65 岁以上老年人中医药健康管理率为 56.25%。

2022 年吉林省人民政府办公厅印发《吉林省中医药发展"十四五"规划》[4]，明确了加强中医医疗服务体系建设、完善中医药服务供给、全面提升中医药公共卫生应急能力、加强中医药人才队伍建设、推动中医药传承保护和科技创新体系建设、健全中药质量保障体系、拓展中医药健康产业新业态、推动中医药文化传播与开放合作、全面深化中医药改革、加快推进中医药信息化与法治化发展 10 个方面重点任务，并围绕重点任务提出进一步健全中医医疗服务体系、强化中医药在疾病预防中的作用、建立省级中西医结合应急工作机制、提高中医药教育整体水平等 38 项具体工作，突出吉林特色。以专栏形式提出了具体任务，在中医医疗服务体系建设方面，提出支持 4 所中医特色重点医院建设，优化功能布局，持续改善基础设施条件，做优做强一批中医优势专科。

吉林省在推进中医药服务制度发展的方面，切合本省实际情况，推行了多样化政策，凝聚了中医药产业综合发展动能。随着政策的逐步推进完善，未来的吉林省中医药产业也会涌现更多的发展成果。

（三）黑龙江省中医药环境分析

黑龙江省可利用的中医康养资源丰富，中医文化历史悠久，中医药产业发展配套硬件设施完备。黑龙江独特的自然、人文、社会形态等因素交会融合，逐渐形成了具有地域特色、学术张力、继承发展、辐射周边等特征的龙江医派，是被国家中医药管理局确定的以地域命名的中医药学术流派，全国仅有两例。

2022 年黑龙江省人民政府办公厅印发《黑龙江省"十四五"中医药发展规划》，到 2025 年，中医医疗、保健、科研、教育、产业、文化发展迈上新台阶，初步建成中医药强省，中医药产业产值力争达到 500 亿元，成为全省战略性新兴产业和国民经济重要支柱之一。明确加快高质量中医药服务体系建设，建设 1 个国家区域医疗中心、1 个国家中医药传承创新中心，支持 1 所或 2 所省级医院转型升级为三级中西医结合医院，依托市级高水平中医医院建设 1 个省级区域医疗中心，建设 3 ~ 5 所中医特色重点医院。做实基层中医药服务网络，力争县办中医医院全覆盖，全部社区卫生服务中心、乡镇卫生院设置中医馆，配备中医师。推动高品质中医药服务供给。加强中医重点专科建设，将中医药融入覆盖全民和全生命周期的健康服务。提升中医药康复能力，三级中医医院设置康复（医学）科的比例达到 100%；推动中西医统筹发展，带动"长效机制、专业团队、精准措施、卓有成效"的中西医结合医疗模式[5]。提升中医药传承保护与科技创新能力。深入推进中医流派传承规律性系统性研究，开拓龙江医派等地方特色中医流派文献整理与学术研究的新局面；打造以中药研发、保健食品研制、中药材综合利用与精深加工为核心的技术创新平台，推进产学研一体化。推动"中医药＋"跨界多业态融合发展。促进中医药与养生保健、健康养老、休闲旅游、健康产品深度融合，跨界发展，构建"中医药＋"融合发展新格局。争取到 2025 年培育产值过亿元的中药健康产品 1 个或 2 个。推进中医药文化和开放合作发展，充分发掘黑龙江省中医药文化资源，加强中医药文化保护研究，中医药文化科普知识普及推广，推动中医药文化产业发展。强化中医药文化对外交流、文化传播和贸易，全力打造龙江中医药文化品牌，提升龙江中医药服务国际影响力。

三、东北地区中医馆发展现状

（一）辽宁省中医馆发展现状

辽宁省从 2015 年启动中医馆建设，到 2017 年全省 93% 的社区卫生服务中心、88% 的乡镇卫生院、67% 的社区卫生服务站和 50% 的村卫生室已经能够提供中医药服务。截至 2019 年底，全省社区卫生服务中心、乡镇卫生院已建成中医馆 1048 个。2020 年，辽宁省 85% 以上的社区卫生服务中心和 70% 以上的乡镇卫生院将设立中医馆、国医堂等中医综合服务区。2020 年继续建设 133个中医馆。此外，全省已建立中医类医联体 22 个，覆盖 360 余家医疗机构。2021 年，辽宁省已有中医门诊部 114 个、中医诊所 2151 个。在基层医疗卫生机构建设中医馆 1191 个，建设率为 85.2%。省市两级综合医院都设置中医科，93% 的县级综合医院设置中医科和中药房，76% 的县级妇幼保健机构能够提供中医药服务。近年来，全省新建 119 个中医馆，预计到 2022 年实现全省中医馆全覆盖。

图 1 为近五年（2017.12—2022.09）辽宁省中医馆的百度搜索指数。从图

中可以看出，PC 端的关注度呈现高低波动，在 2022 年出现明显的关注增加。而移动端的关注度持续稳定，受到新冠肺炎疫情影响，中医药在疾病治疗中发挥了重要作用，2020 年在移动端的关注度有爆发式的增长。

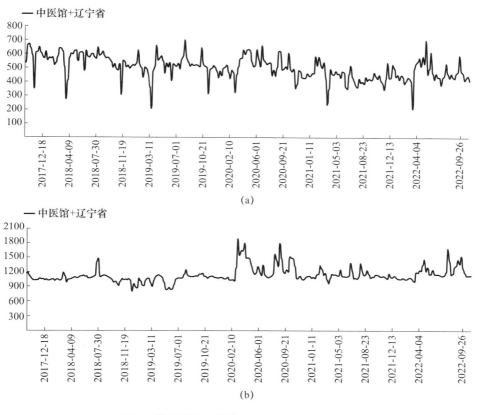

图 1　关键词搜索趋势（2017.12—2022.09）

（a）PC 端关键词搜索趋势；（b）移动端关键词搜索趋势。

（二）吉林省中医馆发展现状

截至 2017 年底，吉林省吉林市 141 家公立乡镇卫生院、城市社区卫生服务中心中已有 102 家完成独具特色的中医馆（中医药综合服务区）建设，并全部投入使用。中医馆建设过程中，吉林市要求其装修均采用传统的建筑装修风格，馆内设有中医诊室、中药房等，配备针灸、火罐、电针仪等设备，在服务功能上，重点加强针灸、推拿、刮痧等中医技术的开展，推广运用中医药适宜技术。中医馆的建成，使吉林市基层中医就诊率上升约 15%，中医药使用

贰
区
域
发
展
篇

率提高了 10%～20%，更好地满足了城乡居民日益增长的中医药医疗服务需求。2022 年吉林市拟建设中医馆 27 家，截至年底有中医馆 129 家，使中医馆在基层群众中充分发挥中医药特色，使传统医学回归基层，惠及民生。

2022 年，吉林省中医医疗机构为 2637 个，较 2020 年增加了 128 个，三年间增长速度与幅度较为稳定。中医类医院中，中医医院由 79 个增加到 88 个，中西医结合医院为 8 个，民族医院为 3 个，民族医院三年来发展势头较弱。基层中医医疗机构中，村卫生室三年内减少了 14 个，社区卫生服务中心（站）数据平稳，分别为 148 个、49 个。全省暂无民族医门诊部[6]。

图 2 为近五年（2017.12—2022.09）吉林省中医馆的百度搜索指数。从图中可以看出，PC 端的关注度呈现高低波动，在 2020 年出现明显的关注增加。而移动端的关注度持续稳定，新冠肺炎疫情发生以来，中医药发挥了重要作用，2022 年在移动端的关注度有爆发式的增长。

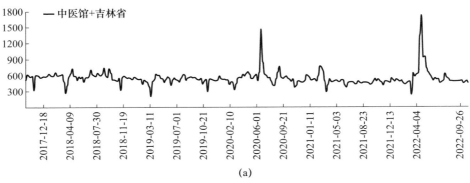

(a)

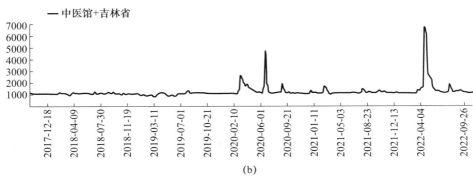

(b)

图 2 关键词搜索趋势（2017.12—2022.09）

（a）PC 端关键词搜索趋势；（b）移动端关键词搜索趋势。

（三）黑龙江省中医馆发展现状

2009 年，黑龙江省卫生厅、黑龙江省中医管理局印发《黑龙江省中医馆管理办法（试行）》，首次出台了中医馆管理办法（试行），旨在通过中医馆的设置，为百姓看中医提供更多的场所和选择。明确要求中医药人员占卫技人员总数比例不低于 75%，中药使用率达 90% 以上。

中医馆是指依据《黑龙江省发展中医药条例》的规定，经批准取得《医疗机构执业许可证》的中医医疗机构。每个中医馆应设置五个以上中医一级临床科（室）并应当有中医内科、妇科、儿科、针灸科和推拿科等。应设有独立诊室、候诊室和煎药室。主要负责人应具有执业医师资格证书，并经执业注册，取得主治医师以上技术职称。中医馆设有中药房、中成药房、检验室、处置室等与中医馆相适应的医技科（室），有多名医生，规模相对较大；中医馆医生在为患者诊治时，可以用西医方法进行处置，但不能用西医方法进行治疗或用西药。中医馆不能设立住院床位，不能进行西医方式的手术；但可适当设置观察床，但观察床总数不能超过 5 张。中医馆的建筑面积应当不少于 300 平方米。

根据《黑龙江省中医药发展"十三五"规划》，不断扩大中医药预防保健服务覆盖面。到 2020 年，三级中医医院全部设立治未病中心，二级中医医院设立完善的治未病科，30% 的二级以上综合医院、50% 的妇幼保健机构能够进行中医健康体检并提供规范的针对性健康干预服务，社区卫生服务机构、乡镇卫生院和 70% 的村卫生室能够为百姓提供简便适宜的中医健康干预服务。"十三五"期间，中医医疗综合服务体系得到突破性发展。中医医疗资源稳步增长，每万人中医院实有床位数增加到 9.7 张，86.7% 的公立中医医院达到二级以上水平（见表4）。基层中医药服务大众性明显增强，全省有 19 个县级中医医院牵头成立了县域紧密型医共体。社会办中医医疗机构不断壮大和发展，中医医院信息化建设稳步推进。

表4　"十三五"期间全省中医医疗机构情况

类别	机构数		
	公立	民营	合计
中医医院	97	84	181
三级医院	13	1	14
二级医院	72	12	84

贰　区域发展篇

续表

类别	机构数		
	公立	民营	合计
未评等级医院	5	52	57
中医门诊部	6	122	128
中医诊所	3	1456	1459
合计	196	1727	1923

2021年，黑龙江省中医药管理局对全省基层医疗卫生机构中医药科室建设情况进行调查显示，黑龙江省944个乡镇卫生院中已有755个设置了中医科或中医药综合服务区，占乡镇卫生院总数的80%，442个社区卫生中心中已有409个设置了中医科或中医药综合服务区，占社区卫生中心总数的92.5%，提前完成国家中医药管理局下达的任务目标。

图3为近五年（2017.12—2022.09）黑龙江省中医馆的百度搜索指数。从图中可以看出，PC端的关注度呈现高低波动，在2020年出现明显的关注增加。而移动端的关注度持续稳定，受到新冠肺炎疫情影响，中医药在疾病治疗中发挥了重要作用，移动端的关注度持续稳定。

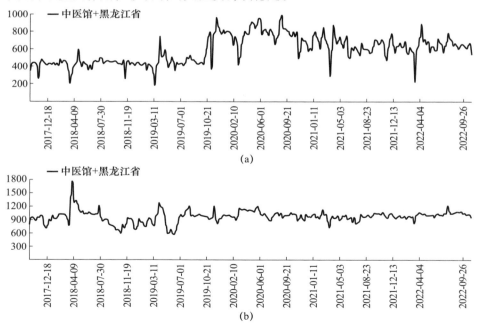

(a)

(b)

图3 关键词搜索趋势（2017.12—2022.09）

（a）PC端关键词搜索趋势；（b）移动端关键词搜索趋势。

图 4 为近五年（2017. 12—2022. 09）东北三省中医馆的百度搜索指数比较。从图中可以看出，PC 端的关注度呈现高低波动，在 2020 年出现明显的关注增加，其中吉林省的关注度明显高于其他两省。而移动端的关注度持续稳定，在 2020 年出现明显的关注增加，其中吉林省的关注度明显高于其他两省。受到新冠肺炎疫情影响，2022 年中医药在疾病治疗中发挥了重要作用，移动端的关注度持续增加，其中吉林省较为明显。

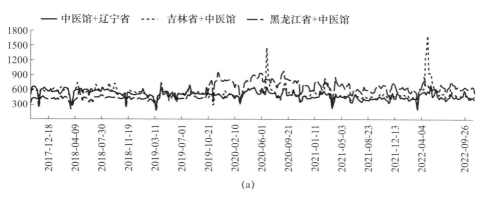

(a)

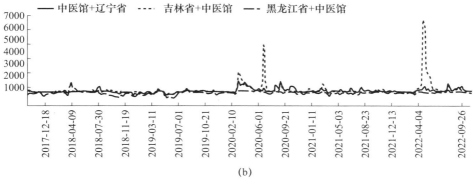

(b)

图 4　关键词搜索趋势（2017. 12—2022. 09）

（a）PC 端关键词搜索趋势；（b）移动端关键词搜索趋势。

四、东北地区中医馆未来趋势

过去的十年是中医药守正创新、传承发展，让更多群众方便看中医、放心用中药的十年。加快建设优质高效中医药服务规范化体系，基层中医药服务能力显著提升，中医药服务更公平、更可及、更便利。

（一）中医馆与治未病

中医在传承过程中最重要的精华之一就是"治未病"[7]。中医的发展过程体现着中华民族的风险意识，那就是未雨绸缪，居安思危，于疾病未发之时做好预防与养生，是世界医药文化的一朵奇葩，有着其独特的发生、发展、传变理论。在中医馆中就可以发扬自身优良传统，对症诊疗，根据科学方法，运用好中医体质辨识理论，根据病人不同的体质情态，给予针对性的保健建议，配合着优质的饮食用药或者药膳，提高身体抗病能力，防病于未然。

（二）中医馆与疾病诊疗

中医的另一大特点就是体现了中华民族的处世哲学，强调系统性整体性观念与辩证统一思维。将病人的周身视为一个整体，注重天人合一的境界，顺应自然规律。中医的理论就有"五脏一体观""形神一体观"的观点。中医馆不可能像中医院一样有着细致的分科，这就要求了中医馆的医师要对中医理论有着纯熟的运用能力，通过阴阳五行、经络穴脉、精神气血等理论的有机整合，准确判断病情，调理病人周身机理。

（三）中医馆与中医文化

随着社会经济的发展、居民生活水平提高、工作压力的上升等，人们对健康的需求也越来越大，对养生的期盼日渐深厚，各种养生方式层出不穷。中医馆是最接近居民的卫生机构，可以通过悬挂宣传牌或者定期举办健康讲座的方式宣传中医药的悠久历史、轶事趣闻、代表医家、养生保健以及简单的小药方等知识，宣扬中医正确的养生保健方式，避免养生误区，使居民正确了解中医。随着社会经济的不断发展，居民生活水平的不断提高，工作、住房、养老、教育等压力持续施加在民众的身心之上，人们对于养生保健也有了更为紧迫的认识，各种养生方式泥沙俱下，一些没有科学依据的偏方混杂在养生方法之中。中医馆是最接近居民的卫生机构，可以通过张贴标识故事、开展讲座、开通微信公众号等手段宣传中医的悠久历史、养生保健以及简单小药方等知识，宣传正确的养生方法，避免没有科学依据的偏方怪方，使民众正确认识中医。

（四）中医馆与"互联网＋"

随着数字信息与移动医疗的迅猛发展，中医馆也将进入"互联网＋"模式的新赛道。移动终端在线问诊模式，可以方便快捷地解决居民常见疾病。可以向中医馆O2O模式拓展[8]，可以开发保健养生、机体调理、疾病预防为主要服务的App，拉近医生与患者距离，优化资源配置，进而在提供优质中医服务的同时提升中医馆的品质和层次。

（五）中医馆连锁化

当前中医师较为稀缺，尤其是名老中医，其人才资源不可能平均分配。连锁化经营，可以让名老中医和老中医轮换执业，有力解决更多的消费者诊疗需求问题[9,10]。致力于打造医养结合、内调外治的治未病专科连锁品牌，扎扎实实做好中医产品，这是基础，发展之本。在中医馆连锁化经营产品的设计上，既要围绕和坚持中医的核心思想（如辩证观、整体观等来构建核心产品），又要兼顾市场竞争与成熟度等，要拥有整体产品体系的设计思维。这样才既能满足患者需求，又能赢得市场竞争。例如，中医产品要与教育服务产品相结合，很多康复问题都是患者不懂中医、健康、康复等健康知识和行为配合而造成的。不仅在诊疗的后期康复上，在前期治未病、早发现早治疗上，也应发挥重要的作用。

五、总结与展望

中医馆应用中医理念，在解决亚健康、治未病以及慢性病方面发挥着独特的优势。东北地区未来在中医馆的建设上要蓄势发力，充分重视东北地区"道地药材"的发展机遇，重视和坚持"治未病"的理念，强调系统性整体性观念与辩证统一思维，加强中医馆与中医药文化的有机结合，在"互联网＋"模式的新赛道上发力，不断推进中医馆建设的规模化、连锁化，强化资源共享与平台建设，推动东北地区中医馆的健康可持续发展。中医馆不仅传承祖国医学的医疗服务，更与中医药发展相辅相成，相互促进，共同促进中华文化的传播。

貳 区域发展篇

参考文献

［1］陈陵．基层中医药健康服务内容清单和评价指标研究［D］．上海：上海中医药大学，2019．

［2］战东，段颖，陈楠，等．辽宁省中医诊所现状分析［J］．中国卫生监督杂志，2020，27（04）：369－372．

［3］韩志强．吉林省中医药数据中心数据开发与利用研究［D］．长春：长春中医药大学，2020．

［4］许守年，孟姝．《吉林省中医药发展"十四五"规划》印发［J］．中医药管理杂志，2022，30（11）：31．

［5］衣晓峰．黑龙江规范中医馆设置［N］．健康报，2009－09－24（007）．

［6］朱欣欣．近十年吉林省中医药发展经验研究［D］．长春：长春中医药大学，2019．

［7］李樊荣．中医馆发展现状的思考［J］．中医药管理杂志，2017，25（22）：165－166．

［8］张婷．基于服务视图的QYT中医馆O2O服务创新［D］．杭州：浙江工商大学，2019．

［9］王瑞雯．基层中医馆发展现状及对策研究［D］．济南：山东中医药大学，2018．

［10］屈良平．基层中医馆现状与发展的思考［J］．中国农村卫生，2022，14（04）：43－44．

HB.04 湖北省中医馆发展报告

吕章明[①]　　杨化冰[②]

摘　要： 湖北省地处华中，北接医圣张仲景故里河南，南邻张仲景任太守之湖南，西望盛产药材之四川，西北为药王孙思邈故里陕西，东则有明清名医辈出的浙江、安徽、江西等地。湖北本土，则是荆楚文化发源之地，蕴有神农百草、武当太极、时珍医药等极具特色的中医药历史文化。新中国成立以来，随着祖国中医药事业的蓬勃发展，中医馆这一既古典又与时俱进的医疗形式也茁壮成长于湖北地区。本报告通过文献研究方法，对湖北省的中医馆发展现状进行调查评估，并结合地域特点和文化背景，经分析认为，湖北省中医馆既具有地理位置、历史文化、药材资源、政策支持等优势，也存在中医馆开办形式不够规范、中医师专业水平有待提高、中医药知识的宣传和普及仍不到位、本地丰富的中医药资源尚有待进一步开发和整合利用等短板。针对短板进一步提出针对性的四点优化建议，即"扩展中医课堂，普及中医知识""规范师承机制，培养中医传人""发展线上诊疗，保证远程疗效""开发优质药材，形成专业品牌"。本报告可为湖北省乃至其他地区的中医馆后续发展提供借鉴。

关键词： 湖北省；中医馆；发展报告

引言

2022 年 3 月 29 日，国务院办公厅印发《"十四五"中医药发展规划》，明确了"十四五"期间中医药发展的指导思想、基本原则、发展目标、主要任

① 吕章明，医学博士，湖北中医药大学中医临床学院讲师。研究方向：中医理论的临床应用。
② 杨化冰，医学博士，湖北中医药大学基础医学院教授。研究方向：中医延缓衰老理论研究。

务和重点措施。其中指出，为建设优质高效中医药服务体系，做实基层中医药服务网络，应打造一批名医团队运营的精品中医机构，鼓励有资质的中医专业技术人员特别是名老中医开办中医诊所，鼓励有条件的中医诊所组建家庭医生团队开展签约服务，以推动中医门诊部和诊所提升管理水平。与此同时，优化升级中医馆健康信息平台，推进中医馆健康信息平台规范接入全民健康信息平台，从而提升中医药信息化水平[1]。2021 年 12 月 27 日，湖北省卫生健康委员会、省委机构编制委员会办公室、省财政厅、省人力资源和社会保障厅、省医疗保障局五部门联合制定并印发《关于加强乡镇卫生院社区卫生服务中心中医药服务能力建设的若干措施》，明确指出应改善基层医疗卫生机构中医药服务条件，推进"旗舰国医堂"建设，提升乡镇卫生院、社区卫生服务中心中医馆综合服务能力，加强中医馆健康信息平台拓展建设，丰富基层医疗卫生机构中医馆健康信息服务种类，提供中医电子病历、辨证论治、知识库、远程教育、治未病等信息化服务，推进基层中医馆在县域医共体内实现信息共享和远程支持，加强中医馆骨干人才培训，扩大优质服务供给。

根据国家卫生健康委员会发布的《2021 年中国卫生健康事业发展统计公报》，截至 2021 年底，全国备案中医馆已达 71583 家，较 2020 年增加 4753家。为推进中医药强省建设，湖北省中医药管理局已于 2022 年 5 月 19 日正式挂牌，这一事件对于湖北省中医药事业的发展将具有里程碑的意义。本报告通过研究总结湖北省中医馆的发展现状，分析目前的优势和短板，并提出未来发展的优化建议，将不仅有利于为湖北省中医馆发展战略提供参考，对于其他地区的中医馆发展也有一定的借鉴作用。

一、湖北省的地域特点与文化背景

地域特点所讨论的问题主要属于空间范畴，文化背景由华夏民族在湖北地区发展的历史积淀所逐渐形成，则主要属于时间范畴，因此将地域特点与文化背景同步讨论，可作为湖北省中医馆发展的时空间背景。

（一）地域特点

湖北省位于中国中部地区，东西长约 740 千米，南北宽约 470 千米，总面积 18.59 万平方千米，下辖 12 个地级市、1 个自治州、3 个直管市、1 个林区。湖北省地势大致为东、西、北三面环山，中间低平，略呈向南敞开的不完整盆地。在全省总面积中，山地占 56%、丘陵占 24%、平原湖区占 20%，因河流湖泊众多，被称为"千湖之省"。湖北省地处亚热带，全省除高山地区属高山气候外，大部分地区属亚热带季风性湿润气候。湖北省同安徽、江西、湖南、重庆、陕西等省市接壤，是华夏文化重要发祥地之一[2]，可谓纵横南北，沟通东西，例如三国时期，西蜀、东吴、北魏虽有明显的地域差异，三国相争的焦点如赤壁、华容、荆州等地则皆位于湖北省。

本报告选取湖北省所辖的武汉、武当山、神农架三个具有代表性的地区进行讨论。其中武汉为湖北省的省会，也是中部六省唯一的副省级市及超大城市，地处长江与汉江冲积而成的江汉平原；在湖北省的诸多山地中，武当山与中华传统文化有着极为深厚的联系，为道教名山和武当武术的发源地；湖北省的地势高低相差悬殊，其中最高处为神农架的最高峰神农顶，海拔达 3105 米，被称为"华中屋脊"，2016 年 7 月 17 日神农架被列入世界自然遗产名录，是湖北省第 1 处、中国第 11 处世界自然遗产[3]。

1. 武汉地区

武汉是中国中部地区的中心城市，地处江汉平原东部、长江中游，长江及其最大支流汉江在城中交汇，形成武昌、汉口、汉阳隔江鼎立的格局，市内江河纵横、湖港交织，水域面积占全市总面积四分之一。作为中国经济地理中心，武汉有"九省通衢"之称，是中国内陆最大的水陆空交通枢纽，也是华中地区唯一可直航全球五大洲的城市。武汉市地貌属鄂东南丘陵经汉江平原东缘向大别山南麓低山丘陵过渡地区，中间低平，南北丘陵、岗垄环抱，北部低山林立。全市低山、丘陵、垄岗平原与平坦平原的面积分别占土地总面积的 5.8%、12.3%、42.6% 和 39.3%，海拔为 19.2～873.7 米，大部分在 50 米以下。武汉市属北亚热带季风性（湿润）气候，具有常年雨量丰沛、热量充足、雨热同季、光热同季、冬冷夏热、四季分明等特点。武汉市江河纵横、湖港交织，长江、汉水交汇于市境中央，且接纳南北支流入汇，众多大小湖泊镶嵌在大江两侧，形成湖沼水网。截至 2017 年末，武汉市有大小湖泊 166 个，被称为"百湖之市"，在正常水位时，湖泊水面面积 867.07 平方千米，其中汤逊湖是中国最大的城中湖，梁子湖是中国生态保护最好的两个内陆湖泊之一。武汉坐拥东湖、金银湖等 6 座国家级湿地公园，湿地面积达 1624.61 平方千米，占全市面积的 18.9%，这一比值是世界平均比值的 3 倍，位居内陆副省级城市第一位，并被《国家地理》杂志评为全球内陆湿地资源最丰富的三座城市之一[4]。武汉地区的地域特点可概括为"临江为城，百湖交通"，既蓬勃大气，又兼收并蓄，为中医馆的健康发展奠定了良好的基础。

2. 武当山地区

武当山是南秦岭造山带的重要组成部分，位于湖北省西北部十堰市丹江口市境内，东接襄阳市，西依十堰市，南望神农架，北临南水北调中线源头丹江口水库，总面积 312 平方千米，古称"方圆八百里"。武当山周边高峰林立，山体四周低下，中央呈块状突起，多由古生代千枚岩、板岩和片岩构成，局部有花岗岩，岩层节理发育，并有沿旧断层线不断上升的迹象，形成许多悬崖峭壁的断层崖地貌。武当山经历了自元古代以来的多期、多阶段地壳变动，形成了极为丰富的地质遗迹资源[5]。武当山处于北亚热带季风气候区，具有南北过渡属性，从丹江水库沿岸至天柱峰顶，气候的垂直层带明显，兼有丰富多彩的局部小气候，由高到低大体可分三层气候区。因武当山以隔江相望的秦岭东延伏牛山作屏障，东有起伏的岗峦，减缓了南襄隘道沿汉江西贯的冷空气，中有汉水调节，故水域附近冬暖夏凉。武当山地区的地域特点可概括为"冬夏气和，高下梯云"，在时间方面四季气候平均，空间方面则具有明显的气候随海拔变化的特点，这些特点为道教文化和中医药文化的发展都提供了得天独厚的条件。

3. 神农架地区

神农架位于湖北西北部，是中国首个获得联合国教科文组织人与生物圈自然保护区、世界地质公园、世界遗产三大保护制度共同录入的"三冠王"名录遗产地。神农架林区地处武当山、长江三峡组成的旅游带上，东与湖北省襄阳市保康县接壤，西与重庆市巫山县毗邻，南依宜昌市兴山县、巴东而濒长江三峡，北倚十堰市房县、竹山县，远眺武当山风景名胜区，是中国唯一以"林区"命名的省辖行政区。截至 2020 年，神农架林区下辖 6 个镇、2 个乡。神农架由西边的神农顶/巴东和东边的老君山两部分构成，是中国三大生物多样性中心之一，有中国中部地区最大的原始森林，是许多珍稀动物的栖息地，在 19 和 20 世纪期间曾是国际植物收集探险活动的目的地，在植物学研究史上占据重要地位。神农架优越的气候条件，为药用动植物的孕育和繁衍提供了良好的环境，其药用资源种类繁多，藏量巨大，是举世闻名的"天然大药园"。

神农架林区从印支运动末至燕山运动初，发生了强烈的褶皱和大面积的掀斜，奠定了区内的地貌骨架。第四纪气候的冷暖变化，在部分地段残留了冰川地貌，致使区内地貌复杂多样。林区山峦叠嶂，沟壑纵横，河谷深切，山坡陡峻，地势西南高东北低。神农架属于北亚热带季风气候区，为亚热带气候向温带气候过渡区域，年均气温无霜期因海拔不同相差很大，春夏之交常有冰霜发生，一般从9月底至次年4月底为冰霜期，全年80%的时间盛行东南风。神农架林区的地域特点可概括为"地貌多样，物种丰富"，不仅保留了极具特色的自然环境，也为中医馆的发展提供了十分丰富的药材资源。

（二）文化背景

湖北地区的文化总体上以荆楚文化为代表，是周代至春秋战国时期在江汉流域兴起的一种地域文化。"楚"本是一种灌木的名称，也叫作"荆"，在南方江汉流域的山林中极为常见，可用作薪柴等，日常生活中不可或缺，于是远自商代时，北方中原人就以荆楚来称呼江汉流域的南方地区和南方部族，例如《诗经·商颂》中说的"维女荆楚居国南方"。荆楚文化是华夏民族文化的重要组成部分，在中华文明发展史上地位举足轻重，并与巴蜀文化、吴越文化等相互交织。以曲艺为例，湖北之西为秦腔、川剧，东则为昆曲、评弹，反差不可谓不大；湖北居中而为过渡，本土则有楚剧、汉剧、黄梅戏等。本报告选取荆楚文化中具有代表性的四种文化加以简述，即神农文化、屈家岭文化、武当山道教文化、李时珍医药文化。

1. 神农文化

神农既是中华人文始祖，也是中药学始祖，诞生于江汉平原的湖北随州烈山，因此又称"烈山氏"，神农架地区是其活动的主要区域。神农首播五谷，为中华民族确立了稳定的生存保障；始尝百草，为中华医药奠定了天然的物质基础和回归自然的用药理念。《纲鉴易知录》记载"民有疾，未知药石，炎帝始尝草木之滋，察其寒、温、平、热之性，辨其君、臣、佐、使之义，尝一日而遇七十毒，神而化之，遂作文书上以疗民疾，而医道自此始矣，复察水泉甘、苦，令人知所避就"，正是神农不畏艰险始尝百草，奠定了传统医学的物质基础，使中医独特而神奇的疗效得以实现。

2. 屈家岭文化

屈家岭文化是长江流域第一个新石器时代考古学文化，因发现于湖北省京山市屈家岭遗址而得名。屈家岭文化与其他文化相比具备特有的文化特征，属于一个新的文化系统，因此被单独命名。屈家岭文化是长江中游新石器时期最具代表性的原始文化，早在 7000 年前，就有先民在此繁衍生息，初露农耕文明的曙光。屈家岭文化证明中国是亚洲稻的原产地之一，屈家岭遗址的稻作遗存是长江中游第一次发现史前的稻作遗存，屈家岭遗址还发现了长江中游最早的粟遗存。水稻种植农业是长江中游、江汉平原地区史前文化的主要成分，屈家岭遗址中，多次发现过炭化稻谷凝块和烧焦的稻粒，说明它是世界水稻最早发源地之一，对于研究中华文明的起源与发展具有十分重要的意义。2017 年10 月，湖北屈家岭遗址第四阶段考古工作展开，发掘出土一批漩涡纹彩陶纺轮，其中一类被认为是后世太极阴阳鱼图的原型，可能与中国太极起源有关。屈家岭遗址的发现，表明这里是长江中游农耕文明的发祥地，其丰富的文化内涵说明长江流域同黄河流域一样也是中华文明的重要摇篮，对于研究我国原始人类聚落的起源与发展，研究中华文明的起源与发展都具有十分重要的意义，可与古籍中记载并流传至今的神农文化相互参考研究。

3. 武当山道教文化

武当山是中国道教名山和武当武术的发源地，也是著名的世界文化遗产，被称为"亘古无双圣地，天下第一仙山"。武当山孕育了丰富多彩的道教文化，其中包括道教医药和道教养生体系等。武当山道教建筑始建于汉魏六朝时期，唐代乾宁年间武当山列为"七十二福地"第九位，在明代永乐年间得到了进一步扩建。元末明初张三丰集道教之大成，开创了武当派，经历代道士的不断发展，在草木丹药、疾病治疗等方面进行了广泛探索，并包容了丰富多彩的医学体系及独特的养生体系，如太极拳、太极剑等，从道教医疗和养生等角度为中医药学提供了实践性经验，对于中医馆的养生康复功法及文化内涵等也做出了巨大贡献。

4. 李时珍医药文化

湖北省蕲春是明代著名医药学家李时珍的故乡。李时珍"岁历三十稔，书考八百余家"，将历代本草广泛收集并结合实地考察进行重新编纂整理，为后世留下了被英国博物学家达尔文称为"中国古代百科全书"的中华医药文化遗产《本草纲目》。此外，在李时珍的故乡蕲春县，蕲蛇、蕲竹、蕲龟、蕲艾被称为"蕲春四宝"，属于极具特色的"道地药材"，可保证中医馆相关药材的临床疗效。

二、湖北省中医馆发展的现状分析

本报告的调查研究以了解概况和收集样本为主，无法准确统计湖北省所有的中医馆相关数据。调查研究涉及湖北省的武汉市、黄石市、十堰市、宜昌市、襄阳市、鄂州市、荆门市、孝感市、荆州市、黄冈市、咸宁市、随州市、恩施土家族苗族自治州13个地级市或自治州。其中规模较小的中医馆均予以排除。调查研究的素材包括中医馆基本情况（成立时间、经营面积等）、中医馆诊疗实力（医生、诊室等）、中医馆所有制形式（单体、连锁等）、中医馆营销活动（义诊、健康宣讲等）及社会评价等方面。下面从医馆历史、医馆规模、科室分布、医馆服务等四个角度进行讨论。

（一）医馆历史

经初步统计有明确成立时间的湖北省中医馆75所，其中最早的为1637年成立的叶开泰堂，其次为1926年由赵宜统先生创立的益同堂，其余均以中华人民共和国成立后创立为主，其中1970年1所，2001年1所，2004年1所，2006年1所，2008年1所，2009年1所，2010年5所，2011年4所，2014年6所，2015年8所，2016年9所，2017年8所，2018年6所，2019年7所，2020年9所，2021年5所。可见在2000年以前中医馆的发展较为迟缓，自2009年以后中医馆发展逐渐加速，尤其近几年尤为欣欣向荣。

（二）医馆规模

湖北省中医馆的面积100～3000平方米，因数据量较小，故不予以统计。在连锁的中医馆中，省内连锁略多于全国连锁。注册资金10万～2000万元（人民币），经初步统计26所，其中10万元2所，20万元3所，30万元2所，35万元1所，50万元5所，100万元8所，110万元1所，188万元1所，300万元1所，400万元1所，2000万元1所。诊室数量为1～12，经初步统计41所，其中1诊室9所，2诊室8所，3诊室9所，4诊室4所，5诊室4所，6诊室1所，7诊室2所，8诊室2所，9诊室1所，12诊室1所。

（三）科室分布

经初步统计 60 所中医馆，其中均有中医科或中医内科，此为最基本的科室。其次尚有开设针灸科 27 所，儿科 17 所，妇科 17 所，康复科 11 所，外科 7 所，骨科 7 所，推拿科 7 所，健康管理/治未病/亚健康科 5 所，肿瘤科 2 所，男科 2 所，眼科 2 所，老年病专科 1 所。

（四）医馆服务

经初步统计开设中医诊疗以外医馆服务的中医馆 27 所，医馆服务具有多种形式，其中频率最高为公众号文章推送 16 所，其次尚有线上义诊 15 所，健康科普 13 所，社区义诊 11 所，举办膏方节 9 所，开展三伏贴 7 所，户外采药 2 所，建设中医村、书籍出版、建设公益平台等 1 所。

三、湖北省中医馆发展的优势与短板

（一）优势

纵观湖北省的历史地理背景及中医馆发展现状，可见如下四点优势，应充分加以利用。

一是地理位置优势。湖北省位于华中地区，如《素问·异法方宜论》所说"中央者，其地平以湿，天地所以生万物也众……故导引按跷者，亦从中央出也"，诚然湖北武当山地区也产生了以太极拳为代表的导引功法。另外由于地处中部，东西南北之差异不可谓不大，而湖北位于其中，自有交流沟通、兼收并蓄之特点，可谓"五湖皆容"。

二是历史文化优势。湖北省是楚文化的发源地及核心所在，对中华民族产生了深远的影响。此外，尚有诸多与医药关系密切的特色文化，如以随州、神农架为代表的神农文化，武当山道教文化，李时珍医药文化，伯牙子期古琴文化等，均可加以充分利用，为中医馆的建设提供软实力支持。

三是药材资源优势。湖北省神农架林区的中药资源极为丰富，且自然环境保护良好，动植物特色鲜明，是应加以重视的中医药宝库。又如李时珍故里的

"四大蕲药"等，均可进一步开发和应用，以利于中医馆的发展。

四是政策支持优势。近年来湖北省中医药事业的发展得到了一系列新政策的扶持和推行，生逢盛世，正是中医馆顺势而行、大有可为之时。

（二）短板

目前，湖北省中医馆的发展尚存在一些不足之处：一是中医馆的开办形式尚不够规范，中医师的专业水平还有待提高；二是民众对于中医药的认识和认可度尚未达到较高水平，中医药知识的宣传和普及仍不到位；三是本地丰富的中医药资源尚有待进一步开发和整合利用。

四、湖北省中医馆发展的优化策略

针对目前限制湖北省中医馆发展的主要问题，谨提出如下四点优化策略。

（一）扩展中医课堂，普及中医知识

湖北地区的中医知识普及较为不足，对中医一无所知或一知半解的人所占比例较大。对于很多疾病，中医疗效极佳，但若患者不知，则没有机会派上用场。因此，有必要加大中医药基本知识的宣传，通过开展各种形式的中医课堂，以达到普及中医知识、传播中医文化的目的。此外，中医以外的传统文化也应进行同步普及，例如具有湖北省特色的神农文化、武当山道教文化、李时珍医药文化、屈原楚辞文化等，对于提高民族自信和中医疗效都将大有帮助。

（二）规范师承机制，培养中医传人

湖北省志在中医之青年不在少数，或自院校教育，或自民间传承，或两者兼而有之。中医馆作为较为传统的中医诊疗形式，同时也肩负着中医教育（尤其是师承教育）的责任。因此，应进一步规范师承机制，促进有经验的中医毫无保留地将中医知识与技能传授给青年中医传人，使湖北省中医的整体诊疗效果得到进一步的加强。

（三）发展线上诊疗，保证远程疗效

受新冠肺炎疫情影响，中医馆的线下发展受到了一定的限制，因此有必要加强线上诊疗的发展。中医线上诊疗与线下诊疗的主要区别在于望诊、闻诊和切诊无法做到医生与患者处于同一地点，因此信息量会有所遗失。现阶段首先应充分发挥问诊的作用，问诊应当更加详细，以避免误诊；其次舌诊、闻诊可分别以图片和录音的形式，发送给医生；未来还可进一步发展更贴近自然音色的望诊、闻诊设备，乃至于可进行远程脉诊的设备，则线上诊疗的疗效将得到进一步的提高。

（四）开发优质药材，形成专业品牌

湖北省具有许多特色鲜明的药材资源，例如神农架地区的江边一碗水、七叶一枝花，以及"蕲春四宝"等，对于特定疾病的治疗具有显著的疗效。因此，一方面应进一步对特色中药资源进行资源保护和开发，另一方面应对其确切疗效进行深入研究和广泛应用，形成一系列具有品牌效应的优秀处方制剂，从而为人类的健康提供更好的帮助。

五、总结与展望

荆楚大地，历史悠久，也是当今时代"中部崛起"的核心所在。本研究通过文献研究方法，结合湖北省的地域特点、文化背景，对湖北省中医馆发展的现状进行了初步调查，并分析其主要优势和短板，提出了"扩展中医课堂，普及中医知识""规范师承机制，培养中医传人""发展线上诊疗，保证远程疗效""开发优质药材，形成专业品牌"等四点优化策略，可为湖北省及其他地区中医馆的发展提供一定的参考。

参考文献

[1] 国务院办公厅关于印发"十四五"中医药发展规划的通知 [J]. 中华人民共和国国务院公报，2022（11）：8-21.

［2］陶基磊，成海，晋秀龙，等．湖北省 A 级旅游景区空间分布特征及影响因素分析［J］．西南林业大学学报（社会科学），2022，6（05）：62－68．

［3］神农架世界自然遗产申报大事记［J］．世界遗产，2017（03）：91．

［4］武汉：百湖之市湿地之城［J］．花木盆景（花卉园艺），2022（05）：4－7．

［5］谭秋明，施晓莺，施红棉．武当山地区申报世界地质公园资源条件分析［J］．资源环境与工程，2011，25（03）：280－283．

HB.05 香港与澳门中医馆发展、准入及监管现状与前景

梁静姮① 卢静汶②

摘　要： 本报告分析了香港特区与澳门特区中医馆发展的历史，对比研究回归前后两地的中医馆的发展脉络。展现港澳地区的中医馆如何从民间医疗走向与西医并肩。在此基础上分析了两地中医馆的规管现状，指出了香港和澳门中医馆的现存问题。例如，对中医馆的投入需要加强，对中医馆的监管制度需要进一步完善，以及需要提高成为中医的透明度等，本报告也提出了相应建议。并对香港特区和澳门特区的中医馆未来做出了分析，人才的互通，湾区发展等给予了港澳地区中医馆发展更好的前景。

关键词： 中医馆；卫生法；香港特区；澳门特区

引言

香港和澳门具有复合性基础的文化，而这里的生活也包含着多元化的综合特质。中医在香港和澳门世代传承，虽香港和澳门曾经受英国和葡萄牙管治，来自西医（或谓之现代医学）的挑战使中医的发展步履维艰。[1]但中医今天依然在香港和澳门有其立足之处，随处可见的中医馆展现着它们在港澳不仅是一种医疗方式的传承，也是一种文化的延续。部分中医门诊逐渐由治疗疾病的模式转型为保健模式，在以华人为主的多元社会中发挥着不可取代的作用。

---

① 梁静姮，澳门大学法学院高级导师，澳门法实务硕士课程主任，澳门大学法学院民法学博士。研究方向：亲属法、继承法、卫生法、商法。
② 卢静汶，中国政法大学博士研究生。研究方向：法与经济。澳门特区特别行政区社会工作局护士。

随着香港、澳门回归祖国怀抱，国家积极推动中医药发展的政策，促进了港澳中医行业的发展。"十二五"规划中提及积极发展中医药事业，进一步完善中医医疗服务体系，开展重大疾病的中医药防治与研究[2]，"十三五"规划提及为中医药发展进程中极具历史意义的五年[3]，香港特别行政区政府和澳门特别行政区政府随即全力配合发展工作，尤其在政策上不断改革和做出崭新的方案，让港澳的中医药体系能更全面地发展。

香港在回归后制定《中医药条例》，规范中医药行业相关的工作内容，更彰显中医生和中医馆的专业地位，确保中药的安全性和可溯源性，无疑会加强市民对中药材的信心。澳门在 1999 年则将中医药服务引入公共医疗体系[4]，进一步完善公共医疗体系的服务，让中医馆更贴切地服务于市民所需。

港澳的中医馆与内地的合作越来越密切，"一带一路"、粤港澳大湾区等的建设也为中医馆带来了新的机遇。

一、香港特别行政区和澳门特别行政区中医馆之历史

（一）香港特别行政区中医馆之历史

中医行业历史悠久，自古以来，华人以中医方式治疗疾病，提供中医服务的场所也由华人一手创办。在香港特别行政区（以下简称香港特区）开埠之初，中医师沿袭千百年来的行医模式，多以自雇或受雇于小规模的中医门诊和诊所，而这些诊所多集诊所与药材铺于一体，甚至会同时出售日用杂货。香港特区私立中医学校，最早可以追溯到 1917 年的庆保中医夜校，其是香港特区出现的第一所业余性质的中医学校庆保中医夜校，由番禺名医陈庆保主办。①

在港英政府统治期间，香港特区中医药的发展却曾经被忽视，缺乏规管，使之一直未能走上专业化的道路。在港英政府统治期间，"中医"钦定的职称为"生草药贩卖者"。② 当时在法律上，"中医"只能使用"中医"、"中医师"或"国医"等名称，而绝不能称为"医生"。③

---

① 香港中医文化史略编委会. 医道镜诠：香港中医文化史略. 中华书局（香港）有限公司，2022.
② 谢永光. 香港中医药史话. 三联书店（香港特区）有限公司，1998.
③ 香港执业中医的概况. 央视国际. https：//web. archive. org/web/20210606022643/http：//www. cntv. cn/program/zhyy/topic/health/C12827/20040824/101533. shtml.

　　但在这时期，有一批充满热诚而抱有济世之心的中医或以个别形式，又或以私塾形式开班授徒，且又在传统煎煮药材的方法上加以发明，研制出中药水、中药粉乃至中成药，并鉴于社会经济不景气而举办赠医赠药[1]活动，终令中医药业能在香港地区继续发展。

　　1870 年以前，香港特区只有几间西医院，但大部分华人普遍对西医治疗缺乏认识，同时也付不起昂贵的医药费，染病后得不到适当的医治，而中国传统思想又担心人病逝在家中会为后人带来厄运，因此，大量患严重疾病的华人聚集于上环文武庙附近的广福义祠，最终很多人都在该处病逝。[2] 当时华人代表建议港英政府提供土地，由华人社会集资兴建一所医院，[3] 向当地的普通市民提供中医药服务的医院。1872 年由一批有名望士绅、商界领袖牵头募集善款开办东华医院（取广东华人医院之意）在港岛上环落成营业，东华医院是香港特区第一所使用中医治病的医院，同时也是带有慈善性质的非营利性医疗机构。[4]

　　当时的港英政府认为，中药不符合英国的卫生标准，在中医和西医之间也存在不同的偏好，使得华人和洋人之间产生了矛盾，东华医院还充当了当时华人与港英政府的桥梁。

　　1976 年，香港的国际中医中药总会决定设立赠诊所造福市民。[5] 1990 年12 月，港英政府依据《医院管理局条例》成立医院管理局，负责管理香港特区公立医院及诊所服务，执行香港特区政府的公共医疗政策。

　　一些宗教慈善团体和行业工会也有自己的医疗机构，但一直到 1997 年香港回归前，传统中医药并没有被正式纳入香港的医疗体系。

　　1999 年 7 月，香港特区立法会通过《中医药条例》，并成立香港特区中医药管理委员会，[6] 逐步将中医药纳入医疗体系。2000 年，香港特区卫生及福利局推出《医疗改革咨询档》，其中包括如何促进中医药发展，在公营架构内提供中医门诊服务，以及在选定的公营医院引进中医药服务，进行临床研究，制

---

[1]　游子安，志贺市子. 道妙弯通：扶乩与香港社会. 三联书店（香港）有限公司，2021.

[2]　冼日明，郭慧仪. 香港卓越品牌：脱颖而出，品牌致胜之道. 明报出版社有限公司，2012.

[3]　冼日明，郭慧仪. 香港卓越品牌：脱颖而出，品牌致胜之道. 明报出版社有限公司，2012.

[4]　谢永光. 香港中医药百年沧桑. 中华医史杂志，1997，27（3）：130.

[5]　香港中医文化史略编委会. 医道镜诠：香港道医文化史略. 中华书局（香港）有限公司，2022.

[6]　See Hong Kong. Department of Health，Annual Departmental Report by Director of Health，Government Printer，2001.

定治疗标准和发展中西医药互相衔接的模式，计划包括在全港 18 区各设有 1 间中医诊所。2000 年 8 月 16 日，《中医药条例》第二批条文实施，落实中医注册及表列的法律制度。

香港特区政府于 2001 年宣布将在公立医院内设立中医门诊部，并逐渐将中医治理服务纳入公费医疗体系。① 2002 年 3 月 1 日，《中医药条例》第三批条文生效，规管注册中医所使用的名衔。2002 年 4 月，在香港特区还添置了流动中医诊疗车，服务郊区的居民。

时至今日，诊所和门诊仍然是香港特别行政区主要的中医医疗机构。② 香港特区的中医师均是个体或集体（少数），市面上的"中医诊所"，一般由中医师、药工、药师等人组成，只能经营处方中药、中成药，不准打针（注射西药）。③ 香港中医诊所 6000 余所，有在大街小巷里，也有在楼上住宅中。在街上的诊所一般有中医师，执业超过 10 年以上（其中包含临证经验丰富的老中医和 2000 多名中青年为中医学院毕业）④，这些人是继续发扬中医学术的力量。2002 年 11 月 29 日，香港特区注册中医共 2384 名。⑤

香港中医药管理委员会分别于 2003 年 4 月、12 月实施了中药商领牌及中成药注册两项中药规管措施。卫生署设立香港中药材标准办事处，推行香港中药材标准（港标）计划，分阶段为常用中药材制定标准，以确保中药材的安全及质量。2003 年 4 月 30 日，《中医药条例》第四批条文实施，定明中药规管架构，所有中药材批发商及零售商，以及中成药批发商及制造商均须遵守领牌。

由于历史的因素，香港西医独大的地位与满街中药铺和小区中医诊所的现状形成了鲜明的互补。⑥ 特区政府近三十年来也致力于推动中医药业的发展，更提出香港成为国际中药枢纽的规划，近年来设立了 5 亿元的中医药发展专项

---

① See Federation of Hong Kong Industries, Hong Kong Industrialist: Journal of the Federation of Hong Kong Industries, Issues 7 – 12, 2001.

② 刘小斌，陈永光. 香港百年中医发展史略（一）. 香港中医杂志，2020，15（4）：1.

③ 叶锦先，陈波. 港台中医药发展概况. 闽台中医药文化研究论文集下册（1995—2007）：中华中医药学会专题资料汇编，2007.

④ 叶锦先，陈波. 港台中医药发展概况. 闽台中医药文化研究论文集下册（1995—2007）：中华中医药学会专题资料汇编，2007.

⑤ 香港中医文化史略编委会. 医道镜诠：香港道医文化史略. 中华书局（香港）有限公司，2022.

⑥ 钱林霞. 香港中医药的繁华与隐忧. 新经济，2020（09）：19.

基金扶持相关产业，而目前正在兴建的位于将军澳的香港中医院也将于两年至三年内投入使用。①

（二）澳门特别行政区中医馆之历史

自 17 世纪起，耶稣会士就对中国医学产生了浓厚兴趣。② 从耶稣会神父们 1625 年 12 月 21 日发自澳门特别行政区（澳门特区）的年度报告中可以得知，17 世纪上半叶，澳门特区圣保禄学院的药房已从广东进口大量的草药。③ 卜尔格神父（MiguelBoym，1612—1659 年，卒于中国）是波兰国王医生的儿子，1650 年寄居澳门，他写有多部著作，其中有《中药标本》，他还翻译了四本王叔和（《脉经》作者）所著关于脉象、舌诊和中国药用果实的书籍。一些药方有的靠口头世代相传，有的被妇女将其与有名的菜谱一起记载并流传至今。中医药对于西方人而言充满了魅力。

马礼逊于 1820 年与李文斯敦（J. Living‑stone）医生在澳门特区开设一间诊所，同时聘有一中医，实行赠医施药；④ 清道光八年（1828 年 2 月 15 日至 1829 年 2 月 3 日）澳督若瑟·边度称，澳门的葡萄牙人家庭主要是找中医看病，中医是澳门最好的医疗。⑤ 当时大部分葡人的亚洲妻子和拥有许多世纪医学传统的中医都笃信东方医学。⑥

澳门作为中葡文化交融的社会，对于医疗的需求主要体现为"中西医并求"的心态。⑦ 澳门特区华人医疗市场的多种从业者，决定了华人的就医选择众多。在多族群聚居的澳门社会，无论华人、葡人或是土生葡人，在择医心态上都较为实际，只要能达到医治效果，什么医疗方式均可以接受。1846 年 6 月，《澳门政府宪报》上用粗体葡文连续三期刊登了一份悬赏通知："现在在圣拉法尔医院（白马行医院），一个病人在左边腋窝下生癌，据说华人中有类似症状的病人被治愈，但在欧洲这种情况被认为是不可治愈的，在欧洲这是众所周知的事情。现在向所有江湖医生、女巫或者中医求助，谁能治愈这种疾

---

① 刘智鹏．善道同行——东华三院一百五十周年史略．香港城市大学出版社，2021.

② 常青．百年澳门．作家出版社，1999.

③ Ana Maria Amaro. 中医对圣保禄学院药房的影响．文化杂志，1997，30：82.

④ 黄汉强，吴志良．澳门总览．澳门基金会，1996.

⑤ Ana Maria Amaro. 澳门医学、名医、药房、流行病及医务治疗．澳门史新编，2008.

⑥ Ana Maria Amaro. 中医对圣保禄学院药房的影响．文化杂志，1997：82.

⑦ 吴玉娴．十九世纪澳门华人医疗研究．澳门理工学报（人文社会科学版），2016（3）：37.

病，一旦治愈就可以获取 400 帕塔卡，以此为证。谁先到谁就赢得这笔奖金，无论地位身份，只要找到药方就可以得到上述奖金。"[1] 从内容推测，这应为居澳葡人或者土生葡人发出的告示，在报纸上向华人悬赏寻医，只要能够治愈疾病，无论是哪一种"医生"均能接受，体现了澳门特区居民长期在多种文化中浸淫使其具备了较大的包容性，为了达到治疗目的，愿意尝试不同文化的医疗方法。在这样的社会氛围下，华人"中西医并求"的择医心态也就不足为奇了。

但澳门地区的中医行医并不是都在中医馆，从就医方式来看，中医一般讲究"请医师"，诊病过程是在病人熟悉的家中或者是开放的环境中进行。相较于英式的强势管治方式，澳葡政府更倾向于保留华人原有的医疗习惯，这也是因为当年葡萄牙本身的医疗资源有限，很难管治整个澳门地区华人的医疗市场。[2]

1931—1945 年，日本发动侵华战争，澳门因其特殊的政治背景，在澳葡政府的管治下维持"中立"，但这种状态并没有影响华人与祖国血脉相连的心，澳门华人社群以社团为主要组织形式开展救亡赈难活动。当时，以镜湖医院和同善堂为代表性的澳门传统华人慈善社团，以赠医施药、施粥救灾、提供住宿等各方面赈济受战事而逃亡到澳门的华人。[3]

镜湖医院始创于清同治十年（1871 年），由沈旺、曹有等向政府注册建镜湖医院，并展开赠医施药、安置疯残、停寄棺柩、修路、救灾赈济、平籴、施茶施棺和兴学育才等慈善工作。[4] 1935 年，柯麟奉命到澳门开展工作，先后建立救护团、提供救护技术训练，将西医技术引入镜湖医院，向市民提供西医治疗。同善堂设立于清光绪十八年（1892 年），其社团宗旨与镜湖医院相似，以从事制丸、赠药、送书等事宜为初期服务范围。上述澳门传统华人慈善社团在救亡赈难运动中充分展现出稳定性、广泛性和民族性，进一步在华人社会展现中西药结合治疗的力量。

澳门回归后，其现存历史悠久、最著名的中药房是于 1941 年秋创立的同善堂药局，它是一所非牟利机构，一直热诚为急需帮助的人士服务，赠医施

---

①　Boletim da Governo da Provincia de Macau，Timor，e Solor，1846.06.25.

②　吴玉娴. 十九世纪澳门华人医疗研究. 澳门理工学报（人文社会科学版），2016（3）：40.

③　爽白. 抗战时期澳门镜湖医院和同善堂的救亡赈难活动. 澳门研究，（69）期.

④　吴志良，杨允中. 澳门百科全书. 澳门基金会，1999.

药。① 过去澳门地区曾有过百间的中药店，但随着时代变迁，中药房数目锐减，当下，中药房多数为家庭式经营，这些店铺普遍是父传子、子传孙地承袭下来，中药房店主与另一中药房的店主或凉茶铺的店主之间往往会存有某种亲戚关系，如"大生堂"和"万生堂"。中医医师较为集中的单位是同善堂药局，其次为澳门特区街坊中医诊所、三巴门坊众会中医诊所等，个体开业的中医诊所灯光招牌，沿街随处可见。②

澳门中医馆的发展与香港相差无几，同样处于"在野"派之内。不少私营中医诊所采取预约就诊和昼夜应诊的方式，挂牌的主要有内科、妇科、儿科、骨伤等专科。③ 澳门特别行政区在逐步发展中医药的过程中，将中医药服务引入政府卫生部门辖下卫生中心，向基层市民提供中医和针灸服务。④

2011年3月，澳门特区与广东省签订《粤澳合作框架协议》，开展粤澳两地紧密合成的新模式。同年4月，双方政府共同开发横琴的首个项目——"粤澳合作中医药科技产业园"正式启动。⑤ 另外，为配合未来澳门特区中医药的发展，提升中医药人员的能力并扩阔其国际视野，也为支持世卫发展传统医药，提升澳门特区在国际上的知名度，澳门特区政府向世界卫生组织申请在当地成立传统医药合作中心。于2015年8月，"世界卫生组织传统医药合作中心（澳门）"正式成立，及设立于澳门特别行政区卫生局，双方签署了关于传统医药方面的四年合作计划。⑥

由此可见，中医药在澳门地区发展至今，其经历了不少高低起伏，已发展至与西方医疗并存且起辅助作用的角色。但新冠肺炎疫情期间，中药在治疗中的优势使中医在澳门的地位进一步提高。《粤港澳大湾区发展规划纲要》中提出，支持粤澳合作中医药科技产业园发展，探索加强与国家中医药现代化科技产业创新联盟合作。其也为澳门特区中医诊所提供了新的发展空间与方向。

---

① 马志茹. 澳门中药业. 红蓝史地，1995（4）：45-53.

② 中华医学会. 中华医史杂志. 中华医学会，1998，28：33.

③ 林华生，黄枝连. 剖析东亚经济：中华经济协作系统第十届国际研讨会论文集. 八方文化创作室，2006。

④ 高胜文，容咏欣，蔡通，等. "走出去、引进来"："一带一路"倡议下澳门中医药业发展模式研究. 行政. 2019，32（1）：22.

⑤ 园区介绍. 粤澳合作中医药科技产业园介绍. https：//www.gmtcmpark.com/page/1059.html.

⑥ 世界卫生组织传统医药合作中心（澳门）简介. https：//www.ssm.gov.mo/apps1/cmt/ch.aspx#clg11610.

（三）港澳特区中医馆之历史特点

相对于内地，中医馆在香港特区与澳门特区受地理、政治等因素的影响，发展状况较为类似，路径也有不少相同之处。探究其历史背景不难发现具有以下特点[①]。

（1）港澳均曾经为外国殖民地，中医一直被视为民间医学模式，中医相对于西医而言处于从属地位。[②]

（2）当时的港英政府和澳葡政府对港澳本地的中医馆采取既不承认也不干涉的政策。

（3）港澳两地的中医馆传承限于社会环境多以师徒形式和家族形式出现。[③]

（4）早在 1938 年澳门特区卫生局就颁发了第一个中医师执照；1949 年，澳门卫生局颁发了第一个中药房牌照。[④] 为了加强澳门地区的中医药管理，从 1990 年开始，澳门卫生局相继颁布了规范中医药的相关法令法规。[⑤] 这些在某种程度上甚至早于香港地区中医药的制度化管理。

二、香港特区和澳门特区中医馆之规管现状

（一）香港特区中医馆之规管现状

1. 注册中医与表列中医

香港中医逐步走向专业化的转折点，是特区政府于 1999 年订立《中医药条例》，中医正式纳入本港法例规管，成为认可的医疗专业。[⑥] 为了配合中医

---

① 石崇荣. 一路走来，澳门紧握中医药未来主导权. 澳门月刊，2016.

② 杨静辉. 澳门基本法释义，人民出版社，1999.

③ 香港中医文化史略编委会：《医道镜诠：香港中医文化史略》，中华书局（香港）有限公司，2022，第 202 页。闫树江主编：《中国中医药年鉴.2010，行政卷》. 中国中医药出版社，2010，第 755 页。

④ 澳门特区新闻局：《"澳门特区政府与世界卫生组织在传统医药方面的合作计划"正式启动》，2012 年 7 月 10 日新闻，https：//www. gov. mo/zh – hant/2012/07/page/25/？post_ type = news_post&display_ mode = list 最后查阅日期：2022 年 10 月 3 日。

⑤ 第 46/SASAS/90 号批示，设立一工作小组，以便为研究及建议一些措施，逐步将中医纳入澳门卫生系统内。

⑥ 参阅洪嘉禧《香港中医规范之路》，载于 2022 年 9 月 5 日，《香港商报》副刊。

注册制度的推出，当时正在执业的中医师在成功注册之前，可用表列中医的身份继续行医。

注册中医获香港特区中医药管理委员会确认为具备专业资格而批准注册，表列中医只是过渡性身份（申请期已于 2000 年 12 月 30 日结束），最终需要通过不同途径，例如注册审核或执业资格试，才可取得注册资格。

根据香港特区法例第 549 章《中医药条例》，任何人士如希望成为注册中医，必须参加由香港中医药管理委员会中医组（简称中医组）符合《中医药条例》第 61（1）（a）条，认可的中医执业训练本科学位课程，或中医组认可与该课程相当的课程，才符合资格参加中医执业资格试，取得合格后，可申请注册中医。至于符合中医组认可的中医执业训练本科学位课程，或认可与该课程相当的课程，则由中医组每年更新，并透过载于《2022 年中医执业资格试考生手册》公布符合认可课程的院校名单。

于 2000 年 1 月 3 日正在香港特区做中医执业的中医，可成为表列中医。中医组会评审他们的中医学历和资历，并安排以三种方式申请成为注册中医。根据香港特区法例第 549 章《中医药条例》注册或表列的中医在其执业过程中专用的场所不符合香港特区卫生署定义的诊疗所。卫生署中医药规管办公室依照其职能，执行于 1999 年 7 月 14 日由立法会通过《中医药条例》，条文内容主要包括规管中医的执业及中药的使用、售卖和制造的措施。[1] 根据香港中医药管理委员会数据显示，2022 年本港共有 8078 名注册中医，27 名有限制注册中医（为指定机构进行中医药学临床教学或研究，有效期最长为一年）及 2453 名表列中医。[2] 透过注册制度给予中医专业地位，并提高市民对中医的信心，让年轻人更愿意投入这个行业，但对于老一辈的表列中医选择了手下留情的过渡性安排。

2. 有限制注册

《中医药条例》也设立有限制中医注册制度，以便引进中医专才，在指定的机构进行中医药学的临床教育和科研工作。获中医组认可的教育或科研机构，可为其聘用的中医药专家提出有限制注册申请，以进行有关的临床教学或

---

① 参阅《香港特区政府卫生署》，详见 https://www.dh.gov.hk/tc_ chi/main/main_ cm/main_ cm.html 最后查阅日期：2022 年 10 月 5 日。

② 参阅洪嘉禧《香港中医规范之路》，载于 2022 年 9 月 5 日《香港商报》，副刊。

研究，推动本港中医药的发展。①

有限制注册中医只能受聘于中医组认可的教育或科研机构，主要进行中医药的临床教学及研究工作，并不可做私人执业，不能开设或服务于中医馆。

3. 执业证明书

根据《中医药条例》第 76 条的规定，注册中医必须持有有效的执业证明书，才可在香港特区做中医执业。执业证明书的有效期一般为三年。注册中医在续领执业证明书时，须符合中医组订定的进修中医药学要求。②

根据《中医药条例》的规定，如注册中医未持有有效执业证明书超过六个月，但期间仍有做中医执业，中医组可根据《中医药条例》第 56 (1) (d) 条，将有关注册中医姓名从注册名册内删除。中医组在每名注册中医师取得注册资格时，均会向其发出注册通知书，并附上《注册中医注意事项》及《香港特区注册中医专业守则》（简称《专业守则》）等相关文档。《注册中医注意事项》首项即注明注册中医必须遵守由香港特区中医药管理委员会中医组制订的《专业守则》，注册中医如违反《专业守则》，可被视为犯有中医专业上失当行为。按此项规定，遵守《专业守则》乃注册中医的执业条件。③

4. 对年长中医的特别安排

为了响应业界的要求及考虑到年长的注册中医在持续进修面对的困难，中医组于 2012 年决定将年满 75 岁或 75 岁以上的注册中医每周期进修中医药学所需的进修分数由 60 分调减至 30 分。有关安排将适用于注册中医年满 75 岁后紧接的进修周期。若注册中医于年满 75 岁的上一周期未能符合当时的进修要求，他们仍需补足所欠缺的进修分数才可获续发执业证明书。有关安排的生效日期为 2012 年 11 月 29 日，即香港特区首批注册中医获注册的 10 周年。④

5. 中医执业

为维持注册中医及表列中医的专业水平和执业操守，中医组分别制定了《香港注册中医专业守则》及《表列中医守则》。中医守则订明中医师在专业责任、专业道德、业务规范、医疗行为、业务宣传及纪律操守等各方面的规

---

① 参阅香港中医药管理委员会《2016 年报》，第 16 页。
② 参阅香港中医药管理委员会《2016 年报》，第 18 页。
③ 参阅香港中医药管理委员会《2016 年报》，第 18 页。
④ 香港中医药管理委员会于 2002 年 11 月 29 日公布首批注册中医名单。

贰 区域发展篇

范。为加强与中医师的沟通，中医组定时透过《中医组通讯》，提醒中医师需注意的事项，务求他们能本着专业自律的精神，为中医业界树立良好专业操守的形象。①

中医师在向公众人士提供其执业数据时，必须显示其中医名单上的姓名，否则可能会触犯中医守则的规定，及可能被误以为非法行中医而引致警方介入调查。中医师在执业时，如欲使用别名，必须先向香港特区入境事务处做出登记，然后向中医组提交入境处发出的"登记事项证明书"，待中医组接纳后才可以有关别名行医。有关别名会随即于管委会网页更新，并于每年宪报刊登注册中医名册及表列中医名单时更新。

6. 纪律程序

中医组在接获市民的投诉、执法部门或其他机构转介的数据时，如显示有中医师涉嫌犯有中医专业上失当行为，中医组及其辖下的纪律小组会根据《中医（纪律）规例》及中医守则订定的程序跟进处理。②

如中医组决定就有关投诉或接获的数据需进行纪律研讯，研讯会由不少于5名中医组委员（包括1名业外委员）共同处理。中医组经研讯后，如裁定有关中医师犯有专业上失当行为，中医组可根据《中医药条例》处理有关的专业失当行为，包括向有关注册中医做出除名、谴责或警告的纪律处分，或将有关表列中医除名。有关注册中医可针对中医组的命令向上诉法庭提出上诉，上诉法庭可确认、推翻或更改中医组所做出的命令。

（二）澳门特区中医馆之规管现状

1. 中医馆准入与监管制度

在澳门特区中医药产业方面，截至2021年，提供中医服务的场所共341间，至于中医生/中医师总数目为653人。③

于2021年各类医疗机构的中医求诊人数共1308497人次，按年增加0.3%，其中，医院求诊人数（214940人次）及卫生中心求诊人数（78441人

---

① 参阅香港中医药管理委员会《2016年报》，第21页。
② 参阅香港中医药管理委员会《2016年报》，第24页。
③ 参阅《卫生局从事私人医务活动专业人员名册》，详见 https://www.ssm.gov.mo/portal/最后查阅日期：2022年10月5日。

次）也分别增加 12.8% 及 11.5%，而综合诊所求诊人数（614096 人次）及中医诊所求诊人数（401020 人次）则分别减少 0.2% 及 6.4%。① 由此可见，澳门特区中医业具有一定地位。

表1 2021 年澳门特区中医服务数据

	2021 年	2020 年	变动/%
医院	3	3	–
政府医疗机构	6	6	–
中医诊所	160	162	– 1.2
综合诊所	172	155	11.0
场所总数/间	341	326	4.6
中医生/中医师数目/人	653	639	2.2
医院门诊	214.9	190.5	12.8
卫生中心	78.4	70.3	11.5
中医诊所	401.0	428.3	– 6.4
综合诊所	614.1	615.1	– 0.2
求诊人次（千）	1308.5	1304.2	0.3

数据来源：澳门统计暨普查局《医疗统计 2021》。②
注：中医诊所包括有中医生或中医师驻诊的中药房。

（1）执业医师资格、诊所准入制度。

随着社会发展，现时社会越加注重中西医药结合，中药技术发展逐渐被重视，在政府的支持下，于 2000 年澳门特区高等教育机构——澳门科技大学设立中医药学院，并开办中医学和中药学本科学士学位课程，至今已开办中医学、中药学、中西医结合硕士和博士研究生课程，甚至博士后研究工作站等。③ 为澳门特区培育更多中医药领域的人才，完善人才培养阶梯，以推动澳门特区中医药的发展。

① 参阅《医疗统计 2021》，载于《澳门统计暨普查局》，详见 http：//www. dsec. gov. mo/getAttachment/1b795d1d – 3dbb – 40f0 – be66 – 712e46d07ade/C_ SAU_ PUB_ 2021_ Y. aspx 最后查阅日期：2022 年 10 月 5 日。

② 参阅《医疗统计 2021》，载于《澳门统计暨普查局》，详见 http：//www. dsec. gov. mo/getAttachment/1b795d1d – 3dbb – 40f0 – be66 – 712e46d07ade/C_ SAU_ PUB_ 2021_ Y. aspx 最后查阅日期：2022 年 10 月 5 日。

③ 参阅《澳门科技大学中医药学院课程简介》，载于《澳门科技大学》，详见 https：//www. must. edu. mo/fc 最后查阅日期：2022 年 10 月 5 日。

贰 区域发展篇

政府立法机关为医疗人员制定注册制度，目的是保障市民获得专业医疗人员提供的服务。

于 2021 年 10 月 1 日以前，规范中医师和中医生的注册资格，主要依据 12 月 31 日第 84/90/M 号法令《管制私人提供卫生护理活动的准照事宜》第二款规定，向澳门特区的卫生局私人活动医务牌照科做出申请和资格评估，再由卫生局局长依据第 36/2021 号行政法规修改 11 月 15 日第 81/99/M 号法令《重组澳门特区卫生司之组织结构及撤销卫生委员会》第八条第二款 e 规定，发出从事提供医疗卫生的职业所需的执照。在卫生局私人活动医务牌照科官方网站数据显示，截至 2022 年 9 月在澳门特区已完成注册程序的中医生共 760 名，中医师则共 149 名。[①]

（2）规范从事提供卫生护理私人业务之准照的发出。

随着第 18/2020 号法律《医疗人员专业资格及执业注册制度》于 2021 年 10 月 1 日正式生效，除了发出从事提供医疗卫生的职业要求和手续有所调整，根据同一法律第五十八条的规定，中医师执照为其中一种未列入该法律的医疗人员，已持有中医师的人士将继续执业至其申请终止牌照。

至于欲成为中医生的申请人，只要按照上述法律第十四条的要求，向医疗专业委员会申请中医生的资格认可，相关委员会按照第 23/2021 号行政法规《医疗人员学历或专业资格水平》第二条第一款（三）项的规定，为申请人进行中医生的学历或专业资格认可。

申请人在获得中医生资格认可，根据第 18/2020 号法律《医疗人员专业资格及执业注册制度》第十六条规定，办理资格认可临时登记。根据同一法律第十七条第一款，申请人需要获得医疗专业委员会认可的适当机构或场所完成为期至少六个月的实习，待实习结束且完成有关考核后，医疗专业委员会依据同一法律第十八条规定，对合格申请人做出确定性登记。

根据第 18/2020 号法律《医疗人员专业资格及执业注册制度》第六条第一款规定取得资格认可及执照的强制性，申请人在获得医疗专业委员专业资格认可，同时需要获得卫生局发出"完全执照"后，申请人方可自主从事中医医疗行为。

任何人倘若在未获得相关医疗人员资格而做出医疗行为，则根据澳门

---

① 参阅《澳门特区卫生局私人医务活动牌照科》，载于《澳门特区卫生局》，详见 https：//www.ssm.gov.mo/portal/最后查阅日期：2022 年 10 月 5 日。

《刑法典》第 322 条 b）规定：不拥有或不具备法律要求从事某一职业所须拥有或具备之某一资格或某些条件，明示或默示自己拥有或具备此资格或条件，而从事该职业；……可处最高两年徒刑，或最高二百四十日罚金。

在澳门中医师的申请人除需要持有中医生获得执照外，还需要依据经第61/2021 号行政命令修改第 45/2017 号行政命令《医疗服务提供者职业民事责任强制保险的保险费及条件表》规定，申请人需购买职业民事责任保险。

（3）中医馆准照及执照发出。

开办中医馆或其他以提供中医治疗为目的的医疗场所，可按照12 月 21日第 84/90/M 号法令第十一条规定，以及补充指引档，递交如设立综合医疗诊所及医务所之规则等相关文件，并经过具权限政府部门做实地检查后，由卫生局局长同意并发出场所牌照后，该场所方具备条件向市民提供医疗服务。

此外，中医馆对外向市民做出广告宣传，应按照7 月 10 日第 30/95/M 号法令订定药品广告方面之法律制度执行，以保障消费者的权利，包括信息权、保护健康权及使用产品时安全权。以免中医馆夸大宣传其治疗技术，避免市民因患病，求医心切的情况下，误信医疗宣传而招致财产和生命的损失。

（4）中药药事活动及中成药注册法施行细则。

传统中医师驻诊在中药房，而且部分居民习惯持有中医师的药单，于中药房配方中药材再进行煎药服用。为了确保药物来源，以及药物的安全性。根据3 月 25 日第 20/91/M 号法令及 7 月 10 日第 30/95/M 号法令修订的 9 月 19 日第 58/90/M 号法令第一条第二款 a）项规定中药房的规管在不抵触上述法令，同时受第 21/2003 号行政法规专门的法律管制。

直至 2022 年 1 月 1 日，根据第 35/2021 号行政法规《药物监督管理局的组织及运作》第一条规定药物监督管理局为澳门特区药物监督管理正式生效，其中包括中药在内的药事活动及药物注册、药剂专业活动、小型医疗器械注册，以及药物及相关产品广告活动的管理。至于申请人希望申请持有中药房准照，可依据第 11/2021 号法律《中药药事活动及中成药注册法》第十六条及后续条文做出，以及可按照第 46/2021 号行政法规，《中药药事活动及中成药注册法施行细则》执行。随着第 35/2021 号行政法规生效，意味着更重视中药房在澳门特区为市民提供更安全和有规范下营运服务，杜绝中药房所提供的中药材不可溯源性的状况，对市民的健康权更有保障。

2. 医疗机构管理法规

（1）中医馆场所管理。

① 第53/94/M号法令。

在澳门特区的中医馆（中医诊所）由卫生局私人医务活动牌照科监管。1994年11月14日公布的第53/94/M号法令核准《为从事中医药品之配制及贸易之场所发出准照之制度及运作条件》，规范了从事中药配制及贸易之场所订定发出准照制度及运作条件。在该制度的规范范围包括从事中成药之进出口和批发之商号，以及中药房。

批给准照的要件包括：

品行要求。申请人须拥有从事业务之品行，或如申请人为一公司或社团，则其经理、行政管理机关成员或领导人，须拥有从事业务之品行；① 曾被判以伪造产品罪、投机罪或妨害公共卫生罪且被判处禁止从事卫生方面职业之人，均没有从事业务之品行。②

技术人员要求。中药房应有一名技术指导人。③ 持有准照在中医方面从事药剂师、医生或医师职业之权利人，以及在配制或供应中药方面至少有五年工作经验之人，只要具有第四条所规定之品行要求，均得担任技术指导人之职务。④

安全卫生要求。场所须拥有适当安全及卫生条件之设施，以及拥有对产品之配制、保管及保存为必要之设备。⑤

该法律已经在2021年被废止。

② 第11/2021号法律。

2021年7月26日公布的第11/2021号法律《中药药事活动及中成药注册法》，废止了前述的第53/94/M号法令核准的《为从事中医药品之配制及贸易之场所发出准照之制度及运作条件》。

---

① 第53/94/M号法令核准《为从事中医药品之配制及贸易之场所发出准照之制度及运作条件》第四条第一款a）。

② 第53/94/M号法令核准《为从事中医药品之配制及贸易之场所发出准照之制度及运作条件》第四条第二款。

③ 第53/94/M号法令核准《为从事中医药品之配制及贸易之场所发出准照之制度及运作条件》第十五条第一款。

④ 第53/94/M号法令核准《为从事中医药品之配制及贸易之场所发出准照之制度及运作条件》第十五条第四款。

⑤ 第53/94/M号法令核准《为从事中医药品之配制及贸易之场所发出准照之制度及运作条件》第四条第一款c）。

《中药药事活动及中成药注册法》规定了获发或续发中药房准照的自然人或法人需要具备以下条件：

主体的条件，如属自然人，住所位于澳门特别行政区，如属法人，在澳门特别行政区依法设立；非处于禁止从事药事活动的附加刑、附加处罚或保安处分的期间内，如申请人为法人，则该规定也适用于其经理及行政管理机关成员；未有任何债务正透过税务执行程序进行强制征收。①

场所的间隔、设施及设备的要求，药物监督管理局透过落实第 11/2021 号法律《中药药事活动及中成药注册法》，及第 46/2021 号行政法规《中药药事活动及中成药注册法施行细则》，已制作《中药药事活动准照》一站式发牌服务指引。当中罗列整个准照申请流程、因应法律法规及技术要求的指引等。②

技术主管要求，执业中药师、中医生或中医师可担任中药房的技术主管职务。③

中药房的出售范围包括中成药、④ 其他中药材及其饮片、中成药以外的非处方药物、其他与卫生健康有关的产品。⑤

中药房的准照也可以因以下行为而中止，准照持有人提出申请；准照持有人，或如其属法人则其经理或行政管理机关成员被科处禁止从事药事活动的附加刑、附加处罚或保安处分；不再符合发出准照的任一要件，且相关不当情事属可补正；对准照持有人采取中止场所运作的措施等。⑥

（2）违反《中药药事活动及中成药注册法》所面临的处罚。

根据第 11/2021 号法律《中药药事活动及中成药注册法》第五章处罚制度，可涉及刑事责任和行政责任。⑦

刑事责任方面，考虑保障市民身体完整性，故特别对中药馆进出口、供应，或以进出口、供应为目的的制造、运送、储存或展示伪中药材，而对他人身体造成伤害，均需负刑事责任。倘若实施上述不法行为者为法人，更制定法人的主刑予以处罚，可见澳门特区政府对杜绝伪中药的决心。

---

① 参阅 第 11/2021 号法律《中药药事活动及中成药注册法》第九条。

② 参阅《中药药事活动准照》，载于《澳门特别行政区药物监督管理局》，详见 https://www.isaf.gov.mo/index.php/download/guidelines/tcm-guidelines/最后查阅日期：2022 年 10 月 11 日。

③ 参阅第 11/2021 号法律《中药药事活动及中成药注册法》第十九条第三款。

④ 参阅第 11/2021 号法律《中药药事活动及中成药注册法》第十五条第一款。

⑤ 参阅第 11/2021 号法律《中药药事活动及中成药注册法》第十七条第一款。

⑥ 参阅第 11/2021 号法律《中药药事活动及中成药注册法》第二十三条及第四十三条。

⑦ 参阅第 11/2021 号法律《中药药事活动及中成药注册法》第四十四条至第五十八条。

贰 区域发展篇

除予以刑事责任，更制定行政责任，以进一步加快堵截不法行为的发生，阻止从事违反《中药药事活动及中成药注册法》的不法行为，甚至设立附加处罚，再次证明澳门特区政府对中药发展的重视，以及对中药馆的销售行为做出严厉的处罚手段，避免中药馆行业受歪风影响。

（三）现存问题

1. 公营中医馆医疗服务之投入不足

20 世纪 90 年代是香港、澳门中医药发展的一个里程碑。

随着相关法律制度的实施，中医的培训、中医的执业及中药与中成药的规管不仅有法例可循，更有专责部门领导，这自然大大提高市民对中医药的信心，且更有助其长远的发展。

但香港和澳门的中医困境，是其中西医发展处于不对等位置。

政府对中西医的支持存在明显差距，据香港特区 2017 年《医疗人力规划和专业发展策略检讨报告》，西医在公营及私营界工作比例分别是 51% 和 49%，但注册中医师公营和私营比例则分别是 12% 及 88%，政府在 2022—2023 年度向医管局拨款 2.29 亿元以发展中医服务，占医管局拨款总额（904 亿元）只有 0.25%。①

根据澳门统计暨普查局《医疗统计 2021》②，按求诊类别统计，在 411 间综合诊所中，提供西医服务的占 253 间（占 61.6%），提供中医服务的共 172 间（占 41.8%），提供牙医服务的共 83 间（20.2%）。提供多种服务（中、西或牙医服务）的有 105 间（25.5%）。

根据卫生局发出关于中医服务③，作为传统医学一直在澳门的卫生保健系统担当重要角色，目前澳门有 8 个卫生中心和 2 个卫生站，其中只有 5 个卫生中心提供中医门诊或针灸保健服务。但卫生局辖下医院专科中医门诊数据显示，接受中医门诊人数达 214940 人次，与 2020 年相比增加 12.8%。于私营诊

---

① 戈嘉禧：《香港中医规范之路》，载于 2022 年 9 月 5 日，《香港商报》副刊。
② 参阅《医疗统计 2021》，载于《澳门统计暨普查局》，详见 http://www.dsec.gov.mo/getAttachment/1b795d1d‑3dbb‑40f0‑be66‑712e46d07ade/C_SAU_PUB_2021_Y.aspx 最后查阅日期：2022 年 10 月 5 日。
③ 参阅《关于中医服务和人员规范》，载于《澳门特区政府卫生局》，https://www.ssm.gov.mo/docs/14313/14313_d1c910ce08e947b3ae69ebeece01e543_000.pdf 最后查阅日期：2022 年 10 月 5 日。

所方面可见，中医求诊人次占 40.0% （1015116 人次），其次为全科（785310 人次）及口腔科/牙科（358565 人次），分别占 30.9% 及 14.1%。[①] 由上述数据可反映，澳门特区市民对中医药服务需求不逊于西医服务。可是，卫生中心中医门诊服务需要等候不少于三个月，才可安排求诊者复诊。

建议增加对中医馆的投入，以满足本地居民的需求，使居民看中医更便捷，从而也扩大中医的市场占有率。港澳地区社会结构正面临着人口老龄化的冲击，而民众也越来越关心与自身健康相关的议题，因此，对医疗保健的需求也相对地提高，且有回归自然、朴实的趋势，中医与其不谋而合，照护理念以全人为趋势、以病人为中心。19 世纪末，世界各医疗派别处于竞争时期，最终由科学医学（或生物医学）开始主导医疗保健体系，包括规划管理、环境设施，以及病人照护。[②] 但这种西医与中医在港澳地区一直并存。1972 年，因美国前总统尼克松访问北京而掀起全球针灸热，继而病人使用针灸、捏脊、按摩，和传统东方医学、营养和草药、民间医药，以及身心疗法等的比例不断增加，这使得医疗界开始关注所谓的 "整体医疗"。[③] 而且港澳地区的中医馆相对于西医的医疗场所而言，更多的是一种中医药学传承和发展的场所，有其独特的历史价值，是东方文化的瑰宝。

2. 对中医馆及中医师、中医生的行为监管有待完善

尽管大部分中医馆的经营都是遵纪守法的，但所谓 "树大有枯枝"，当中出现庸医误人的情况也不足为奇。根据第 18/2020 号法律《医疗人员专业资格及执业注册制度》第 38 条及后数条，就医疗人员违反职业纪律行为制定相关内容，根据相关法律列明医疗专业委员会具做出中止职业纪律程序的决定，或具职权提起职业纪律程序及委任相关预审机关，由卫生局局长负责做出处罚决定或卷宗归档的决定。

然而，第 18/2013 号行政法规《医务委员会》第 2 条就委员会的性质所述，其委员为澳门特区政府的咨询组织，其职权也以发表意见为主，显然与

① 参阅《医疗统计 2021》，载于《澳门统计暨普查局》，详见 http://www.dsec.gov.mo/getAttachment/1b795d1d-3dbb-40f0-be66-712e46d07ade/C_SAU_PUB_2021_Y.aspx 最后查阅日期：2022 年 10 月 5 日。

② See William G. Rothstein, American Physicians in the Nineteenth Century: From Sects to Science, Johns Hopkins University Press, 1992, p xxi.

③ 参阅叶美玲《中医认证制度于世界各国之现况调查（2-2）》，载于《中医药年报》第 29 期第 10 册，第 115 页。

《医疗人员专业资格及执业注册制度》中，医疗专业委员会提起纪律程序，以及做出纪律程序的决定职能不尽相符。若按上述程序进行行政监管或处理，卫生局作为行政机关，将对中医生做出违法行为的执行存在一定困难，往往需要透过每年突击巡查工作，或市民向行政机关做出举报，才可开展相关程序。

至于对澳门特区中医馆，以及中医生牌照监管，由卫生局私人医务活动牌照科安排工作人员每年以突击形式进行实地抽查，当中检查中医馆场所的卫生环境、感染控制措施、场所实际间隔与原来申请中医馆牌照的图则作对比等工务和卫生范畴作合规性的评估。同时，检查中医生值班的情况，以及早发现中医生是否有违纪行为，包括没有按时在中医馆作出服务，或由不合资格的人员有医疗行为等。由于突击检查工作频次为每年一次，往往未能透过短时间的巡查发现潜在的问题。

建议加强市民监督举报机制，并且成立独立的第三方中医专业委员会对市民投诉的中医案件加以评鉴。就现代医学而言，中医学系属经验医学，虽历朝历代有珍贵医案，但以现代实证科学为标准。[1] 而且中医的临床程序也存在不一致，该独立第三方的中医专业委员会十分重要。第一，其能确保所评鉴的中医馆是否具备优良品质；第二，通过有经验的独立第三方，可以合理判断中医师是否选择使用较理性的医疗成本，获得最大的医疗效果；第三，独立第三方的评价比较公正和客观；第四，能帮助中医馆改进医疗上不妥的措施。

3. 成为中医生条件的透明度有待提高

根据香港特区中医组于《2022 年中医执业资格试考生手册》已详细列明符合中医组认可的中医执业训练本科学位课程，或认可与该课程相当的课程的基本要求，包括：一般条件、课程核心科目，也考虑申请人在指定学院补修所欠缺的科目，以及列明有关课程的院校硬设备，以便申请人及早知悉自己所修读的课程是否大致已符合基本的要求。

至于在澳门特区申请成为中医生则可依据第 18/2020 号法律《医疗人员专业资格及执业注册制度》，以及第 23/2021 号行政法规《医疗人员学历或专业资格水平》第二条第一款（三）项对中医生的要求只列明为中医学学士学位。

---

① 叶美玲：《中医认证制度于世界各国之现况调查（2 - 2）》，载于《中医药年报》第 29 期第 10 册，第 116 页。

至于申请人专业资格的认可，则按照第 10/2021 号行政法规《医疗专业委员会》第八条第一款（三）项规定，由中医生资格认可委员会，依据同一行政法规第九条依据职权做出，但当中未有进一步列出中医学士学位课程的具体内容等，往往导致申请人未能获得足够的信息了解成为中医生的条件，继而削弱人才进入这项专业范畴工作的吸引力。

随着第 18/2020 号法律《医疗人员专业资格及执业注册制度》于 2021 年 10 月 1 日生效，申请人即使完成中医学士学位课程，根据同一部法律的第十三条至第十八条的规定，获得专业资格认可，并须于医疗专业委员会认可的适当机构或场地所完成为期至少六个月的实习，但至今仍未完成相关辅助的法律法规，向市民提供实习场地的信息，进一步令人才却步。

建议加快立法来保障真正具备中医药资格的人员，才能提升中医人员之专业素质。当中医医生的地位与专业角色被确立，中医药发展方向才能循着正规的途径发展，而以往那些所谓的江湖术士或是贩药郎中将渐渐被淘汰，中医药才能获得主流医学之重视。

三、香港特区和澳门特区中医馆之前景分析

（一）人才的互通

随着香港、澳门回归祖国，在祖国的大力支持下，中医馆的发展不仅在香港澳门都得到进一步推动，也引领这里的大专院校设立中医药学院，吸纳中医学家来港澳，培养本地中医药人才。为香港特区和澳门特区的中医药行业发展，提供不少养分，逐步建立阶梯式人才培养体系。

为了协助在澳门特区已获注册中医生发展，《香港和澳门特别行政区医师获得内地医师资格认定管理办法》第二条规定了"香港和澳门特别行政区医师可申请获得的内地医师资格类别为临床、中医、口腔"。为香港和澳门的中医到内地开设中医馆提供了条件。港澳的中医可以到内地执业，从而把香港澳门的中医馆传统文化带到内地。

根据中华人民共和国卫生部，关于落实《内地与香港关于建立更紧密经贸关系的安排》和《内地与澳门关于建立更紧密经贸关系的安排》中医疗及

牙医服务有关问题的通知，① 进一步规范了符合条件的香港、澳门永久性居民可以申请参加内地临床、中医、口腔类别的国家医师资格考试（考试具体规定见附件），成绩合格者，发给相应的医师资格证书。澳门特区卫生局也在协调由国家卫生和计划生育委员会、国家中医药管理区和国家卫生和计划生育委员会医师资格考试委员会领导的国家执业医师资格考试，当中包括中医生行业准入考试②。

考试内容分为两个阶段，分别为实践技能考试和医学综合笔试。根据数据显示，于 2004 年至 2021 年具有规定学历的中医执业医师且愿意报考总人数达 188 人，能通过各项考核且合格总人数只有 40 人，平均合格率为 21.3%。③

纵然上述资料未必能全面反映澳门特区中医生的质素，但人才和市场地域的突破，为香港澳门的中医馆发展提供了非常好的发展前景。

（二）香港—遥距医疗

在香港，中医药业对守护公众健康一直贡献良多。截至 2021 年 2 月，香港约有 7900 名注册中医师，西医则约有 15000 名。为进一步推动中医药业发展，香港特区政府已宣布筹备成立全港首家中医医院，计划于 2025 年第二季起分阶段投入服务。④

中医电子平台同步发展。例如，"为我健康"由其国际创办人于 2018 年在香港成立，是一个中医药医疗健康数码平台。⑤ 该平台通过遥距医疗服务，令中医药惠及更广大的群众，以人工智能驱动的辅助诊断技术支持中医师，并为公众提供一个进入中医药业生态系统的门户。香港希望使遥距医疗和传统中医馆同时发展，让中医师可以有机会在中医诊所坐诊，也可以突破实体诊所的

---

① 卫医发〔2003〕333 号。

② 参阅《国家中医执业医师资格考试冲刺班》，载于《澳门特区卫生局》，详见 https：//www. ssm. gov. mo/docs/15833/15833 _ fcfbc66350e54384a0adb7ac4130711b _ 000. PDF 最后查阅日期：2022 年 10 月 5 日。

③ 参阅《2004 年至 2021 年澳门永久居民参加国家医师资格考试历年人数统计》，载于《澳门特区卫生局》，详见 https：//www. ssm. gov. mo/docs/5386/5386 _ 3c5d598216d642be96b492af0818c39e _ 000. pdf 最后查阅日期：2022 年 10 月 5 日。

④ 参阅 https：//research. hktdc. com/tc/article/ODMxMTg5MTMx，载于《经贸研究》，最后查阅日期：2022 年 10 月 14 日。

⑤ 参阅 https：//research. hktdc. com/tc/article/ODMxMTg5MTMx，载于《经贸研究》，最后查阅日期：2022 年 10 月 14 日。

限制，随时与现有及有意求诊者联系。

香港特区的环境对于中医馆的多元发展非常有利。香港特区人口多元化，消费群体发展成熟，既有本地和外籍的中医药用家，也有只看西医的消费者。毗邻内地，而内地正是全球最大的中医药市场。香港的知识产权保护较完善，透明度高，资深法律服务专才荟萃，让中医药业者倍感安心。

（三）澳门—湾区助力

2011 年 1 月 25 日，澳门特区行政长官，科技部副部长、中央人民政府驻澳联络办公室主任，以及澳门其他各界代表近 400 人，参加由澳门大学和澳门科技大学联合设立的"中药质量研究国家重点实验室伙伴实验室"揭牌仪式，该实验室是由上述两所位于澳门特区的大学与北京大学天然药物国家重点实验室合作。[①]

实验室以引进高新科技仪器，期望建设成为具有组织、高水平药基础与应用基础研究，聚集和培养优秀的多学科结合科技人才，开展高水平国际合作的重要基地。于 2011 年 3 月 6 日粤澳双方在北京人民大会堂隆重签署《粤澳合作框架协议》，正式拉开了粤澳两地政府紧密合作的序幕。[②] 同年 4 月 19 日，"粤澳合作中医药科技产业园"在横琴新区正式奠基，成为粤澳合作产业园区的首个落地项目。借以持续推动及提高澳门特区中医药人才和科研创新的能力，以及增加中医药的发展前景，吸引青年人才进入中医药行业，解决行业面对人才不足的问题。

2021 年 9 月 5 日，中共中央、国务院印发的《横琴粤澳深度合作区建设总体方案》（简称《方案》），为横琴粤澳深度合作区建设勾勒蓝图。[③] 该《方案》特别提及发展澳门特区品牌工业，尤其对中医药业发展特别着墨，对在横琴粤澳深度合作区生产的中医药产品、食品及保健品，允许使用"澳门特区监造"、"澳门特区监制"或"澳门特区设计"标志。同时，研究简化澳门特区外用中成药在粤港澳大湾区内地上市审批流程，探索允许在内地已获上市

贰　区域发展篇

---

① 参阅《科技部副部长曹健林参加澳门国家重点实验室揭牌》，载于《中华人民共和国中央人民政府》，详见 http：//www.gov.cn/gzdt/2011-01/31/content_1796634.htm. 最后查阅日期：2022 年 10 月 5 日。
② 参阅《粤澳合作框架协议》，载于《澳门特区政府网站入口》，详见 https：//www.gov.mo/zh-hant/content/framework-agreement-guangdong-macao/最后查阅日期：2022 年 10 月 5 日。
③ 参见《横粤澳深度合作区建设总体方案发布》，载于《中华人民共和国中央人民政府》，http：//www.gov.cn/xinwen/2021-09/05/content_5635558.htm 最后查阅日期：2022 年 10 月 5 日。

许可的澳门特区中药在粤港澳大湾区内地生产，对澳门特区研制符合规定的新药实施优先审评审批。① 这些举措对澳门中医药行业毫无疑问注入新的发展机遇，在建设深度合作区的背景下，简化了审批流程，开拓市场通道，提升了各程序的便捷性，是丰富"一国两制"实践的重大部署，是为澳门特区长远发展注入的重要动力，有利于推动澳门特区长期繁荣稳定和融入国家发展大局。

2022 年 1 月 1 日，澳门特区卫生局成立中医服务发展厅，负责拟订中医服务及人才发展规划，组织中医范畴的培训活动，开展中医服务、研究及制定中医服务质量标准等，进一步为澳门特区中医事业发展创设有利条件。②

综观国家政策、横琴粤澳深度合作区及澳门特区各种推进中医药事业发展的措施，不断完善中医药的法律法规，以配合澳门特区世卫传统医药合作中心国际平台作用，发挥澳门特区历史背景和独特地位的优势，尤其与葡语系国家，及"一带一路"沿线国家和地区在传统医学领域的交流与合作。

四、总结

社会文明的进步和现代科技的跃进，使得人们的健康问题形态已逐渐在转型，慢性疾病之健康照护将是未来重要议题。本研究通过对香港和澳门两地中医馆发展的历史，带出香港和澳门中医馆的特色和规管情况。探讨两地关于中医药方面的法律规管、监管制度和社会现状。通过对两地中医馆的前景分析，探索港澳地区中医馆的发展之路。

---

① 参见《横粤澳深度合作区建设总体方案发布》，载于《中华人民共和国中央人民政府》，ht-tp：//www. gov. cn/xinwen/2021－09/05/content_ 5635558. htm 最后查阅日期：2022 年 10 月 5 日。

② 澳门卫生局：《卫局中医业界研发展前景》，载于 2022 年 3 月 7 日，《澳门日报》，A02 版。

叁

投资运营篇

HB.06 中医医馆健康服务与管理现状及其内涵探讨

杨　芳①　张玉杰②　斯　敏③　郑心月④　雷善言⑤

摘　要： 本报告以中医医馆健康服务与管理为核心主线，从中医医馆健康服务与管理的发展历史与特点、发展背景与环境等方面着手，进而从发展需求、发展范围、发展重点、发展成效等方面综合分析中医医馆健康服务与管理现状，且针对中医医馆健康服务与管理发展的政策环境和人才培养体系展开系统探究。最后，本报告针对中医医馆健康服务与管理内涵，从主体、客体、内容、特征等方面做出明确界定，并从政策完善、人才培养、信息系统建设等层面提出相应发展思路与对策。

关键词： 中医医馆；健康服务与管理；内涵探讨

叁　投资运营篇

引言

2015 年以来，国家高度重视中医药健康服务发展，并出台系列政策文件，2015 年《中医药健康服务发展规划（2015—2020 年）》明确指出，要充分释

① 杨芳，英国爱丁堡大学博士后，浙江中医药大学教授、博士生导师。主要研究方向：中医药卫生事业管理、中医药健康管理、中医药健康养老。
② 张玉杰，浙江中医药大学人文与管理学院健康管理研究中心科研秘书。主要研究方向：中医药卫生事业管理、中医药健康管理。
③ 斯敏，浙江中医药大学中医药科学院综合科科员，中级经济师。主要研究方向：中医药卫生事业管理。
④ 郑心月，浙江中医药大学人文与管理学院医养结合研究中心科研秘书。主要研究方向：中医药卫生事业管理、中医药健康管理。
⑤ 雷善言，浙江中医药大学校团委副书记（兼）。主要研究方向：中西医结合临床、健康管理。

放中医药健康服务潜力和活力，建立起中医药健康服务体系[1]。作为提供中医药健康服务的重要场所，随着国家政策的大力扶持，中医医馆数量逐渐增多，尤其社区卫生服务中心和乡镇卫生院中医综合服务区的逐步覆盖，很大程度上促进了中医药健康服务的开展。与此同时，我国居民收入结构逐步趋于多元和优化，人们健康理念也在发生变化，对于中医药养生保健、中医药康复等服务的需求日益迫切，国家政策的出台、居民健康现实需求等多方面因素使得中医医馆健康服务行业迎来良好的发展机遇。

在政策、人民需求等因素推动下，中医医馆健康服务与管理取得很大程度改进，中医医馆健康服务与管理水平有所提高，中医特色健康服务量增长较快，人民对健康服务与管理的主观需求增强。但与此同时，中医医馆健康服务与管理也存在诸多问题，如中医医馆健康服务定位模糊、服务形式较为单一、基层中医医馆服务水平较低、行业监管仍不完善等，中医医馆健康服务与管理迎来发展机遇的同时，也面临着诸多问题与挑战。基于此，本研究针对中医医馆健康服务与管理现状进行系统、全面梳理，并对中医医馆健康服务与管理内涵进行明确界定，提出相应对策建议，以期为促进中医医馆健康服务与管理发展提供理论借鉴与参考。

一、中医医馆健康服务与管理概述

（一）中医医馆服务与管理发展历史与特点

1. 中医医馆服务与管理发展的历史

"堂"是我国古代对于中医行医卖药地方的统称。早在 1669 年，出身铃医世家的乐显扬创办了同仁堂，并于 1723 年开始向朝廷贡奉御药，历经八代皇帝共计 188 年，至今已有 300 多年的历史。实际上，现代中医医馆发展的历史还不足 20 年。2005 年，国内第一家以中医医馆正式命名深圳市和顺堂医药有限公司腾空出世，紧接着 2010 年北京固生堂中医连锁集团先后在广州、深圳、佛山等地构筑起中医门诊和一级医院的连锁服务体系。

然而，中医医馆发展热潮直到近 5 年才逐渐显露。2016 年 2 月，国务院印发了《中医药发展战略规划纲要（2016—2030 年）》，明确指出了我国中医药事业的发展方向及工作重点，并将继承、发展、利用好中医药上升到了国家战略的高度。2017 年 7 月，《中华人民共和国中医药法》的实施第一次从法律层面明确了中医药的历史地位及重要作用，这为后续开展、促进中医药事业的发展提供了强有力的法律保障和理论支持。自此，民营中医医馆进入了发展热潮。

根据国家《医疗机构管理条例实施细则》，我国的中医医疗机构分为中医医院、中医门诊部、中医诊所及一切以各种名称面向社会且主要从事中医医疗服务的单位，以上这些都可称为中医医馆或国医馆。由于现阶段尚无明确规定的中医医馆设置标准，中医医馆多是以中医诊疗为基础的民营中医机构，而国家规定的中医诊所、中医门诊部的中医药治疗率须不低于 85%。从中医医馆的规模及功能上来看，目前市面上的中医医馆大体上可以分为大型综合性中医医馆、中型专科型中医医馆、诊所药店型中医医馆以及健康会所型中医医馆。近年来，随着中医医馆发展的不断壮大，市场上呈现出越来越多的细分业态，如中医养生馆、中医美容馆、中医推拿馆、中医理疗馆、中医康复药膳馆等。

2. 中医医馆服务与管理发展的特点

（1）中医医馆服务与互联网紧密结合。

伴随着移动医疗的迅速发展，中医医馆也逐渐向"互联网＋"模式转变。如今，不少医馆利用移动终端或者桌面终端提供线上预约问诊服务。线上问诊通常涵盖慢病调理、疾病预防、中医养生保健等内容，患者通过医馆自行研发的手机软件，可以实现远程预约名老中医一对一问诊的服务，部分中医医馆甚至推出了上门开展推拿服务的业务，患者在平台下单后，系统根据设置分配推拿师并提供上门推拿服务。对于一些重大疾病，患者也可以选择线上预约挂号、线下取号看病的模式。部分中医医馆也提供"互联网＋"的智慧药房模式，通过移动端将中医处方传至熬药车间，专人熬药，全程监控，事后通过快递物流将中药送货上门。在互联网的加持下，一些传统中医医馆也开始转型，开拓发展电商服务，销售中药也日益成为其业务收入的重要来源。

（2）中医医馆服务多元化、综合化趋势。

在传统的中医医馆服务模式中，医馆半数以上的营业额来源于医疗诊金及治疗药费，由此可见，在中医医馆就医的患者更加倾向于用药治病的康复模式。然而，中医医馆能提供的服务远远不止这些，刮痧、艾灸、推拿、熏蒸等康复理疗项目，以及中医药药膳、中医仪器检测也是中医医馆能提供的医疗服务之一。中医的特色在于治未病，通过中医体质辨识，可以有效实现治未病、慢病调理防治等养生保健功能。熟练的医技技师不仅有助于改善诊疗效果，同时也有利于降低医馆的运营成本，为患者提供更多的治疗选择。

（3）中医医馆实现连锁化经营管理。

中医师是中医医馆的招牌，而名老中医更是中医医馆的稀缺资源，现阶段想要实现每家中医医馆都有名老中医坐诊，属实存在一定困难；但是，在连锁化经营管理模式下的中医医馆，可以有效实现名老中医的多点执医功能，有助于解决地方看病难的问题，为患者求医提供更多便利。部分医馆在连锁化经营的同时，也积极开拓新市场，同体检机构开展大力合作，一定程度上减轻了中医医馆来客数不足的问题。当下，我国的体检机构盈利模式逐渐成熟，不少机构专注于体检，对于后续的疾病预防及治疗并不能提供长期的改善调理意见，而中医的一大优势就在于慢病调理、养生保健，两者结合能够有效改善中医医馆客源不足的问题。另外，部分体检机构在给到消费者意见的同时，却不能提供医药相关的服务，消费者如果需要配药治疗还需要前往专门的医疗机构去进行后续工作，中医医馆与体检机构的联动在一定程度上有助于为消费者提供更加便利的体检—就医—诊疗—配药的一站式服务。

（二）中医医馆健康服务与管理发展背景与环境

1. 中医医馆健康服务与管理发展基础

（1）中医医馆覆盖范围广。截至 2020 年底，我国建成 3.63 万个中医医馆提供中医药服务[2]。预计在 2022 年底，将基本实现社区卫生服务中心及乡镇卫生院中的中医医馆全覆盖。

（2）中医医馆服务范围持续增加。现有中医医馆在满足《乡镇卫生院社区卫生服务中心中医综合服务区（中医医馆）建设指南》中的要求外，部分中医医馆还为患者提供极具特色的中医体质辨识服务以及中医健康档案管理服务，在向患者提供药膳、膏方等中医药食疗服务的同时，设置独立的治未病室，开展中医适宜技术以及中医特色健康管理服务。

（3）"互联网＋"医疗健康快速发展。2021 年 3 月统计有超过 1.4 万家中医医馆接入中医医馆健康信息平台，超过 4 万医师注册，为患者提供远程健康服务[3]。

（4）中医药卫生人员持续增加。2021 年全国中医药卫生人员数量再创新高，总数达 88.4 万人[4]。

（5）政策支持。党的十八大以来，我国实施一系列政策全面推进中医健康服务与管理和推进分级诊疗，鼓励慢性病和常见病患者优先到基层医疗卫生机构就诊。

2. 中医医馆健康服务与管理发展背景

世界卫生组织的全球性调查显示，真正符合健康标准的人仅占 5.00% 左右，患病人数约占全球总人口的 20.00%，而其余人均处于亚健康状态[5]。同时，我国卫生总费用呈现出逐年上涨的趋势，2021 年已达到 7.56 万亿元，逐年增长的医疗卫生总费用使如何实现医疗卫生支出收益最大化成为一个值得深入探讨的医疗治理问题。国内外研究发现，通过健康管理可以显著降低医疗费用，健康服务与管理将疾病发生关口前移，实现疾病早发现、早诊断和早治疗，有效管理各类慢性疾病。国内近年来基于健康管理发展的中医健康管理逐渐成为新模式，该模式在中医医疗机构中不断探索和改善，我国各级医疗机构加快开展中医健康管理服务，设立中医健康管理门诊、医养结合病房等，中医健康管理服务的深度和覆盖广度得到一定程度提高。中医医馆的建设，积极拓宽了中医健康管理发展领域，推进了健康服务与管理在中医领域中的发展，同中医医院一样发挥着中医药服务能力，开展中医药适宜技术，将临床诊疗与"未病先防、既病防变"的防治理念结合，延伸做好儿童、老年人、孕（产）妇及慢性病患者中医健康管理，增加中医产后康复、中医心理调摄、中药贴敷、推拿保健等特色诊疗项目。

3. 中医医馆健康服务与管理发展环境

2012 年开始，中医医馆的建设、信息化平台建设和中医人才培养得到政策支持，当今，中医医馆的服务群体也在年轻化，政策导向和医疗实践经验体现了以治未病为核心的中医特色健康管理服务发展正当其时。中医医馆作为中医大型医院与患者间沟通的桥梁，基层中医医馆利用中医理论技术，充分发挥中医治未病的优势，实现健康老龄化、促进慢病管理和中医药特色的健康管理。随着中医医馆建设体系不断完善、人们疾病健康观念的转变、健康服务与管理行业的市场需求的增大和中医药服务能力的提升，促进了中医医馆健康服务与管理发展。在此发展环境中，国家为了进一步提升中医医馆健康服务能力，2016—2020 年中央财政投入 31.28 亿元促进基础医疗资源共享，其中也包含了中医医馆、国医堂及其健康信息平台建设[6]。

但目前仍有不少中医医馆信息化水平有限，还有一部分中医医馆无法进行网络挂号预约，甚至在疫情的影响下，诊疗人数逐渐减少、人员紧缺、盈利模式的不确定导致亏损、关闭。同时，大部分人认为中医医馆的中医药服务能力不如中医医院的服务能力，说明中医医馆还需进一步宣传中医文化、中医养生保健、中医适宜技术、中医健康咨询等健康服务项目来吸引患者和亚健康人群。

（三）中医医馆健康服务与管理发展市场特征分析

1. 中国人口健康和服务体系状况

2022 年国家卫生健康委员会发布的《2021 年我国卫生健康事业发展统计公报》表明，2020 年至 2021 年，中国居民人均预期寿命由 77.93 岁提高到了 78.2 岁[7]，人均预期寿命的增长不仅与居民生活水平有直接的关系，还意味着中国卫生发展和卫生资源相比于过去有所提高。2021 年《中国心血管健康与疾病报告》显示，心血管疾病依旧是中国最重要的慢性常见病和发病率最高的疾病。此外，中国居民患有高血压和糖尿病的人数已高达数亿人口，说明中国居民慢病防治仍需进一步防治。为促进全民健康和推进健康生活建设，健康中国 2030 规划建设指标涵盖了健康服务与保证，以及健康水平、健康环境和健康生活等，全面部署提升居民健康生活方式和防治重大疾病等任务，提出要充分发挥中医药治未病的服务能力，大力推广中医适宜技术以及中医养生保健服务。目前，中国已经建立了世界上规模较大、医疗卫生资源总量显著增加、公平性和可及性不断增强、不断完善的卫生健康服务体系。据全国卫生统计年报统计结果分析，截至 2019 年末，全国中医类医疗卫生机构和中医类医疗机构诊疗服务显著增加，意味着中医类医疗卫生机构中的中医医馆在卫生服务体系中也承担着重要角色。

2. 中医医馆健康服务与管理发展规模和潜力

中医医馆的健康服务与管理促进了健康管理行业的发展，"中医＋健康管理"的模式也起于初步探索。目前，中医医馆健康服务与管理不仅在大型综合性中医医馆中所体现，在中型专科型、健康会所型中医医馆也均有出现，后者在原有的功能基础上增加了许多更为丰富的健康服务项目。大型综合性中医医馆与中医院功能类似，但承载着浓厚的中医文化，体现中医特色的健康教育与健康促进，有较为明确和中医特色的主体和客体运营着健康服务与管理项目。

中医医馆健康服务与管理将拥有较大的增长潜力，首先是国内社会经济发展和人口结构变化带来的消费需求。其次是我国已经进入老龄化社会，养老医药市场扩大，促进健康老龄化，以及慢病管理和健康管理的需求在不断增长。为了适应大健康产业发展趋势，许多中医医馆推行"互联网＋"的模式，以适应市场新型发展模式，例如中医医馆健康信息平台的建设，国家中医药管理局开展促进基层中医药服务信息化发展项目，在多个地区开展中医医馆健康信息平台建设的试点工作[8]，利用健康信息平台进一步完善中医诊疗体系和健康信息管理，借助互联网的建设使中医医馆健康服务与管理发展规模扩大，改变服务模式单一的特点，提升中医药服务能力。

3. 经济与社会环境对中医医馆发展的影响和冲击

受 2020 年新冠肺炎疫情的影响，全国中医医馆门诊量显著减少，不少中医医馆开始探索与互联网相结合，发展中医医馆数字化，推行中医线上服务。虽然在新冠肺炎疫情暴发期间，中医医馆与其他线下行业一样承受着不同程度的冲击，但疫情过后中医药成为极少数受益的行业之一，中医药价值和文化被进一步认可，基层中医医馆发挥了基层中医药服务能力的作用，同时也肩负着传播中医文化的责任。

国家统计局数据显示，预计到 2023 年，中国大健康产业值将超 14 亿元，大健康产业将迎来蓬勃发展期，而中医药在大健康产业中具有独特优势，当今的社会主力军关于健康消费的社会价值观已经发生改变，中医医馆的服务群体也在年轻化，治未病的理念不断深入人心。尤其是疫情发生后，更是将治未病的观点强化到一个新高度，因此作为推崇治未病理念的中医医馆迎来了新的发展机会。作为基层医疗机构之一，中医医馆不仅仅是一个单纯的看病配药的场所，同时还包含了理疗康复、养生保健、中医文化宣讲、健康管理服务等内容，大健康产业的发展和社会健康需求观念的转变给中医医馆发展带来了新的发展阶段。

二、中医医馆健康服务与管理现状和政策环境分析

（一）中医医馆健康服务与管理现状

1. 中医医馆健康服务与管理发展需求

中医医馆要完善服务网络需要立足市场需求来推进建设。首先，中医医馆

的建设需要大力推广使用的中医药现代化技术手段，加强中医药特色诊疗技术的服务，培育中医医馆特色中医专科的品牌；其次，中医医馆发展必须健全治疗设施配套，针对实际治疗的需求，丰富治疗设施配套，提高科室诊疗设施硬件水平；再次，经济发展必须做好中医药信息化建设，并深入推进"互联网＋"的基层中医诊疗服务，使广大民众可以更加便利、快速地获得中医药服务；最后，国家发展战略需要积极贯彻基层中医政策，进一步健全中药房、中医科和相关治疗环境等的基础设施体系，并对其信息化系统的发展、人才队伍的培训等进行扶持与帮助。

2. 中医医馆健康服务与管理发展范围

中医医馆健康服务与管理发展体现出范围广、地区分布不均匀的特点。根据国家卫健委于 2022 年发布《中国卫生健康统计年鉴 2020》[9] 的数据显示，2019 年我国共计 5232 个中医类医院、3267 个中医类门诊部和 57268 个中医类诊所，中医类诊所在其中占了相当大的比例，具有重要的地位。从区域分布看，东部和西部是我国中医类机构的主要分布区，中医类机构在东部和西部分别达到了 26217 个和 23784 个，分别占比 39.84% 和 36.14%。中医医馆数量较多的城市有杭州、北京、成都、南京、上海、广州、深圳等。其中，杭州被称为"医馆之都"，比较知名的就有胡庆余堂、回春堂、万春堂，这些老字号中医医馆在全国都颇具知名度与口碑。

3. 中医医馆健康服务与管理发展领域

我国市场上的中医医馆从业务范围和主要功能进行分类，大致分为大型综合性中医医馆、中小型专科中医医馆、药店坐堂医型中医医馆和养生保健型中医医馆四类[10]。中医医馆需要具备中医医疗和中医康复两种服务能力。在这两种必备的功能外，中医医馆还衍生并开发了涉及中药饮片、骨针、艾灸、刮痧、拔罐、中药微创、推拿、敷熨熏浴、骨伤、肛肠等其他专业项目的中医服务方法。此外，中医医馆还加大了与家庭医生签约业务的宣传推广，为老年人提供了基层医疗卫生、保健管理、康复教育与咨询服务、预约与转诊、服药辅导、中医药"治未病"等业务。总的来说，中医医馆健康咨询服务和管理工作已在如下领域上有所进展：发展中药化医院科，如中药内科、中医妇科、中药骨科等；中医传统项目，如夏病冬治等服务；特色理疗与康复项目，如中医熏蒸养生。

4. 中医医馆健康服务与管理发展成效

政策推进中医医馆建设后，通过周密的安排部署和精心打造，中医医馆建设逐渐成熟。2021 年，国家卫生健康委员会新闻发布会上披露的信息表明，截至 2020 年底，我国的基层中医药馆数量达到 3.63 万个。全国 85.38% 的社区卫生服务中心和 80.14% 的乡镇卫生院都已设置了中医医馆。通过基层医疗卫生单位中医药馆建立的政策供给，进一步释放了政策红利，为将中医药的"简、便、验、廉"优点进一步惠及社区民众提供了有利条件，而未来需要进一步利用大数字技术，使更多样化的中医药治疗方式变为可能，从而进一步增强了中医药在社区的可及性。

5. 中医医馆健康服务与管理发展重点和方向

中医医馆未来的发展应立足市场、明确定位，需要政府和中医医馆的共同努力。新时代，要实现中医医馆的高质量发展，要明确建立现代高效中医医馆的服务机制、建立先进中医医馆专业人才团队馆、促进中医医馆的开放发展等的工作要点。为了做好中医医馆，实现良性循环必须做好如下方面：加强政府投入和政策倾斜；完善中医药人才队伍建设，改善工资待遇水平；健全完善以国家中医药馆建设为核心内容的基层中医药发展政策与机制体系；建立强有力的专业中医管理机构；以"家庭医生"服务为平台，丰富创新服务模式；开展中医特色专科建设。

6. 中医医馆健康服务与管理发展的优势和不足

中医医馆健康服务与管理的发展具有以下优势：首先，中医特色健康服务量增长较快，中医在新冠肺炎疫情后热度进一步提高，除了治疗还有养生的效果，更适合慢病和国人身体疾病的治疗；其次，健康服务与管理水平有所提高，经济水平的提高促进健康管理各项技术水平的完善；最后，居民对健康服务与管理的主观需求增强，疾病谱的变化以及生活质量水平的提高促进了人民健康意识的提高。

中医医馆健康服务与管理发展也具有以下不足：首先，中医医馆硬件建设投入加大，软件建设及中医认识明显不足；其次，基层中医医馆人才队伍建设严重不足，中医药服务能力与绩效奖励显著不足；再次，中医药管理机制尚不完善，薪酬待遇普遍偏低；最后，中医药文化氛围不浓。为了完成国家中医药管理局对中医医馆的既定目标，这些问题都急需解决。

（二）中医医馆健康服务与管理发展政策和法律法规体系

1. 中医医馆健康服务与管理发展政策概况

2009 年国务院出台《关于扶持和促进中医药事业发展的若干意见》，明确了中医药事业从中医药保健、医疗到中医药教育、科研等多方面全面发展的思路[11]。

国务院于 2013 年和 2015 年分别印发了《国务院关于促进健康服务业发展的若干意见》和《中医药健康服务发展规划（2015—2020 年）》，主要任务为"全面发展中医药医疗保健服务"，重点发展具有传统中医特点的健康管理业务。到 2020 年基本建立中医药健康服务体系，健康服务与管理水平明显提高[12]。

2016 年国务院印发了《中医药发展战略规划纲要（2016—2030 年）》《"健康中国 2030"规划纲要》《乡镇卫生院社区卫生服务中心中医综合服务区（中医医馆）建设指南》，中医药管理局印发了《中医药信息化发展"十三五"规划》《中医药发展"十三五"规划》，多政策协同指引"十三五"期间中医药事业发展方向。这些政策涵盖基层中医医馆的建设规范[13]、中医药信息平台、中医医疗信息化平台以及相关数据库的建设目标[14]，并明确到 2030 年，中医药健康管理和服务实现全覆盖，中医药健康服务和管理能力显著增强[15]。

国家中医药管理局联合多部委"十三五"和"十四五"期间制定了《基层中医药服务能力提升工程"十三五"行动计划》和《基层中医药服务能力提升工程"十四五"行动计划》，具体目标是基层中医医馆全覆盖、基层中医药服务提供全覆盖等五个"全覆盖"，并且设置了 12 个与中医药服务密切相关的考核评价指标[16]。

2022 年国务院办公厅《"十四五"中医药发展规划》，围绕"建设优质高效中医药服务体系""提升中医药健康服务能力"的任务设置了包括中医医疗机构数、全科医生数、中医床位数以及公民中医药健康文化素养在内的 15 个发展指标[17]。

2. 中医医馆健康服务与管理发展法规体系概况

2016 年 12 月，第十二届全国人大常委会第二十五次会议表决通过《中华人民共和国中医药法》（简称《中医药法》）[18]。《中医药法》包括"中医药服务""中医药人才培养"等内容。在《中医药法》的指导下，2018—2022年，河北、湖北、浙江、黑龙江等 19 个省和 4 个直辖市印发实施中医药条例，河北将中医药发展经费纳入政府财政预算，重庆、内蒙古等将中医药服务纳入公共医疗卫生服务体系，广州支持成立粤港澳大湾区中医医联体。2022 年 8 月，深圳出台《深圳经济特区中医药条例》，是首个将"中医医馆"写入地方性法规的城市[19]。《中医药法》未作规定的，中医药的管理适用已有相关法律、行政法规的规定。

2019 年 12 月，第十三届全国人民代表大会常务委员会第十五次会议通过了《中华人民共和国基本医疗卫生与健康促进法》（简称《卫健法》）[20]。《卫健法》明确健康权是公民的基本权益，公民要践行对自己健康负责的健康管理理念。《卫健法》是国家发展健康服务与管理的法律延续，是国家对中医药事业发展的法律支撑。

（三）中医医馆健康服务与管理人才培养体系

1. 中医医馆健康服务与管理人才培养概况

中医医馆想要对患者实施高质量的健康服务与管理活动，相关专业的人才培养过程是必不可少的，包括组织管理型人才、实干型人才、专家型人才、创新性人才等。就专业类型而言，当前我国的健康服务与管理专业，其内涵与之较为契合，该专业的核心课程既包括了"健康服务与管理导论""医院管理"等管理学课程，又添加了"中医学基础""中医未病学"等中医学的课程，学生不仅要学习具有中医特色的全流程健康管理理论知识、实践技能，还需要参与公文书写、会议活动组织等医疗卫生机构的行政管理任务，主要目的是培养中医类健康管理的高端型人才。值得注意的是，虽然健康服务与管理专业是我国 2015 年首次开设的新专业，但是截至 2022 年 6 月，我国已有 160 余所专科院校以及 110 余所本科院校进行了健康服务与管理专业专科、本科生的招生工作[21]；部分本科院校如浙江中医药大学、北京中医药大学、杭州师范大学等已初步形成了本—硕—博的完整教育教学体系，为中医医馆健康服务与管理的高端人才培养助力。

2. 中医医馆健康服务与管理人才的继续教育

当前，我国中医医馆，普遍存在人才资源匮乏、人才队伍建设不足、人才结构不合理的问题，亟待得到改善。中医医馆中的从业人员绝大多数为年龄较大的单一专业，如中医学专业、管理学专业、中药学专业等人员，虽然相关对口专业近年来才刚刚起步，没有快速辐射到各个中医医馆，但是如果对现有从业人员实施长期有效的继续教育，则可以在一定程度上对这种不合理的现象进行缓冲。遗憾的是，在当前中医医馆管理机制缺陷、待遇普遍较低、各专业人才缺乏等许多问题共同作用下，导致了其从业人员获取相关继续教育培训信息渠道单一、时间有限，参加基层继续教育培训的次数比例偏低，参加省级以上继续教育培训、学术交流的人员更是屈指可数，大大阻碍了当前中医医院从业人员定期的专业知识补给，导致其专业技能提升有限，更存在个别中医医馆派出人员参加培训仅仅流于形式的不良现象[22]，使得专业对口人才缺乏的现状不仅得不到缓冲，甚至在不断恶化。

3. 中医医馆健康服务与管理人才需求调研分析

2016 年，国家中医药管理局为指导和规范各地区中医医馆的建设，发布了《乡镇卫生院社区卫生服务中心中医综合服务区（中医医馆）建设指南》，其中对中医医馆的健康服务与管理人才配置和基本能力做出了要求。中医医馆的健康服务与管理人才不仅要有能力提供拔罐、艾灸、刮痧、推拿等中医健康服务，对一些疾病进行康复治疗，还需要有运用中医药理论对居民进行健康传播、健康教育等中医药健康管理的能力[23]。湖南衡阳对本地区 5 家二级医院、8 家中心卫生院、18 家乡镇卫生院以及 50 家村卫生室的中医医馆调研结果显示，其从业人员主要为学历水平不高且缺少专业的健康服务与管理人才，具有本科学历的从业人员仅占总数的 2.0% ~ 15.6%，大部分中医医馆的医疗文书书写欠规范，未能提供中医药特色的预防保健、康复治疗、健康教育等科学的全流程的健康管理[24]。综上所述，目前我国中医医馆健康服务与管理的开展尚未达到指南要求，总体情况不容乐观，中医医馆急需更多高水平的健康服务与管理人才加入来共同建设。

三、中医医馆健康服务与管理内涵探讨和发展对策

（一）中医医馆健康服务与管理内涵探讨

1. 中医医馆健康服务与管理主体

从服务机构层面来看，主要包括乡镇卫生院、社区卫生服务中心中医综合

服务区（中医医馆）、"坐堂医"为特色的包括中医诊所、中医门诊部在内的中医医疗机构；从管理机构来看，主要包括政府、卫健部门、市场监督管理部门等相关部门和机构；从服务个体层面来看，主要包括中医医师、全科医师、健康管理师、运营管理、产品和技术研发等相关工作人员。

2. 中医医馆健康服务与管理客体

中医医馆健康服务对象为全人群，将患病人群、亚健康人群、康复人群等作为重点服务人群，政府、卫生健康等部门则围绕中医医馆中医药养生、保健、医疗、康复等具体服务开展管理活动。

3. 中医医馆健康服务与管理内容

（1）中医医馆健康服务包括：

① 中医养生保健服务：如中医健康状态辨识预评估、中医健康咨询指导、中医健康干预调理、中医健康教育等[25]。

② 中医医疗服务：医馆开设内科、外科、妇科、儿科、骨科等多种中医科室，提供丰富的多领域诊疗资源。

③ 中医特色康复服务：运用动静结合、药食结合、调神与养形结合等方法，具体主要包括调摄情志法、娱乐法、针灸推拿法、饮食法等[26]。

（2）中医药健康服务的管理：主要是政府、卫健等部门从宏观层面针对中医养生保健、诊疗、康复、养老、文化和健康旅游、贸易等具体服务进行专项管理，而中医医馆本身则对医馆整体运营、服务开展等具体环节和活动开展管理活动。

4. 中医医馆健康服务与管理特征

（1）以改善居民健康为中心。中医医馆所开展的养生保健、诊疗、康复等具体中医药健康服务，政府、卫生健康等部门所开展的制度设计、政策引导、行业监管等具体管理活动均以改善居民健康为中心，切实提升居民健康水平，维护和保障居民健康权益。

（2）以满足居民中医药健康服务需求为根本遵循。中医医馆健康服务与管理各主体始终积极寻求开展全方位、多层次、连续性、个性化的便捷、价廉、优质、高效中医药养生保健、中医药诊疗、中医药康复、中医药健康养老、中医药文化和健康旅游等具体服务和管理活动，以满足不同人群中医药健康服务需求。

参 投资运营篇

（3）以提升中医药健康服务供给能力为目标。中医医馆健康服务与管理各主体始终针对中医药健康服务供给能力，在服务人员素质的提高、服务技术手段的创新、服务产品种类的丰富、服务发展环境的优化等方面坚持不断完善和优化，尽可能提升中医医馆中医药健康服务供给数量和质量，提升中医药健康服务供给能力。

（二）中医医馆健康服务与管理发展思路和对策

1. 中医医馆健康服务与管理发展的基本思路

（1）完善中医医馆健康服务与管理发展政策。

国家针对促进中医药健康服务发展已出台系列政策，但目前政策主要聚焦于宏观层面，而对于中医医馆发展过程具体问题，如行业定位、行业监管、人才培养、基础设施建设、文化宣传、信息系统建设等诸多问题的针对性仍存在不足。要在充分了解中医医馆健康服务与管理具体实际的基础上，遵循服务中医医馆健康服务发展为原则，协调有关部门，针对具体实际问题科学、合理制订中医医馆健康服务与管理总体规划，围绕中医医馆健康服务范围、中医药健康服务与管理人才培养、中医医馆基础设施建设标准、基层中医医馆财政补偿机制、中医医馆中医药文化宣传、中医医馆中医药健康信息系统建设、中医医馆健康服务监管考核等方面，建立起贯穿中医医馆中医药健康服务与管理多层次、全过程激励和保障政策，引导和激发人们对于中医药健康服务的需求，带动和促进中医医馆健康服务与管理的发展。

（2）完善中医医馆健康服务与管理人才培养体系。

随着国家政策的推进和人们经济条件的改善，人们对中医药健康服务的需求日益提高，与中医药健康服务需求相比，目前中医药健康服务与管理人才则存在供给不足的情况，中医药健康服务与管理人才供需并不匹配，尤其作为重要服务供给场所的中医医馆，人才数量和质量问题更为明显。从总体数量来看，目前中医医馆中医药健康服务与管理人才存在较大缺口，尤其是社区卫生服务中心和乡镇卫生院中医综合服务区福利待遇、交通便利程度、工作环境等因素，致使机构中医医师数量较少[27]。

从年龄结构来看，中医医馆健康服务与管理人才主要以中老年为主，人才队伍缺乏具备现代化、高素质的青年后备人才。从类别结构来看，由于服务内容主要以诊疗为主，目前中医医馆健康服务与管理人才类别较为单一，中医药健康管理人才、中医药康复人才、中医药服务产品研发与销售人员、运营管理人才等较为缺乏。从学历结构来看，目前中医医馆健康服务与管理人才学历层次较低，研究生及以上高层次人才所占比例较低，尤其基层中医医馆人才学历结构问题已成为其发展阻碍。

作为人才供给渠道，目前中医药健康服务与管理人才培养仍存在培养规模有待提升、培养质量有待优化等问题，如在专业和课程设置方面，中医药健康管理、康复等专业开设院校数量较少，且课程教学内容难以准确把握专业前沿理论知识，理论知识与实践教学结合也不够紧密。在人才培训和继续教育方面，目前对中医药健康服务与管理人才培训和继续教育的重视程度不足，相关工作开展较为缺乏，培训效果考核评估体系也仍有待完善。中医药健康服务与管理专业人才问题已严重影响到中医药健康服务能力和服务提供，急需完善中医药健康服务与管理人才培养体系，为中医药健康服务与管理发展提供强有力的人才支撑。

（3）推动中医医馆健康服务与管理创新模式发展。

目前，中医医馆健康服务与管理模式的创新仍有待开发，作为衡量人体健康状况的重要依据，健康信息应被充分予以利用，尤其社会办中医医馆健康信息系统仍有待健全和完善。中医医馆可将就诊患者中医药相关信息予以记录、传输、整合、利用，建立中医医馆健康信息系统，患者由于病情问题需要转诊，从患者健康角度出发，中医医馆也可将患者相应健康信息传输到转诊医疗机构，实现健康信息数据共享。

同时，基层中医医馆可推进中医药服务与家庭医生签约服务相融合，科学合理纳入部分中医药服务内容，充分发挥中医药在慢病防治及预防保健中的作用。此外，可积极推进基层中医医馆与养老机构合作，促进中医药健康服务与养老服务相融合，中医医馆为机构老年人提供保健咨询、特色康复等服务，满足老年人中医药健康服务需求。

2. 中医医馆健康服务与管理发展对策

（1）建立健全中医药健康服务与管理机制，发挥根本性保障作用。

激励机制方面，政府应根据中医药健康服务具体实际，积极出台助力中医医馆健康服务发展的激励性措施，要充分调动和利用各层次中医药健康服务与管理资源，鼓励社会力量在中医医馆开设与运营、中医药健康服务与管理人才培养、中医药养生保健产品开发与应用、中医药健康文化传播等方面充分发挥各自优势与作用，对于相应企业单位通过税收优惠、财政补贴等形式加大相应扶持力度，充分调动社会力量在中医药健康服务与管理中的积极性。

同时，应充分发挥基层医疗卫生机构中医综合服务区自身服务便捷、价格较为低廉、综合服务能力相对更强等优势，通过政策引导、绩效分配比例调整等方式调动机构开展中医药健康服务的主动性，如鼓励乡镇卫生院中医综合服务区利用自身床位优势，积极推动中医特色康复服务开展，在优化中医药健康服务供给的同时，形成发展特色促进自身良性可持续发展。

保障机制方面，要加大中医药健康服务领域财政投入，尤其应重视基层医疗机构中医综合服务区相关服务人员收入待遇问题，积极通过人才引进等形式提升基层中医药服务人才数量和质量；同时，要科学、适度提升中医医馆中医药健康服务价格，将部分中医药健康服务合理纳入医保报销范围，降低居民中医医馆就诊医保起付线[28]，增强中医药健康服务对居民的吸引力。

（2）打造中医药人才梯队，推动中医医馆持续发展。

要坚持需求导向，依据中医药健康服务所反映出的人才需求情况，明确中医药健康服务与管理人才培养的具体态势，健全和完善院校教育、师承教育、继续教育、进修培训等多途径、全方位人才培养模式，实施重点培养与全面培训、课堂教学与业务实践、专业能力与综合素养相结合的人才培养思路，逐步建立起顺应健康中国战略、满足中医药健康服务需求的人才培养体系。

院校教育方面，要充分发挥中医药院校人才规模性培养的优势，优化和发展中医药高等教育，重视和完善中医药康复、中医药健康管理等稀缺人才培养。中医药健康服务人才培养要在优化专业结构、完善课程规划、注重中医药经典教学的基础上，强化职业道德规范教育，在重视专业能力提升的同时，更要兼顾综合素养的提高。同时，在注重专业基础课程学习的基础上，要强调专业知识技能与临床具体实践的有效衔接与融合，提升其临床时间能力的同时，培养其服务基层的意识。在院校人才培养形式上，为满足基层医疗机构和社会办中医医馆人才需求，可针对性实行"基层订单定向免费医学生""院校＋中医医馆联合培养"等培养模式，满足不同类型中医医馆人才需求。

师承教育方面，要重视中医药师承教育工作，积极促进基层、民间名老中医学术思想、中医药技能与中医药院校教育相结合，充分发挥名老中医"传帮带"的作用，实现师承教育常态化和制度化[29]。继续教育和进修培训方面，要正确引导中医药人才进行职业生涯规划，建立有效的培训制度和持续的培训方案，实行科学合理的分层次、分阶段培训，努力为其提供外出学习及培训机会，并鼓励其继续深造，尤其要鼓励基层、年轻、学历层次较低等相关人员参加高等继续教育，为其打造健全的成长机制，使其在提升业务工作能力的同时，提升其职业归属感和工作积极性。

（3）推进健康信息系统建设，提高服务的精准度。

要推进中医药健康信息系统建设，建立中医互联诊疗平台，通过患者诊疗记录和数据传输对患者进行线上问诊，构建"线上问诊、线下检查拿药"的新型中医医馆门诊服务模式，为患者提供便捷、方便、优质中医药服务。而患者病情需要进行转诊，诊疗数据信息也可在不同类型医疗机构进行数据传输，上级或综合性医疗卫生机构可根据患者具体健康信息变化，调整健康服务策略。

同时，要充分利用互联网技术，通过相关平台积极开展中医药健康教育，推广普及中医药养生保健等相关知识，推广普及中医适宜技术，提高居民中医药文化认知，从而提升居民对中医及中医医馆品牌认可度。而中医医师尤其是基层中医师，则可利用中医医馆健康信息平台通过远程会诊、线上学习培训等方式提升个人医疗服务水平，提高自身中医药健康服务能力。

（4）丰富中医药健康服务内涵，提升服务质量与效能。

要提升中医医馆中医药健康服务能力，不同类型中医医馆应根据自身优势和定位，针对不同病种开展针对性诊疗服务和综合服务。基层医疗机构中医综合服务区要侧重中医药健康管理服务，注重居民健康信息搜集、监测等，有效识别重点、高危人群，积极普及中医药防病治病信息，构建融入中医药内容的健康管理模式。

除基层中医医馆外，中医医馆要注重提高常见病、多发病、慢性病等综合服务能力，在重视疾病诊疗的同时，围绕疾病预防保健、康复等方面开展综合服务，丰富中医医馆中医药服务内涵。从中医医馆具体中医药服务内容来看，尤其要注重提升中医药康复服务能力，持续推进中医康复服务的开展[30]，支持中医医馆与中医康复医院、企业等加强合作，支持中医康复技术、康复辅具研发，优化中医药康复服务供给。

（5）加强居民中医药健康教育，提升居民健康意识。

要重视中医药健康教育，中医医馆可通过文化宣传栏、现代媒体等不同形式普及中医药文化知识，提升居民中医药健康素养和对中医药的认可度，提高中医医馆机构或品牌知名度。中医医馆可建立中医药文化宣传栏，在机构入口、门诊等人口较为密集的场所通过海报、横幅等形式普及中医药相关信息，同时介绍中医医馆发展历史、服务优势、专科特色等内容，增强人们对中医药文化的了解，提高中医医馆对居民的吸引力和认可度。

要充分发挥现代媒体在中医药文化传播中的重要作用，中医医馆可积极制作中医药文化宣传片、打造中医药文化品牌节目、开设中医药文化科普公众号或网站等，通过电视、微信、微博等将宣传片、节目予以投放，扩大中医药文化传播范围。同时，要积极开展和推广中医药健康讲座和中医药文化体验活动，尤其要针对老年人、慢性病病人、青少年等重点人群，如针对慢性病病人可进行热敏灸体验，而针对青少年可开展中医药进校园等活动。

四、总结与展望

推动中医医馆健康服务与管理的发展，是学习贯彻落实习近平总书记关于中医药工作重要论述和指示精神的实际行动，是推动中医药振兴发展的重要举措。目前，中医医馆健康服务与管理呈现出多元化、综合化、连锁化、专业化等诸多特征，在政策、居民需求等因素推动下，中医医馆健康服务与管理取得一定成效，如中医特色健康服务量增长较快，中医医馆服务范围持续增加，中医药卫生人员持续增加，居民对健康服务的主观需求增强等。但与此同时，中医医馆健康服务与管理也存在诸多问题，如中医医馆软件建设存在不足，基层中医医馆人才队伍建设严重不足，中医药管理机制尚不完善等。中医医馆健康服务与管理迎来发展机遇的同时，也面临着诸多问题与挑战，若能够积极寻求科学性、综合性、系统性发展举措和策略，如积极建立健全中医药健康服务与管理机制，打造中医药人才梯队，推进健康信息系统建设，丰富中医药健康服务内涵等，中医医馆健康服务与管理的发展定能够成为推动中医药振兴发展的重要力量。

参考文献

[1] 国务院办公厅. 中医药健康服务发展规划（2015—2020 年）[EB/OL]. http：//www. gov. cn/zhengce/content/2015 – 05/07/content 9704. htm，2015 – 4 – 24.

［2］国家中医药管理局. 关于印发基层中医药服务能力提升工程"十四五"行动计划的通知［EB/OL］（2022 – 10 – 09）［2022 – 03 – 08］，http：//www. satcm. gov. cn/yizhengsi/gongzuodongtai/2022 – 03 – 30/25699. html.

［3］叶龙杰. "互联网＋"解开"急难愁烦盼"［N］. 健康报，2021 – 03 – 24（001）.

［4］国家卫生健康委员会. 2021 年我国卫生健康事业发展统计公报［EB/OL］（2022 – 9 – 30）［2022 – 07 – 12］，http：//www. gov. cn/xinwen/2022 – 07/12/content_ 5700670. html.

［5］俞建英. 中医健康管理服务的现状与发展展望［J］. 中医药管理杂志，2019，27（06）：188 – 190.

［6］国家中医药管理局. 对十三届全国人大四次会议第 4058 号建议的答复［EB/OL］（2022 – 10 – 07）［2021 – 12 – 13］，http：//www. satcm. gov. cn/bangongshi/gongzuodongtai/2022 – 01 – 11/24099. html.

［7］国家卫生健康委员会. 2021 年我国卫生健康事业发展统计公报［EB/OL］（2022 – 9 – 30）［2022 – 07 – 12］，http：//www. gov. cn/xinwen/2022 – 07/12/content_ 5700670. html.

［8］陈翔，汪涛，李肖凤，等. 中医医馆健康信息平台信息管理制度建设［J］. 中医药管理杂志，2021，29（22）：178 – 180.

［9］国家卫生健康委员会. 中国卫生健康统计年鉴［M］. 北京：中国协和医科大学出版社，2020.

［10］栗于云. S 中医医馆服务营销策略研究［D］. 昆明：昆明理工大学，2018.

［11］国务院. 关于扶持和促进中医药事业发展的若干意见［EB/OL］（2022 – 10 – 09）［2009 – 05 – 07］，http：//www. gov. cn/zwgk/2009 – 05/07/content _ 1307145. html.

［12］国务院. 国务院关于促进健康服务业发展的若干意见［EB/OL］（2022 – 10 – 09）［2013 – 10 – 18］，http：//www. gov. cn/zhengce/content/2013 – 10/18/content_ 6067. html.

［13］国家中医药管理局办公室. 国家中医药管理局办公室关于印发乡镇卫生院社区卫生服务中心中医综合服务区（中医医馆）建设指南的通知［EB/OL］（2022 – 10 – 09）［2016 – 11 – 14］，http：//www. satcm. gov. cn/yizhengsi/gongzuodongtai/2018 – 03 – 24/2664. html.

［14］国家中医药管理局. 国家中医药管理局关于印发中医药信息化发展"十三

五"规划的通知［EB/OL］（2022 - 10 - 09）［2016 - 11 - 30］，http：//www. satcm. gov. cn/guicaisi/gongzuodongtai/2018 - 03 - 24/2144. html.

［15］国务院. 国务院关于印发中医药发展战略规划纲要（2016—2030 年）的通知 ［EB/OL］（2022 - 10 - 09）［2016 - 02 - 26］，http：//www. gov. cn/zhengce/ content/2016 - 02/26/content_ 5046678. html.

［16］国家中医药管理局. 关于印发基层中医药服务能力提升工程"十四五"行动 计划的通知［EB/OL］（2022 - 10 - 09）［2022 - 03 - 08］，http：//www. satcm. gov. cn/yizhengsi/gongzuodongtai/2022 - 03 - 30/25699. html.

［17］国务院办公厅. 国务院办公厅关于印发"十四五"中医药发展规划的通知 ［EB/OL］（2022 - 10 - 09）［2022 - 03 - 03］，http：//www. nhc. gov. cn/wjw/ mtbd/202203/ca97096352784db6a98eb36f149c72b5. shtml.

［18］全国人民代表大会常务委员会. 中华人民共和国中医药法［EB/OL］（2022 - 10 - 09）［2016 - 12 - 25］，http：//www. npc. gov. cn/npc/c12435/201612/ b0deb577ba9d46268dcc8d38ae40ae0c. shtml.

［19］深圳市人民代表大会常务委员会. 深圳经济特区中医药条例［EB/OL］ （2022 - 10 - 09）［2020 - 08 - 13］，http：//www. sz. gov. cn/zfgb/2020/ gb1164/content/post_ 8049415. html.

［20］全国人民代表大会常务委员会. 中华人民共和国基本医疗卫生与健康促进法 ［EB/OL］（2022 - 10 - 09）［2020 - 01 - 02］，http：//www. npc. gov. cn/npc/ c30834/201912/15b7b1cfda374666a2d4c43d1e15457c. shtml.

［21］司建平. 健康服务与管理专业发展现状及对策研究［J］. 中国中医药现代远 程教育，2019，17（07）：130 - 134.

［22］王瑞雯. 基层中医医馆发展现状及对策研究［D］. 济南：山东中医药大 学，2018.

［23］黄蓓. 国家中医药管理局印发中医医馆建设指南［J］. 中医药管理杂志， 2016，24（23）：48.

［24］屈良平. 基层中医医馆现状与发展的思考［J］. 中国农村卫生，2022，14 （04）：43 - 44.

［25］陈建章，何志强，吴淑娥，等. 中医养生保健服务行业调研报告［J］. 中医 药管理杂志，2021，29（02）：44 - 46.

［26］黄建波，张光霁. 论"治未病"理论体系建设［J］. 中华中医药杂志， 2017，32（03）：911 - 914.

［27］基层中医药服务能力提升工程"十三五"行动计划［N］. 中国中医药报，2016 - 10 - 19（003）.

［28］陈斐然. 中医特色的甘肃医改之路［N］. 中国中医药报，2012 - 11 - 12（001）.

［29］李和伟，肖鹏，朱肖菊.《中华人民共和国中医药法》对中医师承教育的影响［J］. 国际中医中药杂志，2018，40（03）：193 - 196.

［30］中共中央国务院关于促进中医药传承创新发展的意见［N］. 人民日报，2019 - 10 - 27（001）.

HB.07 中医馆投资现状与未来趋势

郑英花^①　王　旭^②　李艳霞^③　李　超^④

摘　要： 随着物质生活水平的提高、人口老龄化加剧，人们的健康意识和医疗需求不断提升。中医药作为我国独特的卫生资源被越来越多的公众所接受。近年来，在政策的大力支持与保障下，中医馆的发展进入了快车道，规模化优势业已形成。但中医馆的发展尚处于初级阶段，纵观中医馆的投资和运营现状，主要存在以下问题：一是投资定位模糊或不准确，竞争优势未充分体现；二是不重视市场运营，管理型人才缺乏；三是中医资源稀缺，中医馆的长效发展面临挑战。各省市政府已经牵头致力于中医馆的品质建设，中医馆的发展将逐步由量变到质变。未来中医馆的竞争点主要体现在中医资源优势、特色专科诊疗项目、服务能力、市场洞察力和开发能力。中医馆想要快速抢占竞争优势，未来的投资应在以下四个方面发力：一是以需求为中心，做精医疗服务，做强健康管理；二是加强管理，提高运营效率；三是加大人才培养力度，调动社会资源助力中医馆发展；四是顺应市场及精益化管理的双向需求，大力推进"互联网+"中医馆建设。

关键词： 中医馆；投资运营；医疗健康；管理

引言

随着物质生活水平的提高，人们的健康意识不断提升，而人口老龄化趋势

---

①　郑英花，公共卫生管理学硕士，大连理工大学附属中心医院护理部主任。研究方向：医疗健康管理、公共卫生管理、护理管理、护理教育。

②　王旭，医学硕士，辽宁中医药大学教务处主任科员。研究方向：《黄帝内经》理论与临床。

③　李艳霞，公共卫生管理学硕士，大连理工大学附属中心医院护理部科护士长。研究方向：公共卫生管理、护理管理、护理教育。

④　李超，医学学士，辽宁中医药大学医院管理处处长。研究方向：医院管理，护理教育。

的日益显现，使慢性病的发病率逐年增加，医疗需求与日俱增。中医药作为我国独特的卫生资源，因其具备"简、便、验、廉"的优势而被越来越多的公众所接受。中医馆建设是国家落实分级诊疗制度的一项重要举措和重要战略规划[1-2]，借此全面提升中医药在治未病、疾病治疗、康复、公共卫生、健康宣教等领域的服务能力，其宗旨在于全方位、全周期保障人民健康。据国家中医药管理局报告[3]，截至 2020 年底，全国基层中医馆总数已达 3.63 万个，全国有 85.38% 的社区卫生服务中心、80.14% 的乡镇卫生院设置中医馆。到 2022 年底，将基本实现全部社区卫生服务中心和乡镇卫生院中医馆全覆盖。在国家大力推进分级诊疗的大背景下，在中医药政策利好、消费者认可度不断提高的行业态势下，作为建在百姓家门口的基层医疗机构，中医馆具有明显的天然优势。如何打造成具有品牌影响力和可持续性发展潜力的中医馆，其投资定位是关键。

一、中医馆的投资与发展现状

（一）政策持续发力，中医馆的发展前景可期

1. 定标准，树典型，以评促建，中医馆发展从量变到质变

在国家大力发展并持续推进中医药建设的总体战略规划下，各省、市地方政府的相关政策快速跟进。江苏省委省政府"十四五"期间，把中医馆建设列入民生实事项目[4]，基于"强管理、提能力、优服务"的建设目标，印发了《关于开展基层医疗卫生机构中医馆服务能力等级建设评价工作的通知》，并出台了相应的五级评审标准，并计划于"十四五"期间投入 1 亿元左右的专项资金用于获评五级的中医馆建设。通过等级评审创新并规范了中医馆建设管理模式，彰显了中医药服务特色，使中医馆在政府主导下逐步实现了标准化、规范化、专业化发展，为其他省市的中医馆建设提供了很好的范例。

2015 年，国家中医药管理局启动基层医疗卫生机构中医诊疗区（中医馆）建设项目，并下拨 2108 万元专项经费用于浙江省 151 个基层中医馆建设，浙江省各地落实了 730 余万元配套资金。"十四五"期间进一步把中医药工作的重心向基层倾斜，着力提升基层中医药服务能力，规划推进 100 个基层医疗卫

生机构中医馆建设。到 2025 年，社区卫生服务中心、乡镇卫生院中医馆建设实现全覆盖，其中 15% 的中医馆达到"旗舰中医馆"建设标准[5]。

2019 年，重庆市创新性启动"精品中医馆"建设项目[6]，按照国家标准将全市 105 家中医诊室、中药房等集中设置，每家单位给予 20 万元中央资金支持，引领区域内中医馆的高质量发展。2022 年 1 月，首批 30 家"精品中医馆"因软、硬件提档升级成效明显，信息化程度较高，群众服务能力卓越而通过验收。"精品中医馆"建设项目为中医馆的发展提供了实实在在的支持，也预示了中医馆扩容之后将逐步过渡到标准化、精细化管理发展，注重医疗与服务品质的提升。

2. 医保支持是中医馆长效、稳步发展的重大利好政策

第十二届全国人民代表大会常务委员会第二十五次会议通过《中华人民共和国中医药法》[7]，强调社会力量举办的中医医疗机构在准入、执业、基本医疗保险、科研教学、医务人员职称评定等方面享有与政府举办的中医医疗机构同等的权利。2021 年 12 月，国家医疗保障局发布了《国家医疗保障局国家中医药管理局关于医保支持中医药传承创新发展的指导意见》[8]。目前，越来越多符合条件的中医馆被纳入医保定点医疗机构，中医馆所提供的部分中医诊疗项目按规定列入医保支付范围，其中不乏以"治未病"为服务定位的养生保健型中医馆。医保支持中医药传承创新发展是贯彻落实习近平总书记关于中医药工作的重要论述，为社会力量开办中医馆的长效发展提供了重要的政策支持，解决了中医馆生存与发展的长远问题。

（二）中医馆的投资与发展现状分析

中医馆是以提供纯中医诊疗服务为主的基层中医医疗机构，其长效发展的关键在于投资定位[9]，可以选择康养或是治未病，也可以选择以治病为主。投资定位前，首要考虑的是自身的经济实力，不同资金投入的中医馆的功能定位、建设规模、服务范畴与后期的运营策略不同；其次是中医资源，中医馆的核心竞争力在于诊断的精准程度及治疗的有效性，而名中医、名方及特色中医技术是决定疗效的关键性因素；最后要做好充分、深入的市场调研和评估，结合中医资源、地域及人群特征分析等确定投资定位。

1. 中医馆的类型与运营模式分析

现阶段我国的中医馆根据规模和功能可以分为大型综合性中医馆、中小型专科型中医馆、养生保健型中医馆和诊所药店型中医馆四类[10,11]。

（1）大型综合性中医馆：大型综合性中医馆面积通常在 500～1000 平方米，旗舰店在 1000 平方米以上，创建时需要数百万甚至上亿元的资金投入。其功能类似中医院，主要职能是提供各种疾病的中医诊断与治疗，拥有相对稳定、相当规模的名中医资源、名方及名药，具备同综合性医院竞争的规模和实力，不同之处在于中医馆基本上没有或配有少量的大型设备，且不设住院病床。除提供基本中医诊疗服务外，还开设红外线治疗、中草药外敷、推拿、针灸、拔罐、艾灸等治疗和理疗项目。部分大型综合性中医馆还开展个性化膏方、个性化泡制药酒等特色项目。固生堂中医馆、和顺堂中医馆、圣爱中医馆等一些创立时间早、规模比较大的综合性中医馆，具备很强的企业管理与市场运作能力，并实行全方位发展，已构建了集中药种植、制造、销售、医疗、保健、教育、研发于一体的大健康产业链条。

大型综合性中医馆通常有相对健全的组织管理体系、完善的管理制度，以及较成熟的运营模式，注重企业文化打造、对外宣传及信息化建设等方面的投入。同时，也热衷于参加社会公益性活动，如举办义诊和科普宣传等，具有一定的品牌优势和行业竞争力；但运营成本较高且对中医专家的依赖性强，相较于轻资产投入和运营的中小型中医馆而言，其回报周期长且利润率相对较低。

（2）中小型专科型中医馆：中小型专科型中医馆多位于社区附近，面积为 200～500 平方米，根据地域不同房屋年租金 20 万～50 万元，以简洁、舒适为装修风格，创建及运营成本低，为专医专病经营，一般设有 3～5 名坐堂中医。专科型中医馆针对中医优势病种[12]，根据坐堂中医的专业特长，定位于某一优势领域或西医治疗效果不佳的疑难杂症，如中医骨科、儿科、功能失调性疾病、神经性疾病、疾病缓解期或慢性期、妇科、肿瘤、美容、原因不明的各类疾病等。专科型中医馆中有很多凭借家传秘方或技术以家族传承模式运营的中医馆。中小型专科型中医馆通常是凭借特色专科的精准施治、确切的疗效、便捷的流程、个性化的服务等优势，以顾客的口碑树立品牌效应，打造知名度，实现了专科病人群体的聚集效应，而不太花费过多精力用于宣传。如许多专治骨伤的中医馆，朴素的门头、简洁的装饰，依靠特效中医技术或药方，以显著的疗效和就医者的良好口碑，实现客流裂变。近年来，随着二孩政策的全面放开和社会对儿童健康的重视，面向儿童开放的中医馆市场巨大增量[13]，部分中医馆聘请德高望重的名老中医坐诊或成立名医工作室，因其独到的见解和方法、疗效好、作用快，提高了运营效益和顾客的满意度，且能够帮助中医馆培养自己的后备医生。中小型专科型中医馆主要靠医生驱动，多数存在知识产权领域的问题，较难实现技术推广与复制，故连锁经营模式相对较少。但一些以中医专科理疗技术如推拿、针灸、拔罐、艾灸等为特色的专科型中医馆，其中医技术及运营模式易形成标准化并推广，而且公众接纳度比较高，目前已呈现出连锁化发展的趋势。

（3）养生保健型中医馆：《中医药健康服务发展规划（2015—2020 年)》[14] 提出，要大力发展中医养生保健服务，支持中医养生保健机构发展，开展中医特色健康管理。养生保健型中医馆是在中医馆原有功能的基础上延伸了更多的健康服务，以治未病为目标，开展健康管理和康养项目，如参茸保健馆、正脊中心、养生食疗区、理疗 SPA 区等，常围绕特定人群所关注的问题开展有针对性的特色项目，如面对老年人开展的康养项目、面对中老年女性开展的内分泌调理项目及年轻人的"面子"问题、睡眠问题等，或是从强身健体角度出发，推出了一些在顾客心目中比较认可的传统性的中医养生项目，如冬病夏治等。

随着生活节奏的加快，以及不健康生活方式等的影响，亚健康人群不断增多，人们对自身健康状况的关注度持续升高，促使中医药大健康产业的发展进入快车道，养生保健型中医馆水涨船高，其占比越来越大。《互联网＋中医医疗数据报告2021》[15] 显示亚健康为 2021 年互联网中医诊疗的常见病症。养生保健型中医馆大多轻装修、重装饰，以良好的既视感及整洁的环境提高了就医者的感受。馆内收费相对较高，常实行会员制服务，一些跨界人员投资开办或是负责业务推广，注重服务及顾客群体的培育，投入比较大的精力开展体验服务、电话随访等以提高市场占有率。

（4）诊所药店型中医馆：零售微利时代，连锁药店都在不断挖潜中医药价值[16]，如同仁堂等中药店邀请中医坐堂诊病销售中药，由零售药店向中医馆转型，"药店＋中医馆"是传统药店转型的最快捷的路径之一，也是最容易在不同城市连锁经营的一种类型的中医馆。其主营业务还是药品生产销售，坐堂医主要职能是为患者就近诊病以及销售中药和中成药。我国自古就有"前店后厂"的经营方式，药店中医坐堂营销中药也是政策允许的一种运营模式。

然而，现实中名中医资源稀缺，很多中医馆无法实现名中医所带来的"虹吸效应"。这就倒逼中医馆改革运营模式，升级服务内涵，不断寻找新的经济增长点。如调整服务人群及项目，增加了理疗、针灸、按摩，乃至食疗等项目，逐步增设中医美容、中医养生等服务内容，并对外开放药品代加工、代煎等增值业务。部分诊所药店型中医馆积极开展多元化服务，如广西一心医药集团的中医馆定位大健康，创新性实行中医馆、药房、母婴馆三位一体化管理；张仲景大药房中医馆实行"名医 + 好药 + 经方 + 标准化调剂流程"模式等；同仁堂中医馆将中医药与咖啡和茶歇等食品相结合，使中医药文化融入人们的日常生活中；胡庆余堂推出养生药膳，为亚健康人群提供营养滋补[17]。

2. "互联网 +"时代的中医馆信息化建设现状

2016 年，《中医药发展"十三五"规划》[18]出台，其中一项重要的工作内容就是推动"互联网 +"中医药领域的创新与发展，并在全国 31 个省市区建立了中医药数据中心，定期组织专家验收数据中心的建设情况，将验收结果在官网进行公布。为此，财政部划拨 5.3 亿元专项基金用于省级及社区中医馆信息化系统建设。2020 年 4 月，国家政策明确了互联网医疗可以首诊并纳入医保，一场全行业的"竞速赛"让中医馆的线上建设正式拉开序幕。截至 2021 年 3 月，全国 7 万多家中医馆中 1.4 万多家实现了信息化的接入[19]。

2017 年，全国首家互联网中医馆——乌镇互联网国医馆成立[20]，利用远程设备随时连接数百家医院的大牌中医专家问诊咨询，"智能医生"可以为顾客提供在线体质辨识，中药颗粒制剂实现自动精确配方、在线配送等，为"互联网 +"中医馆建设提供了思路和有益的参考。其后，固生堂、居和堂、泰坤堂、杏林壹号、和顺堂等也先后建立了线上平台。看到品牌与业务双丰收前景的投资者们闻风而动，仅 2019 年在"互联网 + 中医"圈里投资的已达数十家，其中不乏近亿元的注入资本[21]。近年来，投资者通过对流量入口的精准把控和精细化运营，中医馆的互联网医疗服务渐渐走向成熟，借助互联网系统提高服务能力的同时，逐步跳出投资"烧钱"的泥潭，相比应用专业平台前，中药饮片和非药物治疗的服务占比提高了 10% 以上[20]，2021 年在线中医医疗服务人数达 267.9 万人次[22]。

（三）中医馆投资和运营中存在的主要问题分析

近年来，在政策红利加速、公众认可度提高、中医医疗需求日益增加等众多利好因素驱动下，中医馆快速扩张。2019 年中医类门诊部和诊所（中医馆）已达 60535 个，占中医类医疗机构总数的 92%[23]，到 2021 年全国中医馆已达 71583 个[24]。目前，中医馆的规模化优势业已形成，但大多处于粗放式管理、运营效率不太理想的一种态势。在"2017 中国生命小康指数"调查中，42.7%的受访者表示首选西医，只有 17.7%的受访者表示首选中医[25]，高比例的中医馆年诊疗人次占基层医疗卫生机构年诊疗人次不足 10%[23]。现就中医馆投资和运行中存在的主要问题进行剖析。

1. 投资定位模糊或不准确，竞争优势未充分体现

（1）不考虑国家政策导向，不分析中医馆的核心竞争力所在，而以营利为目的进行投资与后期经营，导致中医馆所提供的中医诊疗项目，以及基于健康促进的中医服务内容，不能与顾客的实际需求相适应，顾客服务感受不理想，医馆追随力不足。有的坐堂中医则过度承诺效果或成为促销员，使顾客在高预期下大多以失望告终。

（2）过分迷信于名医效应，本着同大医院竞争的心态进行投资。但实际运营中就会发现，中医馆在人们心目中的认可度尚未建立成熟，而且顾客的就医习惯还没有完全转变的情境下，全面综合性发展的中医馆尚不具备和大医院竞争的实力。同时，前期投入过多的资金用于规模扩张、豪华装修、宣传营销及高薪聘用名医等，常导致投入与产出不匹配，投资者将面临巨大的运营压力。

（3）从众心理促使很多中医馆致力于热门项目的打造与跟进，而中医馆硬核竞争力体现在"一馆一特色"的不同质性发展，过分集中、过分雷同的服务内容的竞争背景下，少数中医馆凭借特色服务脱颖而出，而大多则默默无闻。

2. 不重视市场运营，管理型人才缺乏

中医馆的投资者和经营者中，有的是中医世家继承人传袭开办，有的是中医医师开办，有的是医药相关产业转型或扩增业务，也有不小比例的中医馆由跨界人士跟风投资开办。少数投资者为中医专业出身或是了解中医文化，而且懂管理并擅于经营，在开馆前做了充分的评估与准备，结合中医资源对中医馆进行客观、精准的定位和规划，并关注运营情况，注重口碑打造，逐渐形成了自己的品牌和特色。

然而，很多投资者不具备运营意识和管理能力，如中医师出身者，常过分信奉技术和疗效，而忽略了对医疗大环境及社会因素的评估和分析，宣传"零"投入、市场调研"零"投入，仍以传统的中医出诊模式来经营。其中，有的人既是管理者也是出诊者，每天疲于奔命，根本没有精力思考运营问题。这种情况下，除非持有特效秘方或技术，否则很难形成特色及顾客聚集效应。部分跨界开办中医馆的投资者重运营，但不懂中医、中医文化及医学规律，前期在中医馆规模及装修上投入过多，再加上高薪聘请中医坐诊，高投入、低产出时必然催生趋利心理，而以营利为目的的中医馆难以培育忠实的顾客群，也很难获得长效的发展。

3. 中医资源稀缺，中医馆的长效发展面临挑战

"一个优质中医就是一座流动的医院"，中医资源是中医馆的核心竞争力之一。大型综合性中医馆比较看重名医效应，海曙新城中医馆因名老中医云集，中药品质佳而创造巨量就诊的神话[26]；中医馆"第一股"固生堂把全国超过 200 名资深中医变成自己的合伙人，并通过这种"合伙人"机制把全国各地的名医绑定在一起而实现利益共赢。

目前，我国中医药人才总体规模不大，而基层中医馆中医资源更为缺乏[27]，中医人才掣肘严重制约了部分中医馆的发展。中医馆或聘请不到好的中医师，或面临中医师流失问题，中医馆的长效发展面临挑战。为了聘请好中医，中医馆付给中医师的薪酬越来越高，为了提高利润，有的医馆逐步提高挂号费，高挂号费、高薪本身对中小型中医馆来说就是比较棘手的问题，部分中医师还会在中医馆发展得比较好的时候进一步要求提高薪酬，未达成协议即离职并带走客流。还有的中医馆内的医生是多点执业的人员，因各点位奔波及本职工作的影响，出诊不规律，这样的中医馆无法形成品牌优势，行业内竞争力不足。跨界投资中医馆者因缺乏中医资源，常常聘请综合性医院的中医科医生出诊，但这些医生中部分人员已经西医化，不具备中医思维、整体观及辨证论治的能力，常常使用套方进行治疗，疗效不尽如人意。

现阶段很多中医馆对于中医师依赖性过大，话语权有时候中医师大于医馆，越来越多的投资者认识到了这一点，正逐步探索不被中医师裹挟并可确保中医馆长效发展的运营管理模式。

二、中医馆的未来投资趋势

（一）以需求为中心，做精医疗服务，做强健康管理

中医馆的投资定位应以顾客的需求为中心，做精中医诊疗服务，以确切的疗效、良好的就医感受，保障人们的生命健康，确保中医馆的可持续性发展；

同时，做强健康管理，凭借中医药优势促进全民健康，拓宽中医馆服务半径。

1. 精准定位，打造特色专科品牌

投资前应进行充分的评估与调研，根据可开发利用的中医资源开展特色专科中医诊疗服务。精准对标服务人群，可考虑发病率高的各种慢病，以及儿童、65 岁以上老年人等重点人群。中医馆的投资定位是其在众多医馆中脱颖而出的关键环节，应以满足市场需求为目标，以确切的疗效为前提，以是否具有竞争力和突出的顾客辨识度为导向。

2. 提供多元化超预期服务，提升服务内涵

随着社会经济发展和人们生活水平的不断提高，人们在能看病、看好病的同时，开始期待医疗机构能够提供个性化的医疗服务。政府办医是提供基本医疗卫生服务，确保人人能够享有基本医疗服务。而基层中医馆则应以市场需求为导向，提供多元化、差异化的服务，条件允许时可开展随访、特殊人群入户走访等延伸服务。

3. "医、药、技"齐发力，打造精品医疗

"医"要有温度、保证连续性，并借助信息化手段开展"互联网 +"线上医疗服务、疑难病例的中医多学科会诊（MDT），以及中医健康知识普及等。"药"要做精品、做产品，从中药材质量把控、药品制作过程监管到个性化包装，并配以详细药品使用说明，全程闭环管理，并提供代煎、送药上门等特需服务。对于疗效确切并具有知识产权的药方可制成产品并打造成中医馆的品牌进行推广。"技"要治疗、健康促进双管齐下，并在全面开展的基础上，打造若干精品项目，以确切的疗效提高顾客黏度。

4. 开展家庭医生相关业务，助力分级诊疗

中医相较于西医，具有不依赖大型检查设备即可诊断及治疗的绝对优势，是最有可能承接家庭医生相关业务职能的基层医疗机构。通过传统中医文化与中医辨证施治，既可解决人们的就医、保健问题，又能发挥中医药在公共卫生管理中的独特优势。同时，固定的服务领域是中医馆可持续发展的重要资源。

5. 发挥社会公益性，提升公众健康素养

深入社区开展义诊活动，或通过多种渠道进行中医知识宣传与科普传播，提高人们对中医的认知度与接受度，并培养人们的中医自我健康管理的思维和能力。

目前，国内药品滥用问题比较突出，尤其是在医疗机构之外的自主用药，坐堂中医作为中医馆诊疗服务的输出者，其价值在于辨证施治和提供健康指导。规模较大并有固定中医师的医馆，可以通过后期随访为顾客提供闭环式的医疗服务。当中医馆功能充分体现后，有望改变国人滥用药品的习惯。

（二）加强管理，提高运营效率

1. 传承中医文化，打造企业文化

中医馆以民办机构为主体的实体经济，生存是第一要素。但作为根植于社区的中医传统文化的传播者，经营理念必须始于医者维护健康、治病救人的初心，服务于百姓的健康。亲民、利民是中医馆投资的指挥棒，也是中医馆得以持久发展的文化根基。

2. 完善制度体系建设，提高运营效率

健全中医馆组织架构与制度流程，明确职责与分工，合理调配与使用人力资源，让洞悉医疗行业发展规律并具备运营思维和能力的人从事管理，让中医专业人士负责医疗核心技术的开发与实践，节约人力成本，提高中医馆运营效率。

3. 轻资产、重运营，探索跨界合作

建立运营思维，减少不必要的资金投入并积极探索跨领域合作，如将中医馆纳入房地产开发或商业中心的建设中，作为增值项目提升资本结构质量，而中医馆则通过跨界合作寻找新的经济增长点。

4. 关注服务成效，提供优质服务

将现代管理理念与运营模式应用于传统医学领域，定期开展满意度调查，并根据评价结果进行整改，提供超预期的特需服务，提高顾客满意度。同时，用心经营优质客户，提供升级服务，在提高其就诊依从性的同时，也将使其成为中医馆口碑相传的重要载体。

（三）加大人才培养力度，调动社会资源助力中医馆发展

中医馆连锁经营，名中医多点执业、轮流坐诊，以解决顾客的就医需求，这是当前中医馆规模化扩张后，应对中医资源短缺的有效方案。同时，通过跟随名中医学习，培养基层年轻医生。

聘请退休的中医专家到基层执业，在解决基层中医诊疗需求的同时，通过

实践教学提升基层中医专业人员的专业水平和服务能力。管理者在中医专家的选择中应审慎，并加大力度培育专家对医馆的忠诚度。

国家中医药管理局、国家卫生健康委员会、教育部等 10 部委联合印发《基层中医药服务能力提升工程"十四五"行动计划》[28]中，提出以下方案解决基层中医资源不足问题：

（1）在校学生培养：本科层次农村定向医学生培养、中医类别全科医师培养、专科层次农村定向医学生培养。

（2）在职人员培养：对现有基层中医药人员通过岗位培训、外出进修、跟师学习等方式，提高岗位技能和服务能力；或通过西学中培养。

（四）顺应市场及精益化管理的双向需求，大力推进"互联网 +"中医馆建设

据统计，中医馆的消费群体越来越年轻化，在北京、深圳、上海等一线城市，25 ~ 45 岁人群占 70% ~ 80%，而这一群体追求效率与便捷性，新事物接受能力和信息化应用能力较强，"互联网 +"服务是中医馆服务于这一群体的最佳方式，既符合就诊者的需求，又能提高诊疗效率。同时，中医馆的建设正朝着标准化、规范化发展，"互联网 +"平台的建立是实现统筹管理、同质化发展的重要载体。借助互联网中医馆平台，实现医生或技师与顾客线上咨询与诊疗服务。"互联网 +"智慧药房实现药品配制过程的全系统化管理，节省人力并提高效率。"互联网 +"智慧中医体检及中医可穿戴设备的应用，为顾客提供远程诊疗服务。将现代管理方法应用于中医馆建设中，通过互联网中医馆平台跨医馆开展复杂病例的中医多学科会诊研讨。通过互联网中医馆平台，开展延伸服务：提供线上、线下相结合的理疗项目申请与入户走访、治疗等。投资者应根据中医馆的经济实力，有计划地推进信息化建设，以"互联网 +"平台拓宽中医馆的服务空间和辐射半径，抢占更多的资源与市场。

三、总结与展望

中医馆建设是国家实施健康中国战略、落实分级诊疗制度，推进全方位、全周期健康管理的重要布局。通过中医馆建设弘扬中医药传统文化，提高全民

健康素养。在国家政策及各级政府的大力支持下，中医馆应加强自身建设，不断提高服务能力，充分发挥中医药治未病、重养生的特色优势，为实现全民健康提供有力的支持。同时，通过科学定位、规范管理、统筹发展，涌现出越来越多的精品中医馆，打造更多的中医馆界的"百年老店"。

参考文献

[1] 国务院新闻办公室. 发改委就支持社会力量提供医疗服务《意见》答问 [EB/OL]. http：//www. scio. gov. cn/xwfbh/gbwxwfbh/xwfbh/fzggw/Document/1553106/1553106. htm，2017 – 05 – 23.

[2] 国家中医药管理局. 关于印发基层中医药服务能力提升工程"十三五"行动计划的通知 [EB/OL]. http：//www. satcm. gov. cn/yizhengsi/gongzuodongtai/2018 – 03 – 24/2665. html，2016 – 10 – 18.

[3] 国家中医药管理局. 国家卫生健康委员会 2022 年 8 月 2 日新闻发布会介绍党的十八大以来中医药政策体系完善和服务能力提升有关情况 [EB/OL]. http：//www. satcm. gov. cn/bangongshi/gongzuodongtai/2022 – 08 – 02/27315. html，2022 – 08 – 04.

[4] 任晓波，刘士胤. 打造"星级"中医馆擦亮基层中医药服务金字招牌 [J]. 中国农村卫生，2022，14（8）：49 – 50.

[5] 浙江在线. 浙江省中医药发展"十四五"规划出炉，要建 100 个基层中医馆 [EB/OL]. https：//js. zjol. com. cn/ycxw_ zxtf/202106/t20210601_ 22613607. shtml，2021 – 06 – 01.

[6] 人民资讯. 重庆首批 30 家基层"精品中医馆"验收，做优百姓"家门口"的中医药服务 [EB/OL]. https：//baijiahao. baidu. com/s？id = 1722982061758970167 &wfr = spider&for = pc，2022 – 01 – 26.

[7] 中国人大网. 中华人民共和国中医药法 [EB/OL]. http：//www. npc. gov. cn/npc/c12435/201612/b0deb577ba9d46268dcc8d38ae40ae0c. shtml，2016 – 12 – 25.

[8] 国家医疗保障局，国家中医药管理局. 国家医疗保障局国家中医药管理局关于医保支持中医药传承创新发展的指导意见 [EB/OL]. http：//www. gov. cn/zhengce/zhengceku/2022 – 01/01/content_ 5665996. htm，2021 – 12 – 14.

[9] 张笑雨. 破解中医馆多元发展的"密码" [J]. 中国药店，2021（10）：76 – 77.

［10］李从选．如何利用中医馆营销中药［J］．中国药店，2016（01）：80－81.

［11］栗于云．S中医馆服务营销策略研究［D］．昆明：昆明理工大学，2018.

［12］黎鹏程，何清湖，孙贵香，等．国医大师孙光荣论"中医优势病种"［J］．湖南中医药大学学报，2018，38（1）：1－3.

［13］吴梦月．中医馆：开掘儿科金矿［J］．中国药店，2018（09）：84－85.

［14］国家中医药管理局．国家中医药管理局解读《中医药健康服务发展规划（2015—2020年)》［EB/OL］．http：//www. satcm. gov. cn/fajiansi/gongzuodong-tai/2018－03－24/2256. html，2015－05－20.

［15］医馆界．互联网＋中医医疗数据报告2021［EB/OL］．https：//mp. weixin. qq. com/s/dyo5JKvMf1q1VUlrL－7lcg，2022－06－27.

［16］马飞．中医馆拼服务卷出优生态［EB/OL］．http：//www. yyjjb. com. cn/yyjjb/202208/202208241114571457_ 13193. shtml，2022－08－25.

［17］吴梦月．中医馆：守正道，创新机［J］．中国药店，2021（04）：110－113.

［18］医馆界．互联网国医馆的今天与明天［EB/OL］．https：//mp. weixin. qq. com/s/Msp4WFsO89OMVzZUtzTKhA，2021－04－16.

［19］网易新闻．中医馆健康信息平台累计接入基层中医馆1.4万多家［EB/OL］．https：//3g. 163. com/dy/article_ so/G5PTG48S055004XG. html，2021－03－23.

［20］健康界．实地探访全国首家互联网国医馆［EB/OL］．https：//www. cn－healthcare. com/article/20180105/wap－content－499016. html，2018－01－05.

［21］人民周刊．中医馆搭上互联网［EB/OL］．https：//mp. weixin. qq. com/s？src＝11&timestamp＝1665620147&ver＝4101&signature＝eeaTgOMUabNTdzH1zO8pDPe1IagcwQxNJrRBpU80bDc3kYQ01X8xPVgBTCvsoCRBcRfyHq5diPSnp9XCqBcGth－nMALTwKgRf6UqwW1XVcTxD8p43g3rrxxDMmMX1boj－&new＝1，2019－12－16.

［22］医馆界．"互联网＋"中医医疗数据报告2021［EB/OL］．https：//mp. weixin. qq. com/s/dyo5JKvMf1q1VUlrL－7lcg，2022－06－27.

［23］医馆界．2019年，全国中医馆增加近5000家［EB/OL］．https：//mp. weixin. qq. com/s/oIYRHMOXq7stKzAYtZ0TMw，2020－06－08.

［24］国家卫生健康委员会规划发展与信息化司．2021年我国卫生健康事业发展统计公报［EB/OL］．https：//mp. weixin. qq. com/s/W0lGWsiiR3gG9um4_ 78－aQ，2022－07－12.

［25］中国小康网．小康调查：这是你所了解的中医吗［EB/OL］．https：//

叁 投资运营篇

m. sohu. com/coo/sg/133972822_ 426502，2017 - 04 - 14.

［26］李从选．如何利用中医馆营销中药［J］．中国药店，2016（1）：80 - 81.

［27］于浩，朱翊．基层医疗卫生机构中医馆信息化现状调研分析［J］．中医药导报，2017，23（5）：108 - 110.

［28］国家中医药管理局．基层中医药服务能力提升工程"十四五"行动计划［EB/OL］．http：//www. cntcm. com. cn/news. html？aid = 195811，2022 - 04 - 01.

叁　投资运营篇

HB.08 中医馆专业技术人员职业岗位
胜任力调查与分析

徐智广[①]　许博文[②]

摘　要： 本研究旨在通过建立中医馆专业技术人员岗位胜任力评价指标体系，检验评价中医馆专业技术人员的岗位胜任力现况，分析影响其岗位胜任力的因素，为提升中医馆专业技术人员岗位胜任力提供参考依据。以北京市、天津市、河北省等12个省份共34所中医馆专业技术人员共562人作为被调查对象，通过使用结合国内外相关文献、资料并经咨询专家，结合临床实际岗位技能需求及相关中医特色诊疗技术设计出的调查问卷进行调查，采用描述性分析、独立样本 t 检验及单因素方差检验分析数据，将得分差异具有统计学意义的指标进一步进行最小显著差异（LSD）多重比较。研究结果显示，中医馆专业技术人员岗位胜任力7个一级指标的平均分均大于3分，医学知识掌握能力和临床技能是得分最低的两项，分别为4.07分和3.93分。性别、中医馆规模、工作专业是否一致性对岗位胜任力无显著性影响（ $P > 0.05$ ）；不同年龄、不同学历、不同职称、不同工作身份及不同工作年限等特征的中医馆专业技术人员岗位胜任力部分维度存在显著性差异（ $P < 0.05$ ）。建议以中医专业技术人员岗位胜任力为导向进行人才培养体系设置，并探索具有中医传承特色的中医现代学徒制人才培养新模式，应加强中医专业技术人员的中医经典学习和中医思维锻炼，强化其中医诊疗技能和实践能力培养，加强医患沟通技巧培训，强化团队合作意识和团队协作诊治能力，中医馆应以岗位胜任力评价指标体系为依据科学地进行中医馆人才选拔，完善临床带教老师遴选制度和奖惩制度，构建客观可行的多方位考核体系，从而促进中医专业技术人员岗位胜任力的全面提升。

关键词： 中医馆；专业技术人员；岗位胜任力

①　徐智广，中医学硕士，沧州医学高等专科学校中医药系主任、教授。研究方向：中医学教育与管理。
②　许博文，外科学硕士，沧州医学高等专科学校中医药系讲师。研究方向：中医临床与教育管理。

引言

随着社会经济的稳步发展，医疗保健制度的不断完善，人民的平均寿命得到了明显的提高，对健康服务的需求与日俱增，且随着人们生活水平的提高，人们对健康的认识不断提高，对健康服务的要求也越来越多元化[1]。中医独特的诊疗特色不断被挖掘出来，得到了社会的认可，在我国医疗卫生事业中占据了重要地位，且随着我国医药卫生事业的发展，中医药的地位也在日益提高[2]。《"健康中国2030"规划纲要》和2019年中共中央、国务院印发的《关于促进中医药传承创新发展的意见》中都指出，应以预防为主，中西医并重，充分发挥中医药独有的诊疗特色。这就为中医的现代化发展与传承创造了条件，这也是我国实施"健康中国"战略所带来的新机遇与新挑战。

发展基层中医药是发展中医药事业的关键，中医馆的发展是当前基层中医药发展中的重要环节。中医馆是基层中医药服务的主要场所，其专业技术人员的服务水平目前还不能完全适应广大群众对中医药诊疗服务的需要，这使得中医馆的发展动力明显不足，所以必须加强对中医馆专业技术人员岗位服务能力的提升[3]。这些都需要中医药的发展不断进行革新，让中医药行业始终适应我国现行的医疗卫生方针政策和我国社会发展，坚持中医药人才培养模式的改革创新，加强中医药人才队伍建设。《加强医教协同实施卓越医生教育培养计划2.0的意见》指出，要推动以岗位胜任力为导向的教育与教学改革，突显岗位胜任力在人才培养中的地位，并以其为指导，提高中医专业技术人员的医疗服务能力。

本研究将在查阅国内外关于中医师的岗位胜任力考核指标体系相关文献的基础上，建立中医馆专业技术人员岗位胜任力评价指标体系，并运用该指标体系检验评价12个省份共34所中医馆专业技术人员的岗位胜任力现况，分析影响中医馆专业技术人员岗位胜任力的因素，在此基础上，对如何进一步推进中医馆的健康发展、加强中医药人才队伍建设、促进基层中医药事业的高质量发展提供了有力的政策建议。

叁　投资运营篇

一、材料与方法

（一）研究对象

本研究选择北京市、天津市、河北省等 12 个省市共 34 所中医馆专业技术人员共 562 人作为被调查对象，工作科室包括中医内科、中医外科、中医妇产科、中医儿科、中医全科、针灸科、针推科、理疗科、治未病中心等。

（二）研究内容

本研究以选取的 562 名中医馆专业技术人员为研究对象，通过使用结合国内外相关文献、资料并经咨询专家，结合临床实际岗位技能需求及相关中医特色诊疗技术设计出的调查问卷进行调查。调查问卷采用选择题的形式，主要包括基本信息及 7 个维度（医学人文素养，医学知识掌握能力，临床技能掌握能力，医患沟通能力，公共卫生服务能力，团队协作能力，学习能力与创新精神）。通过整理调查数据，进一步统计分析得出结果，以了解中医馆专业技术人员职业岗位胜任力现状，并进一步探讨其岗位胜任力与性别、年龄、最高学历、职称、所在中医馆职工人数、工作身份、工作年限及毕业专业与目前工作科室是否一致等因素之间的关系，得出具体结论并提出相关建议。

（三）研究方法

1. 问卷调查

本研究以使用问卷调查法调查为主，问卷内容包括中医馆专业技术人员的基本信息及岗位胜任力情况。调查问卷采用 Likert 5 级评分法，极少部分达到、少部分达到、部分达到、大部分达到、全部达到依次赋分 1~5 分，分数越高代表岗位胜任力越高。通过问卷星网络填写的方式发放问卷，要求其线上填写调查问卷。

2. 统计学方法

采用 Excel 软件进行问卷调查数据整理及录入。采用 SPSS 23.0 统计软件对调查数据进行整理及统计分析，采用描述性分析了解中医馆专业技术人员的基本情况及岗位胜任力现状，运用独立样本 t 检验及单因素方差检验比较不同人群特征医师在中医馆专业技术人员岗位胜任力体系中的评分情况，将得分差异具有统计学意义的指标进一步 LSD 多重比较。$P < 0.05$ 表示差异具有统计学意义。

二、结果

（一）中医馆专业技术人员基本信息

本次《中医馆专业技术人员职业岗位胜任力调查问卷》调查了 585 名中医馆专业技术人员（见表1），共有 562 人（96.07%）完成了调查问卷，其中男性 273 人（48.58%），女性 289 人（51.42%），性别分布大致均匀（见图1）；年龄分布在 18～50 岁之间，平均年龄为 21.71 岁（见图2）；最高学历中，中专、大专、本科、硕士研究生和博士研究生的比例分别为 1.25%、54.27%、29.18%、14.41%、0.89%（见图3）；职称为初级的调查对象比例最多，为 51.07%，中级、副高级、高级职称的比例分别为 38.26%、8.36%、2.31%（见图4）；所在中医馆职工人数 20 人及以下、21～50 人、51～100 人、100 人以上分别占 72.60%、11.39%、7.65%、8.36%（见图5）；被调查者中本馆职工和实习生所占比例最高，分别为 60.5% 和 34.52%，进修生、规培生、硕士在读和博士在读分别占 1.78%、0.71%、1.42%、1.07%（见图6）；工作年限 3 年及以下人数最多，占 68.86%，工作年限在 3 年以上者占31.14%（见图7）；毕业专业与目前工作科室一致者占 80.43%（见图8）。

表 1　调查对象基本信息

类别	观察指标	指标人数/个	占比/%
性别	男	273	48.58
	女	289	51.42
年龄/岁	18～25	247	43.95
	26～30	157	27.93
	31～40	132	23.49
	>40	26	4.63

续表

类别	观察指标	指标人数/个	占比/%
最高学历	中专	7	1.25
	大专	305	54.27
	本科	164	29.18
	硕士研究生	81	14.41
	博士研究生	5	0.89
职称	初级	287	51.07
	中级	215	38.26
	副高级	47	8.36
	高级	13	2.31
所在中医馆职工人数/人	<20	408	72.6
	21~50	64	11.39
	51~100	43	7.65
	>100	47	8.36
工作身份	本馆职工	340	60.50
	实习生	194	34.52
	进修生	10	1.78
	规培生	4	0.71
	硕士在读	8	1.42
	博士在读	6	1.07
工作年限/年	0~3	387	68.86
	>3	175	31.14
毕业专业与目前工作科室是否一致	一致	452	80.43
	不一致	110	19.57

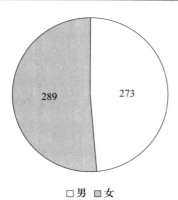

□男 ▨女

图1　调查对象性别统计分布

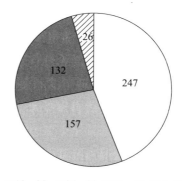

□18~25 ▨26~30 ▦31~40 ▧>40

图2　调查对象年龄统计分布

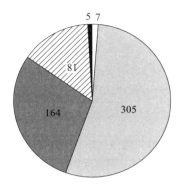

□中专 □大专 ■本科 ▨硕士研究生 ■博士研究生

图3　调查对象最高学历统计分布

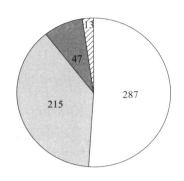

□初级 □中级 ■副高级 ▨高级

图4　调查对象职称统计分布

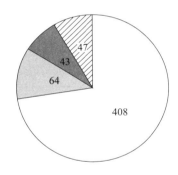

□<20 □21～50 ■51～100 ▨>100

图5　调查对象所在中医馆职工人数统计分布

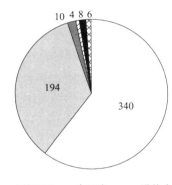

□本馆职工　　□实习生　　■进修生
▨规培生　　■硕士在读　▨博士在读

图6　调查对象工作身份统计分布

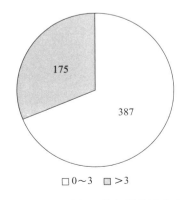

□0～3 □>3

图7　调查对象工作年限统计分布

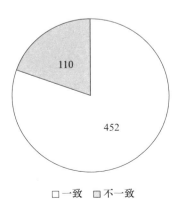

□一致 □不一致

图8　调查对象工作与专业一致性统计分布

叁　投资运营篇

（二）中医馆专业技术人员职业岗位胜任力调查问卷可靠情况

经分析，本次《中医馆专业技术人员职业岗位胜任力调查问卷》信度状况良好，各个分维度的信度全部高于0.9，表示此问卷调查到的数据能够真实可靠地反映被调查中医馆专业技术人员的岗位胜任力情况，见表2。

表2 调查问卷可靠性分析情况

维度	项数/个	克隆巴赫系数
医学人文素养	8	0.949
医学知识掌握能力	7	0.969
临床技能掌握能力	9	0.938
医患沟通能力	8	0.952
公共卫生服务能力	7	0.932
团队协作能力	9	0.950
学习能力与创新精神	5	0.970
整体问卷	53	0.983

（三）中医馆专业技术人员岗位胜任力现状

通过调查问卷对样本中医馆专业技术人员岗位胜任力现状调查，结果分析如下：7个维度能力均值分布在3.93~4.59分，除了"临床技能掌握能力"维度均值为3.93，小于4分外，其余维度均值均处于4~5分，说明本次调研的中医馆专业技术人员各维度能力较强，见表3。

表3 中医馆专业技术人员岗位胜任力得分

维度	n	平均值	标准差	最小值	最大值
医学人文素养	562	4.59	0.61	2.13	5.00
医学知识掌握能力	562	4.07	0.82	1.57	5.00
临床技能掌握能力	562	3.93	0.22	2.89	5.00
医患沟通能力	562	4.45	0.76	1.00	5.00
公共卫生服务能力	562	4.46	0.80	1.00	5.00
团队协作能力	562	4.42	0.75	1.00	5.00
学习能力与创新精神	562	4.46	0.85	1.00	5.00

（四）岗位胜任力影响因素调查结果

1. 不同性别中医馆专业技术人员岗位胜任力得分情况

通过不同性别中医馆专业技术人员的差异比较，发现不同性别在岗位胜任力各维度上不存在显著性差异（$P > 0.05$），见表4。

表4 不同性别各维度分析情况

维度	观察指标	平均值	标准差	t	P
医学人文素养	男	4.61	0.61	0.88	0.38
	女	4.57	0.62		
医学知识掌握能力	男	4.13	0.78	-1.91	0.06
	女	4.01	0.84		
临床技能掌握能力	男	3.87	0.27	1.67	0.10
	女	3.96	0.20		
医患沟通能力	男	4.42	0.81	-1.76	0.08
	女	4.47	0.73		
公共卫生服务能力	男	4.44	0.82	0.87	0.39
	女	4.47	0.79		
团队协作能力	男	4.38	0.80	0.76	0.45
	女	4.44	0.72		
学习能力与创新精神	男	4.49	0.89	-0.91	0.36
	女	4.43	0.84		

2. 不同年龄中医馆专业技术人员岗位胜任力得分情况

通过不同年龄中医馆专业技术人员的差异比较，发现不同年龄"医患沟通能力"维度存在显著性差异（$P < 0.05$），其余岗位胜任力维度在岗位胜任力上不存在显著性差异（$P > 0.05$）。经 LSD 事后检验发现，各年龄段医患沟通能力均存在明显差异，具体表现为40岁以上 > 31~40岁 > 26~30岁 > 18~25岁；医患沟通能力方面，31~40岁及大于40岁的专业技术人员明显强于18~25岁和26~30岁的人群，见表5。

叁 投资运营篇

表5　不同年龄各维度分析情况

维度	观察指标	平均值	标准差	F	P
医学人文素养	18～25 岁	4.55	0.59	1.10	0.35
	26～30 岁	4.65	0.58		
	31～40 岁	4.60	0.74		
	>40 岁	4.48	0.61		
医学知识掌握能力	18～25 岁	4.01	0.75	1.57	0.20
	26～30 岁	4.10	0.77		
	31～40 岁	4.03	0.78		
	>40 岁	4.12	0.89		
临床技能掌握能力	18～25 岁	3.90	0.24	2.16	0.09
	26～30 岁	3.91	0.17		
	31～40 岁	3.94	0.17		
	>40 岁	3.95	0.14		
医患沟通能力	18～25 岁	4.42	0.69	2.71	0.04
	26～30 岁	4.43	0.73		
	31～40 岁	4.47	0.97		
	>40 岁	4.49	0.78		
公共卫生服务能力	18～25 岁	4.48	0.69	2.10	0.10
	26～30 岁	4.46	0.79		
	31～40 岁	4.38	0.91		
	>40 岁	4.44	0.67		
团队协作能力	18～25 岁	4.38	0.66	1.47	0.22
	26～30 岁	4.45	0.70		
	31～40 岁	4.44	0.98		
	>40 岁	4.41	0.69		
学习能力与创新精神	18～25 岁	4.51	0.70	1.39	0.25
	26～30 岁	4.45	0.88		
	31～40 岁	4.52	0.79		
	>40 岁	4.48	0.93		

3. 不同学历中医馆专业技术人员岗位胜任力得分情况

通过不同学历中医馆专业技术人员之间的差异比较，发现不同年龄除

"医学知识掌握能力"维度存在显著性差异（$P<0.05$），其余岗位胜任力维度在岗位胜任力上不存在显著性差异（$P>0.05$）。经 LSD 事后检验发现，硕士研究生和博士研究生的医学知识掌握能力均明显高于中专、大专、本科的专业技术人员。详见表6。

表6　不同学历各维度分析情况

维度	观察指标	平均值	标准差	F	P
医学人文素养	中专	4.59	0.69	0.67	0.57
	大专	4.60	0.60		
	本科	4.57	0.66		
	硕士研究生	4.59	0.39		
	博士研究生	4.62	0.45		
医学知识掌握能力	中专	4.04	0.70	36.07	<0.00
	大专	4.05	0.82		
	本科	4.07	0.81		
	硕士研究生	4.13	0.15		
	博士研究生	4.14	0.45		
临床技能掌握能力	中专	3.90	0.20	2.10	0.10
	大专	3.93	0.17		
	本科	3.94	0.30		
	硕士研究生	3.95	0.34		
	博士研究生	3.93	0.40		
医患沟通能力	中专	4.44	0.67	2.37	0.07
	大专	4.48	0.73		
	本科	4.48	0.71		
	硕士研究生	4.46	0.56		
	博士研究生	4.44	0.51		
公共卫生服务能力	中专	4.45	0.63	1.46	0.22
	大专	4.46	0.72		
	本科	4.45	0.80		
	硕士研究生	4.47	0.52		
	博士研究生	4.45	0.46		

叁　投资运营篇

续表

维度	观察指标	平均值	标准差	F	P
团队协作能力	中专	4.41	0.68	2.24	0.08
	大专	4.39	0.73		
	本科	4.44	0.86		
	硕士研究生	4.41	0.52		
	博士研究生	4.46	0.41		
学习能力与创新精神	中专	4.46	0.79	2.10	0.10
	大专	4.47	0.85		
	本科	4.48	0.90		
	硕士研究生	4.46	0.52		
	博士研究生	4.44	0.42		

4. 不同职称中医馆专业技术人员岗位胜任力得分情况

通过不同职称中医馆专业技术人员的差异比较，发现不同职称除"临床技能掌握能力""团队协作能力"维度存在显著性差异（$P < 0.05$）外，其余岗位胜任力维度在岗位胜任力上不存在显著性差异（$P > 0.05$）。经 LSD 事后检验发现，不同职称临床技能掌握能力均存在明显差异，具体表现为高级 > 副高级 > 中级 > 初级；"团队协作能力"方面，副高级和高级职称明显强于初级和中级的人员，见表7。

表7 不同职称各维度分析情况

维度	观察指标	平均值	标准差	F	P
医学人文素养	初级	4.55	0.62	1.10	0.35
	中级	4.57	0.41		
	副高级	4.58	0.82		
	高级	4.58	0.49		
医学知识掌握能力	初级	4.04	0.84	1.88	0.13
	中级	4.10	0.62		
	副高级	4.06	0.94		
	高级	4.08	0.52		

续表

维度	观察指标	平均值	标准差	F	P
临床技能掌握能力	初级	3.86	0.17	23.99	<0.01
	中级	3.89	0.45		
	副高级	3.92	0.38		
	高级	3.98	0.39		
医患沟通能力	初级	4.44	0.78	1.10	0.35
	中级	4.47	0.47		
	副高级	4.45	0.87		
	高级	4.43	0.56		
公共卫生服务能力	初级	4.48	0.83	1.39	0.25
	中级	4.47	0.49		
	副高级	4.45	0.74		
	高级	4.49	0.48		
团队协作能力	初级	4.45	0.77	10.98	<0.01
	中级	4.40	0.44		
	副高级	4.50	0.77		
	高级	4.52	0.56		
学习能力与创新精神	初级	4.48	0.86	2.10	0.10
	中级	4.45	0.46		
	副高级	4.44	1.43		
	高级	4.47	0.50		

5. 不同中医馆规模的专业技术人员岗位胜任力得分情况

通过不同中医馆规模的专业技术人员岗位胜任力的差异比较，发现不同性别在岗位胜任力各维度上不存在显著性差异（$P > 0.05$），见表8。

表8　不同中医馆规模各维度分析情况

维度	观察指标	平均值	标准差	F	P
医学人文素养	<20	4.57	0.98	1.29	0.28
	21~50	4.56	0.66		
	51~100	4.60	0.41		
	>100	4.60	0.7		

续表

维度	观察指标	平均值	标准差	F	P
医学知识掌握能力	<20	4.06	1.11	2.10	0.10
	21～50	4.06	0.94		
	51～100	4.07	0.92		
	>100	4.09	0.86		
临床技能掌握能力	<20	3.93	0.75	1.57	0.20
	21～50	3.95	0		
	51～100	3.91	0.15		
	>100	3.93	0.72		
医患沟通能力	<20	4.43	0.72	2.19	0.09
	21～50	4.44	0.53		
	51～100	4.46	0.59		
	>100	4.47	0.77		
公共卫生服务能力	<20	4.47	0.72	0.76	0.52
	21～50	4.44	0.78		
	51～100	4.43	0.66		
	>100	4.48	0.56		
团队协作能力	<20	4.40	0.59	2.26	0.08
	21～50	4.42	0.72		
	51～100	4.43	0.63		
	>100	4.45	0.52		
学习能力与创新精神	<20	4.48	0.72	1.10	0.35
	21～50	4.47	0.51		
	51～100	4.44	0.59		
	>100	4.45	0.72		

6. 不同工作身份的中医馆专业技术人员岗位胜任力得分情况

通过不同工作身份的中医馆专业技术人员岗位胜任力的差异比较，发现不同职称除"医学知识掌握能力""临床技能掌握能力""医患沟通能力"维度存在显著性差异（$P<0.05$）外，其余岗位胜任力维度在岗位胜任力上不存在显著性差异（$P>0.05$）。经 LSD 事后检验发现，实习生在"医学知识掌握能力""临床技能掌握能力""医患沟通能力"三个维度均明显低于本馆职工、实习生、进修生、规培生、硕士在读、博士在读人员，见表9。

表9 不同工作身份各维度分析情况

维度	观察指标	平均值	标准差	F	P
医学人文素养	本馆职工	4.64	0.61	1.88	0.10
	实习生	4.60	0.50		
	进修生	4.62	1.23		
	规培生	4.57	0.90		
	硕士在读	4.56	0.79		
	博士在读	4.64	0.43		
医学知识掌握能力	本馆职工	4.07	0.79	5.14	<0.01
	实习生	3.96	0.70		
	进修生	4.05	1.15		
	规培生	4.08	1.00		
	硕士在读	4.06	0.52		
	博士在读	4.05	0.89		
临床技能掌握能力	本馆职工	3.95	0.13	4.49	<0.01
	实习生	3.75	0.48		
	进修生	3.90	0.58		
	规培生	3.94	0.64		
	硕士在读	3.92	0.40		
	博士在读	3.95	0.51		
医患沟通能力	本馆职工	4.46	0.77	2.99	0.01
	实习生	4.36	0.55		
	进修生	4.46	1.01		
	规培生	4.42	1.25		
	硕士在读	4.45	0.13		
	博士在读	4.47	0.57		
公共卫生服务能力	本馆职工	4.46	0.79	1.51	0.19
	实习生	4.44	0.73		
	进修生	4.47	0.74		
	规培生	4.48	0.52		
	硕士在读	4.43	0.00		
	博士在读	4.48	0.88		

叁 投资运营篇

续表

维度	观察指标	平均值	标准差	F	P
团队协作能力	本馆职工	4.47	0.75	1.27	0.28
	实习生	4.46	0.44		
	进修生	4.45	0.90		
	规培生	4.39	0.89		
	硕士在读	4.41	0.00		
	博士在读	4.41	0.76		
学习能力与创新精神	本馆职工	4.49	0.83	2.03	0.07
	实习生	4.48	0.44		
	进修生	4.42	0.92		
	规培生	4.46	0.73		
	硕士在读	4.44	2.07		
	博士在读	4.47	0.88		

7. 不同工作年限的中医馆专业技术人员岗位胜任力得分情况

通过不同工作年限的中医馆专业技术人员岗位胜任力的差异比较，发现不同工作年限的中医馆专业技术人员，除"临床技能掌握能力"维度存在显著性差异（$P < 0.05$）外，其余岗位胜任力维度在岗位胜任力上不存在显著性差异（$P > 0.05$）。经 LSD 事后检验发现，工作年限 0~3 年在"临床技能掌握能力"维度均明显低于工作年限大于 3 年的专业技术人员，见表 10。

表 10 不同工作年限各维度分析情况

维度	观察指标	平均值	标准差	t	P
医学人文素养	0~3 年	4.60	0.55	-0.12	0.91
	>3 年	4.57	0.62		
医学知识掌握能力	0~3 年	4.03	0.91	0.79	0.43
	>3 年	4.09	0.81		
临床技能掌握能力	0~3 年	3.87	0.69	2.35	0.02
	>3 年	3.96	0.00		
医患沟通能力	0~3 年	4.44	0.68	-0.87	0.38
	>3 年	4.47	0.77		
公共卫生服务能力	0~3 年	4.48	0.65	1.49	0.14
	>3 年	4.44	0.82		

维度	观察指标	平均值	标准差	t	P
团队协作能力	0~3 年	4.45	0.62	−1.73	0.08
	>3 年	4.40	0.76		
学习能力与创新精神	0~3 年	4.48	0.77	0.98	0.33
	>3 年	4.45	0.87		

8. 不同工作与专业一致性的中医馆专业技术人员岗位胜任力得分情况

通过不同工作与专业一致性的中医馆专业技术人员岗位胜任力的差异比较,毕业专业与目前工作科室是否一致在各维度的岗位胜任力上均不存在显著性差异($P > 0.05$),见表11。

表11　不同工作与专业一致性各维度分析情况

维度	观察指标	平均值	标准差	t	P
医学人文素养	一致	4.60	0.58	1.87	0.06
	不一致	4.57	0.72		
医学知识掌握能力	一致	4.09	0.82	1.90	0.17
	不一致	4.04	0.80		
临床技能掌握能力	一致	3.95	0.23	−2.87	0.09
	不一致	3.90	0.22		
医患沟通能力	一致	4.47	0.71	0.76	0.38
	不一致	4.44	0.92		
公共卫生服务能力	一致	4.48	0.72	−0.98	0.32
	不一致	4.44	0.75		
团队协作能力	一致	4.43	0.69	1.09	0.30
	不一致	4.40	0.92		
学习能力与创新精神	一致	4.48	0.80	1.72	0.19
	不一致	4.45	0.75		

三、结论

(一) 中医馆专业技术人员岗位胜任力普遍较强

实证研究所得的中医馆专业技术人员岗位胜任力自评结果,7 个一级指标的

叁　投资运营篇

平均分均大于 3 分，表明中医馆专业技术人员岗位胜任力普遍较强。各维度得分中，"医学人文素养"得分最高，符合"医乃仁术，医者仁心"的中医救死扶伤的核心价值观。但与此同时，"医学知识掌握能力"和"临床技能掌握能力"的得分最低，分别为 4.07 分和 3.93 分，或许是因为当前中医传统的临床思维方式在近代医药的冲击下产生了较深远的变化，诸多中医药专业的学生加强了对现代医学基础理论的学习，忽视对传统中医经典的研究，中医毕业生未及早建立中医思想，并且受到工作时间和工作经历的限制，从而在临床实习和工作中不能把理论知识与实践工作有机结合，短期内很难具备较强的临床诊疗能力。

（二）中医馆专业技术人员岗位胜任力的影响因素

通过不同类型中医馆专业技术人员之间的差异比较显示：性别、中医馆规模、工作专业是否一致性对岗位胜任力无显著性影响（$P > 0.05$）；不同年龄、不同学历、不同职称、不同工作身份及不同工作年限等特征的中医馆专业技术人员岗位胜任力部分维度存在显著性差异（$P < 0.05$）。在年龄方面，仅在"医患沟通能力"方面表现出不同年龄段的调查对象有岗位胜任力不同；不同学历的调查对象在"医学知识掌握能力"方面有统计学差异；不同职称的调查对象在"临床技能掌握能力""团队协作能力"两个方面有统计学差异；不同工作身份的调查对象在"医学知识掌握能力""临床技能掌握能力""医患沟通能力"三个方面有统计学差异；不同工作年限的调查对象在"临床技能掌握能力"方面有统计学差异。

众所周知，研究经典、勤于临床、跟随名师、善于总结，是成为优秀中医临床人才必不可少的内在因素，而在不同的调查对象中，年龄、职称、学历、工作身份、工作年限五个维度，都在某种程度上反映了自身从事中医相关工作的工作年限或经验积累，与相关研究结果大致相同。

四、建议

（一）以中医专业技术人员岗位胜任力为导向进行人才培养体系设置

中医类专业技术人才应为具备正确的中医思维方式、扎实的中西医理论知识、较高的临床诊疗水平以及综合能力突出的复合型人才[4-5]。在我国中医药产业不断走向国际化的过程中，对高素质的中医人才提出了更高的要求，中医专业技术人员的培养要按照自身的发展规律和模式来进行。本研究建议进一步深化中医教育改革，构建更为合理的中医教育体制及中医专业技术人员培育供需均衡机制，加快完善院校教育、毕业后教育和继续教育三位一体的中医高等教育人才培养体系，与国际医疗教育改革的潮流接轨。在中医专业技术人员培养过程中，可以围绕着专业技术人员岗位胜任力开展教学，建立基于岗位胜任力的评估制度，对现有的中医专业技术人员培养模式进行改良与完善。中医专业技术人员除主修中医及西医相关理论知识之外，还要学习医学人文、沟通技巧等，以优化自身的知识结构，由仅为考取相应职业资格的中医专业技术人员，转变成拥有较强中医岗位胜任力，具备过硬综合素质的复合型中医全才，为我国中医事业发展源源不断地输送新鲜血液。这将有助于解决人民对中医医疗的需求和目前中医人才紧缺之间的矛盾，从而提高人民健康水平，促进健康中国的建设。

（二）探索具有中医传承特色的中医现代学徒制人才培养新模式

传统中医教学，在古代一直是师承方式，如扁鹊师从长桑君，李东垣师从张元素，通过朝夕临诊，耳濡目染，口授心传，更加重视临床实践；但也有弊端，如门派限制，临床思路狭窄，理论知识薄弱，没有统一的教学标准和技术规范，质量难以控制，培养人数有限，医学水平和临床能力的整体提高受限等[6]。到近现代，随着高等教育兴起，中医学即通过高等学校教育来传承，但学校教育也有些弊端，如中医特色不显著，临床实践教学缺乏，学生主动探究能力低下，理论与实践脱节等。有许多学者创新中医师承方法，如陈宇等[7]创建"线上＋线下"的师承平台，并配合建设传承生培养项目及师承资源库，建立新师承的中医传承模式。如何发挥"师承"与学校教育的优势，弥补各自不足是目前中医人才培养需要急需解决的难题。本研究建议，可借鉴现代学徒制的方法，例如开设"扁鹊中医传承班"等方式，将传统学徒制融入学校教育因素，不断深化职业教育校企合作。现代学徒制是实现高职教育功能定位和高技能人才培养目标的有效途径[8]。具体实施应充分进行调研，根据现代学徒制本质特征，科学规范制订培养方案及专业培养目标，重构课程体系和确定课程标准，按照学生的认知规律和职业成长规律，真正形成融合学生人文素养、专业知识、职业技能、职业态度和职业素养的培养体系。并建立完善的导师制度，明确其带教目标、内容及方案，确定并严格执行考核标准，保证师承效果。与此同时，建立完整的教学评价体系，多元化的考核方式，定期对"扁鹊中医传承班"学生进行考核，阶段性考核与总结性考核相结合，更加注重医德素质与职业能力的双重培养。

中医现代学徒制人才培养新模式能激发学生学习兴趣，加快向医生的成长速度，实现能力和素质的协调发展[9]。学生跟从导师学习，不仅领悟到其临床诊疗思维和中医临床技能，而且能使学生领悟到如何进行医患交流，掌握医患沟通的技巧。将学校教育与跟名师、上临床相结合，将"传统中医师承教育"与"现代高校教学"相融合，探索"现代学徒制"与传统中医教学相结合，具有明显优势，可为中医教学改革提供思路和方法，为培养现代新型中医人才提供借鉴。

（三）加强中医经典学习和中医思维锻炼

中国古代哲学是中医学思想形成的基础，而中医学则是把传统的哲学思想具象化，从而形成了独有的中医临床辨证思维[10-11]。在中医专业技术人才培养中，应加强中医基础理论和经典著作的研读，指导中医从业人员研读经典，掌握中医基础理论和知识，及早建立中医思维方式，促进中医专业技术人员在基础知识和实践技能方面的岗位胜任力的提高。《黄帝内经》《难经》《伤寒杂病论》《神农本草经》等经典著作为中医体系的载体，被历代中医名家誉作"圣经"，在中医理论体系中占有举足轻重的地位，也是培养中医药人才的重要参考。《"健康中国2030"规划纲要》也提出，要注重对传统医学典籍的研究与发掘，对历代中医理论、流派、学说进行全面系统的继承与创新发展，推进中医传承创新工程。本研究通过对中医馆中医专业技术人员岗位胜任力的调查分析发现，部分中医专业技术人员缺乏对中医知识系统的掌握，尤其对中医四大经典研读不够透彻。因此，建议学校及医馆在中医专业技术人员培养全过程中，把中医的基础知识作为培养重点，强化中医经典的教学，同时注意掌握与之相适应的临床诊治方案，使中医专业技术人员能够更好地运用辨证思维方式来解决实际的临床问题。

（四）强化中医诊疗技能和实践能力培养

中医的特点与优点是其特有的临床技术，其生命力体现在其临床效果上。

只有具备丰富的理论知识和精湛的临床操作技术，才能使中医的诊疗特点更好地为病人服务。但是，由于目前我国中医教育仍在效仿西医教育方式，并由于"学贯中西"的教学目标导向，导致新一代中医专业技术人员对西医技术的依赖性日益增强，出现中医理论基础不牢，中医临床诊治技术水平不高等问题[12-13]。中医馆内中医技术人员对中医诊疗技术水平的认识还不够成熟，特别是职称较低、工作年限较短的中医专家，在工作中往往忽视中医"望、闻、问、切"四诊合参诊断方法与中医特色疗法[14-15]。从本研究通过对中医馆中医专业技术人员岗位胜任力的调查分析得出，中医馆中医专业技术人员对中医诊疗技术水平的认识还不够成熟，尤其是职称较低、工作年限较短的人员，中医专业技术人员在工作中往往忽视中医四诊合参的诊疗方式与中医独特技术。在开展临床教学的同时，可以进一步深化"师承教育"。本研究建议，中医专业技术人员在开展临床教学的过程中进一步深化师承教育。新出台的《中医药法》中，对中医师承教育给予了积极的态度，以师带徒的模式，可将理论教学和实践培养在临床工作中融会贯通，进一步加强和提高中医专业技术人员的中医诊断能力。建议加强以中医临床实际操作技能为主的各种技术培训，特别是在门诊常见病、多发病方面，增加中医馆技术人员在实际操作训练中的实践机会。

另外，中医馆中医专业技术人员还可以组建学习讨论小组，定期汇报中医经典研读情况，并根据病人的实际情况进行有针对性的病案探讨。中医馆还应和上级中医医院建立合作关系，由上级医院定期派出有丰富中医临床经验的专家到中医馆进行理论和实践指导。同时，中医馆派遣中医专业技术人员到上级医院学习，利用与专家交流的机会，结合临床真实病例，不断提升自己对中医理论知识和实践技能的掌握。

（五）加强医患沟通技巧培训

医患交流技能是中医人才必须具备的职业技能之一。中医讲究问诊，中医有其独特的诊断和治疗方法，这就要对病人进行耐心的讲解，使病人乐于接受，应具有一定的临床交流能力，要想让医学术语更容易被大众接受，在实际工作中就需要应用多种形式的沟通手段，这就需要专业技术人员在人际交往中加强沟通能力。[16]中医专业技术人员要站在病人的立场，从病人的角度出发，解除病人的焦虑。同时，在交流的时候，还需要通过表情及身体语言来加强自己的亲和力，这样才能避免在交流中产生不必要的误会。具体办法可以开设中医馆医患沟通技巧培训，并聘请医学人文方面的专家传授实践经验。此外，还能通过开展医患沟通知识竞赛，通过模拟医患交流情景，对不同医患交流环境下专业技术人员所面临的问题进行全面、有针对性的分析指导，提高其人文素质及沟通技巧。并且，在临床教学过程中，带教教师要身体力行地开展医患交流，培养中医专业技术人员较强的医患交流能力。

（六）强化团队合作意识和团队协作诊治能力

随着中医馆的专业化程度越来越高，中医专业技术人也在将更多的精力放在自己擅长的领域，因此，现代中医在诊疗过程中更需要多学科的协同合作。在诊断和治疗过程中，团队协作越来越被医务人员所重视[17]。应从病人的角度出发，各中医馆专业技术人员要相互帮扶、相互支持、齐心协力，共同解决在为患者诊疗过程中出现的问题[18-19]。团队协作是中医馆正常运行的一项重要工作，团队协作分为内部和外部两部分，在中医馆各科室内部，专业技术人员之间要保持良好的团结协作关系，而外部则需要与其他科室进行紧密的配合。所以，要实现中医馆的高质量医疗服务，应采用出台相应协作政策、组织有利于团结合作的活动等形式，在医馆内部形成一个优秀的团队协作机制。让医馆内的专业技术人员深刻认识到协同合作的重要性，在工作中要互相帮助，在遇到困难的时候互相请教，互相学习，学会互相尊重，充分互相信任，一切为了病人着想，为病人提供更好的中医特色医疗服务。

（七）以岗位胜任力评价指标体系为依据科学地进行中医馆人才选拔

在选择中医馆专业技术人才招聘时，既要考察其所学的知识与技能是否完备，还应从岗位胜任力的视角，全面地考察应聘中医馆专业技术人员的工作态度、个性和价值观，筛选出真正符合中医馆工作实际需求的中医人才[20-21]。本研究建议：利用好中医馆中医专业技术人员胜任力评价指标体系，明确中医馆中医专业技术人员必须具有的基本岗位胜任力，明确作为一名优秀的中医馆中医专业技术人员应当具有的岗位胜任力特征，借助中医馆中医专业技术人员岗位胜任力模型对中医人才进行选拔，才能为中医馆寻找到真正符合工作岗位需要的人才。

（八）完善临床带教老师遴选制度和奖惩制度

教师的能力水平是临床带教过程中的关键，教师岗位胜任力的高低直接影响了教学的质量。但目前针对实习生及年资较低人员的临床带教老师面临着临床、教学、科研等多种因素的压力，临床带教教师的能力也参差不齐[22]。首先，中医馆要建立一个合理的带教教师选拔机制，建立一个统一的带教标准，要保证参与教学人员能够自愿承担临床教学任务。只有保证教学人员的素质，才能保证学员的素质，从而为中医馆的现代化发展培养出优秀的中医人才。其次，要完善临床带教教师的激励和考核机制，并定期对临床带教情况进行评估。同时，要建立一套清晰的奖励和惩罚机制，将其带教工作的评估结果与薪酬待遇、职称晋升等直接联系起来，充分发挥其临床教学的主动性。此外，要强化医馆内各科室对学员培训的参与程度，提高有经验有能力的技术人员的教学意愿，通过提升教学氛围，使带教教师意识到，教学工作对本医馆及我国中医人才队伍的可持续发展和传承创新具有重要意义。

（九）构建客观可行的多方位考核体系

当前，我国大部分中医馆缺乏对馆内专业技术人员的考评，或考核形式单一，或趋于形式化，其考核内容应以专业理论知识及业务技能为重点。中医馆要健全以见习实习考核、岗前入职考核、轮转科室考核和定期绩效考核为主要考核体系，保证中医馆的专业技术人才岗位胜任力持续提高[23]。同时，结合中医专业技术人员岗位胜任力评估的指标体系，对专业技术人员的考核也应从出勤率、学习积极性、病例研讨和病历整理、科研情况等方面进行全面的评估。只有在日常工作中不断完善考核体系，中医馆的专业技术人员的考核评估职能才会真正发挥价值。中医馆要不断加强考核反馈，完善质量评价机制，帮助中医馆的专业技术人员在工作中坚持学习和发现自己的薄弱环节，从而不断地提升自己全方位的岗位胜任力。

参考文献

[1] 刘福生，王苏妹，刘锦，等. 以岗位胜任力为导向的 CBL 联合 PBL 教学法在中医急诊临床教学中的应用效果 [J]. 中国高等医学教育，2018（06）：81 - 82.

［2］楼航芳，毕晓晨．基于学习产出教育模式的中医学专业人体解剖学实验教学改革与实践［J］．浙江中医药大学学报，2018，42（08）：659－661，676．

［3］陆萍，戈园园，钱志龙，等．基于岗位胜任力的家庭医生综合能力考评办法开发研究［J］．中国全科医学，2020，23（28）：3561－3568．

［4］张磊．探讨中医住院医师胜任力培养之策［J］．中国医院院长，2019（07）：70－72．

［5］WU Y，GAI H. A qualitative study of Chinese hospital nurse leaders' perceptions of job competency［J］．International Journal of Clinical and Experimental Medicine Research，2021，5（2）：56－61．

［6］路永坤，刘宾，杨海燕，等．中医药大学生岗位胜任力提高探讨［J］．中国中医药现代远程教育，2018，16（04）：19－21．

［7］陈宇，王世军，商庆新，等．基于"互联网＋"新师承中医教育模式的研究［J］．中国中医药现代远程教育，2022，20（12）：174－176．

［8］曾瑞峰，赖芳，李国炜，等．中医急诊住培临床思维教学体系的改革与展望［J］．中国中医急症，2020，29（06）：1110－1114．

［9］程军平，陈竞纬，沈夕坤，等．岗位胜任力视角下吴门医派传承模式探索［J］．时珍国医国药，2017，28（04）：958－959．

［10］冯静静，卢朝晖．"5＋3"中医专业型硕士研究生岗位胜任力的调查分析［J］．中医药管理杂志，2020，28（03）：16－17．

［11］甘叶敏，朱滨海，陆敏．基于岗位胜任力的中医住院医师规范化培训师承教育模式探索［J］．中国校医，2018，32（12）：946－949．

［12］胡依涵，张婉婷，陈沛航，等．中医院校预防医学毕业生岗位胜任力的评估及思考［J］．文化创新比较研究，2021，5（07）：60－62．

［13］李永乐，孟永亮，董重阳，等．以岗位胜任力为导向中医实践教学体系的实践与思考［J］．内蒙古医科大学学报，2019，41（S2）：47－50．

［14］刘宾，孙翠，呼海涛，等．构建以岗位胜任力为目标的中医类专业本科生临床实践教学体系［J］．中国中医药现代远程教育，2021，19（14）：172－174．

［15］CHEN Y. A competency model for Traditional Chinese Medicine practitioners：a cross－sectional study in China［J］．International Journal of Modeling and Optimization，2019，9（4）：103－105．

［16］钱丝诗，卢鲭宇，胡一梅．以岗位胜任力为导向的中医人才培养改革探讨——基于某某中医药大学中医执业医师资格考试的研究［J］．成都中医药大

学学报（教育科学版），2021，23（04）：8–10，103.

[17] 钱志龙，戈园园，陆萍，等. 社区全科医师不同临床岗位胜任力的同质性和差异性研究［J］. 中国全科医学，2020，23（28）：3576–3582.

[18] 王岚，尤耀东，蒋菁蓉，等. 以岗位胜任力为导向的中医住院医师规范化培训高质量建设实践与思考［J］. 中国毕业后医学教育，2022，6（03）：227–230.

[19] JIN H Z, SHUANG L, XIAO T Z, et al. Assessment of clinical competency among TCM medical students using standardized patients of Traditional Chinese Medicine: a 5 – year prospective randomized study［J］. Integrative Medicine Research, 2021, 11（2）：209–212.

[20] 王轩，郑允彬，郝慧琴，等. 提升岗位胜任力与中医自信的教学门诊路径构建［J］. 继续医学教育，2021，35（08）：60–62.

[21] 王震. 现代中医师岗位胜任力研究［D］. 南京：南京中医药大学，2017.

[22] 徐静，陈曦，施荣伟，等. 中医师岗位胜任力影响因素研究：基于模糊集的定性比较分析［J］. 中国医院，2021，25（04）：34–38.

[23] 闫巍，王杰萍，牛徐林，等. 以培养岗位胜任力为导向 加强中医专业本科生临床实践教学［J］. 医学教育管理，2017，3（04）：289–292.

HB.09 中医馆健康信息平台应用报告

于林勇① 王 斌② 张 磊③ 文天才④ 柳凯文⑤

摘 要：中医馆健康信息平台包含电子病历系统、辨证论治系统、知识库、远程会诊系统、远程教育系统、治未病系统、业务集成平台等模块，由中国中医科学院中医药数据中心研发完成，通过重点研发计划课题"基层中医馆健康信息平台的研发与实施"逐步完善。全国已经有30个省份完成了中医馆健康信息平台的部署与实施，其中25个省份通过了国家中医药管理局组织的验收工作。截至2022年10月3日，30个省份接入中医馆16521家，注册医生44076人，其中19596名医生使用平台接诊病人16031620人次，填写中医电子病历399447份，创建中医特色病历模板26914个，开具医嘱9027577条，辨证论治开方1092872张，查询知识库1324069次，远程会诊3383次。通过中医馆健康信息平台将优质的中医药资源下沉到基层，提升基层中医馆的诊疗能力和信息化服务水平，为中医领域分级诊疗的有序落地提供支撑。但是，在实施过程中也发现不少问题，如机制不健全、缺乏经费持续投入支持等，有必要进一步解决相关问题，更好地发挥中医馆健康信息平台的作用。

关键词：中医馆健康信息平台；基层医疗卫生机构中医诊疗区；信息化

引言

基层医疗卫生机构普遍存在信息化水平差、信息化人才缺乏的情况[1-4]，

① 于林勇，硕士，中国中医科学院，纪委书记。研究方向：党务、纪检监察。
② 王斌，博士，中国中医科学院中医药数据中心，副主任、研究员。研究方向：中医真实世界研究。
③ 张磊，博士，中国中医科学院中医药数据中心，副研究员。研究方向：中医临床数据挖掘研究。
④ 文天才，博士，中国中医科学院中医药数据中心，正高级工程师。研究方向：中医真实世界研究。
⑤ 柳凯文，硕士，中国中医科学院中国医史文献研究所。研究方向：中医药养生。

这种情况在基层医疗卫生机构中医诊疗区（中医馆）表现更为突出[5]。基层中医馆普遍存在缺少信息化系统、医生经验不足，缺少学习资源、进修机会等现象，以致基层中医医生技术能力提升缓慢。即使有信息化系统，也多是和基层医疗卫生机构其他科室共用，缺少中医特色。目前有关于门诊电子病历[6]、远程会诊[7]、治未病系统[8]的相关研究，但是难以满足基层中医馆的整体信息化需求。为了提升基层中医馆的诊疗能力和信息化服务水平，本课题研发中医馆健康信息平台[9]，包含以下系统：电子病历系统为基层中医医生提供具有中医特色的电子病历，中医馆医生可以方便地录入具有中医特色的信息，如舌象、脉象、中医疾病及证候诊断等内容；辨证论治系统基于中医教材、临床指南、名医医案等权威知识，为基层中医医生提供辅助诊断和辅助开方功能，在医生看病过程中给予提示，推荐中药、中成药、适宜技术等处方供医生参考，提供名医医案供医生学习；中医药知识库提供关于疾病、中药、中成药、方剂、适宜技术、期刊文献、名医医案、古籍相关知识，远程教育系统提供名医名家视频课程，供基层医生学习；治未病系统提供中医体质辨识问卷和膳食合理性调查问卷，方便医生对患者进行体质测评及健康教育；远程会诊系统提供方便快捷的远程会诊功能，基层中医馆医生可以直接连接到三甲医院进行会诊；临床业务监管系统提供中医馆数据汇总统计等功能，为管理部门进行业务监管提供服务。通过中医馆健康信息平台的实施，使得优势医疗资源下沉至基层，并在各地实施过程中进一步完善[10-12]，从而提升基层中医医生诊疗能力，并为中医领域分级诊疗工作提供支撑。

一、项目背景

2015 年 6 月，财政部、国家中医药管理局联合印发《关于下达 2015 年公共卫生服务补助资金的通知》（财社〔2015〕78 号），先期选择河北、黑龙江、江苏、浙江、安徽、河南、湖北、湖南、云南、陕西 10 个省开展中医馆健康信息平台试点建设，包括选择确定省级中医药数据中心，开展省级中医药数据中心硬件条件建设，建设中医馆健康信息平台和数据接口，开展人员培训工作等。8 月，国家中医药管理局在福建省福州市召开中医药信息化建设项目工作部署会，全面研究部署中医馆健康信息平台项目，标志项目正式启动实施。同年 10 月，财政部、国家中医药管理局印发《关于提前下达 2016 年公共卫生服务补助资金预算指标的通知》（财社〔2015〕219 号），将剩余的 21 个省（区、市）纳入计划，统一按照东部地区专项补助 1000 万元、中西部地区专项补助 2000 万元的标准，共投入 5.3 亿元支持全国所有省、自治区、直辖市开展省中医药数据中心和中医馆健康信息平台建设，省级中医药数据的业务经费由省中医药管理部门通过省级财政中医药信息化建设专项经费补助的方式安排，中心人员、日常办公等经常性支出由依托单位承担，通过项目建设将为基层中医馆提供统一的中医电子病历、辨证论治、中医药知识库、远程会诊、远程教育、中医治未病系统，并通过对中医馆业务数据的实时汇总、整理和分析，为业务监管提供支撑，推动各级中医药管理部门加强基层中医药服务监管，全面提升基层医疗机构中医药服务能力和水平，不断满足基层人民群众日益增长的中医药服务需求。

通过中医馆电子病历系统病历智能化填写、既往病历查阅、病历模板调用和中医智能诊断等功能，方便基层医生快速完成病历书写，给出准确诊断；通过中医馆辨证论治系统智能化推荐方剂、中成药、适宜技术及名医医案，提升基层医生的诊疗能力；基于中医药教材、古籍文献、临床指南、期刊文献、名医医案，构建面向基层中医医生的知识库及智能检索系统，方便医生日常学习；通过远程教育和远程会诊系统方便基层医生跟三甲医院专家学习，并能共同诊治患者。通过中医馆健康信息平台的实施，使得优势医疗资源下沉至基层，提升基层中医医生诊疗能力，并为中医领域分级诊疗工作提供支撑。

二、执行情况

截至 2022 年 10 月，全国已有天津、河北、山东、辽宁、吉林、黑龙江、陕西、甘肃、湖南、湖北、广东、广西、河南、宁夏、贵州、青海、浙江、海南、重庆、新疆、江西、四川、内蒙古、江苏、山西 25 个省份完成了项目验收。中国中医科学院中医药数据中心依托国家重点研发计划课题"基层中医馆健康信息平台的研发与实施"（课题编号：2017YFC1703504），已经组织研发了中医馆健康信息平台 2.0，于 2019 年 8 月，组织有关专家、部分省份中医药数据中心有关人员进行了专家论证验收，已经在河北、黑龙江、湖北、湖南、海南、陕西、宁夏 7 家试点单位开展试点。中医馆健康信息平台在该课题的支持下逐步完善。

通过项目的实施，建立了覆盖全国的中医药信息化工作机制。各省（自治区、直辖市）中医药主管部门通过平台建设，建立起了本省专门的中医药信息化工作团队，通过项目的组织实施建立了国家、省、基层之间密切的沟通纽带桥梁，打造了省与省之间交流的纽带，建立了全国性的中医药信息化建设组织框架和人才网络。形成了覆盖全国的中医药信息化服务体系，31 个省（自治区、直辖市）全部建立了省级中医药数据中心，并明确了专职机构，完成了硬件设施准备，可以支撑未来 3～5 年的中医药信息化需求，显著提升了基层中医药服务能力。搭建了以省为单位覆盖基层的中医药信息化服务网络，助力基层中医药服务能力提升。国家平台校核后数据显示，截至 2022 年 10 月 3 日，30 个省份接入中医馆 16521 家，注册医生 44076 人，其中 19596 个医生使用平台接诊病人 16031620 人次，填写中医电子病历 399447 份，创建中医特色病历模板 26914 个，开具医嘱 9027577 条，辨证论治开方 1092872 张，查询知识库 1324069 次，远程会诊 3383 次。中医馆健康信息平台的实施和推广，有效提升了基层中医馆的信息化水平和诊疗能力。截至 2022 年 10 月 3 日，各省级中医药数据中心上传至国家平台通过校核的正式数据分布情况如表 1 所示。

表 1　各省级互联互通详细数据分析（正式数据）

省份	机构	人员	患者	诊断	辨证论治处方	电子病历	会诊	体质测评	点击知识	医嘱	点播课程
北京	357	3778	169467	99	39	14449	9	56	23831	526	6539
天津	200	493	2961067	2850	439	2646	10	6	7674	2531947	1676
河北	452	619	45728	37428	2779	25148	958	6	862	32620	9566
山西	563	1094	278013	1779	1386	45531	113	2583	4684	45687	19472
内蒙古	326	341	7995	3694	91	3343	11	22	7691	12288	4109
辽宁	1074	797	299296	8912	1	8395	3		8710	15786	3282
吉林	345	414	1839	960	155	1187	10	3	14147	729	5752
黑龙江	372	604	21296	5819	5421	11826	303	7541	85103	12122	41626
上海	5	640	75040	0	1890	49002	0	0	0	0	0
江苏	1573	5664	4080855	172763	7661	9634	1	5	41058	148747	63373
浙江	690	1098	866643	613536	631158	160561	0	148	449438	622247	0

叁　投资运营篇

续表

省份	机构	人员	患者	诊断	辨证论治处方	电子病历	会诊	体质测评	点击知识	医嘱	点播课程
安徽	319	401	308691	868	538	184	0	1	3956	280	1123
福建	4	578	83395	85791	215065	1385	0	0	138266	692134	0
江西	416	890	611105	748549	1634	0	1	33	15592	1627800	6683
山东	639	1033	10142	4941	3969	5195	10	23	1940	9780	6142
河南	760	2067	1371130	335	727	235	2	196	16629	268062	45257
湖北	999	1162	996732	440099	236	148	50	15	19056	1196545	9985
湖南	758	1563	144346	4867	5620	4744	71	17	601	4687	8878
广东	1135	3462	153642	50594	936	30124	126	199	7058	244245	17489
广西	722	1300	1498161	1095	239	3795	32	290	123620	478722	12958
海南	256	212	51722	948	176	954	0	311	2990	24898	1380
重庆	717	4109	101524	10435	47601	5432	1271	2569	200590	137846	79648
四川	618	2518	45919	7957	3315	7753	251	264	52502	25374	17803
贵州	502	690	187401	3757	9	3712	1	6	6184	141715	2643
西藏	712	4278	440801	139137	160049	206	0	39	23	159694	0
陕西	610	1401	75647	224	754	426	54	22	31554	132182	7784
甘肃	363	989	51454	354	123	334	33	8	22173	3887	11174
青海	415	636	57264	3019	439	2465	12	15	1780	81834	8468
宁夏	296	675	971003	35	39	182	33	27	23831	186743	6539
新疆	323	570	64302	746	383	451	18	70	12526	188450	3338
合计	16521	44076	16031620	2351591	1092872	399447	3383	14480	1324069	9027577	402687

三、不同省份中医馆健康信息平台应用情况分析

（一）基本情况

根据《国家中医药管理局关于进一步做好 2015 年中医药部门公共卫生服务补助资金项目实施和预算执行的通知》（国中医药规财发〔2015〕21 号），要求将 2013—2015 年中央财政公共卫生专项资金支持建设的中医馆全部纳入

中医馆健康信息平台建设。目前已经完成国家验收的 25 个省份全部达到了该要求，同时不少省份还扩展实施了 2016 年及以后建设的部分中医馆。截至 2022 年 10 月 3 日，30 个省份共接入中医馆 16521 家，其中江苏省接入中医馆数量最多，为 1573 家，福建省接入中医馆数量最少，为 4 家。接入中医馆数量排在前 10 位的省份如图 1 所示。

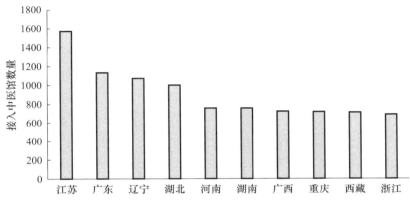

图 1　中医馆接入数量排在前 10 位的省份

接入中医馆注册医生 44076 人，其中江苏省注册医生数量最多，为 5664 人，海南省注册医生数量最少，为 212 人。中医馆医生数量排在前 10 位的省份如图 2 所示。

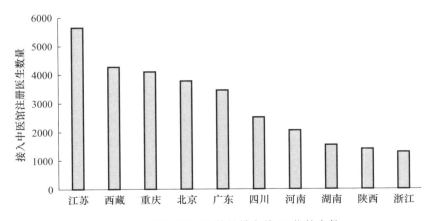

图 2　中医馆注册医生数量排在前 10 位的省份

30 个省份基层中医馆医生共使用中医馆健康信息平台接诊患者 16031620 人次，其中江苏省接诊患者数量最多，为 4080855 人次，吉林省接诊患者数量

叁　投资运营篇

最少，为 1839 人次。使用中医馆健康信息平台接诊患者人次数排在前 10 位的省份如图 3 所示。

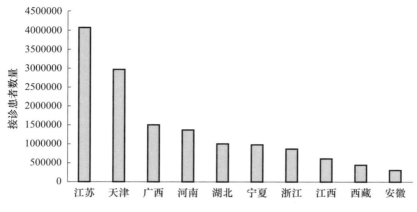

图 3　使用中医馆健康信息平台接诊患者数量排在前 10 位的省份

（二）中医馆健康信息平台各模块应用情况

中医馆健康信息平台主要业务模块包括中医电子病历、辨证论治、中医药知识库、远程教育、治未病和远程会诊。中医电子病历、辨证论治、治未病和远程会诊系统为业务系统，主要辅助基层医生完成电子病历书写、辨证论治开方、老年人体质测评、远程会诊等业务内容，中医药知识库和远程教育系统，主要供基层医生闲暇时间学习使用。不同基层医疗卫生机构对电子病历书写要求不同，不是所有电子病历项目都是必填项，管理机制也有差别，所有出现统计上报的各业务系统使用情况差别较大的情况。

中医馆医生应用中医馆健康信息平台填写中医电子病历 399447 份，其中浙江省数量最多，为 160561 份。填写中医电子病历数量最多的 10 个省份如图 4 所示。

辨证论治系统为中医馆健康信息平台的特色系统，可以辅助基层中医医生完成中医疾病和证候诊断，辅助开具中医处方。30 个省份中医馆共使用辨证论治系统开具处方 1092872 张，其中浙江省开具处方数量最多，为 631158 张。开具处方数量超过 1 万张的省份只有 4 个，超过 1000 张的省份有 13 个，说明使用辨证论治系统开具处方的功能没有被基层中医馆医生广泛应用。可能有两方面原因：一是中医馆健康信息平台功能培训不足，很多基层中医馆医生没有学会如何使用辨证论治系统开具处方；另一方面与一些省份基层中医馆诊疗水

HB.09 中医馆健康信息平台应用报告

平较低，主要以开展中医适宜技术为主，仅有个别当地名医开具中药饮片处方，而辨证论治系统并不适用于这些有经验的医生。应用辨证论治系统开具中药处方数量排在前 10 位的省份如图 5 所示。

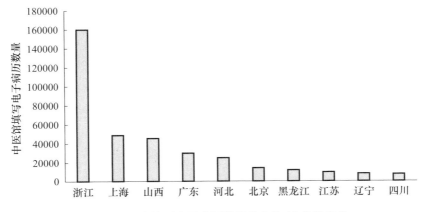

图 4　中医馆填写电子病历数量排在前 10 位的省份

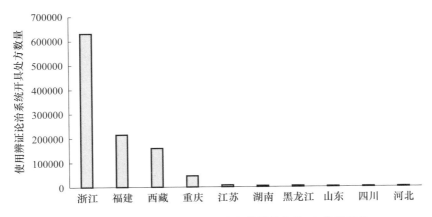

图 5　使用辨证论治系统开具处方数量排在前 10 位的省份

参　投资运营篇

中医馆健康信息平台治未病系统主要提供了体质测评功能。中医馆医生共使用治未病系统开展体质测评 14480 人次，其中黑龙江省使用最多，为 7541 人次。体质测评为社区开展老年人健康体检的重要内容之一，基层医生需要将体质测评结果上传至基层卫生系统。由于不同省份该项工作的要求不同，使用量表也有差别，中医馆健康信息平台也没有和基层卫生系统建立相应接口，因此该功能使用比例较低。使用治未病系统开展体质测评人次数排列在前 10 位的省份如图 6 所示。

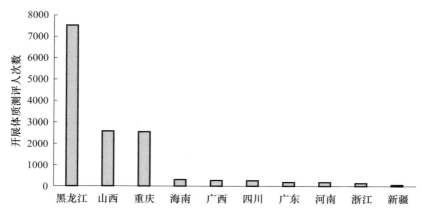

图6 使用治未病系统开展体质测评数量排在前10位的省份

中医馆健康信息平台远程会诊模块可以非常方便地开展远程会诊功能，基层中医馆医生在遇到疑难杂症时候，可以借助远程会诊系统向上级医生或者其他中医馆医生申请会诊。国家平台数据显示，所有中医馆使用远程会诊人数只有3383人次，其中数量最多的重庆市只有1271人次。其主要原因在于：全国基层医疗卫生机构均未建立良好的远程会诊的机制，虽然有平台可用，但是由于机制问题很难利用起来。使用中医馆健康信息平台开展远程会诊数量排列在前10位的省份如图7所示。

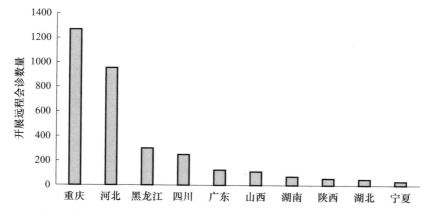

图7 使用中医馆健康信息平台开展远程会诊数量排在前10位的省份

中医药知识库与远程教育系统主要提供给基层中医馆医生辅助提升理论水平。30个省份中医馆医生共点击查询知识库1324069次，点播继续教育课程402687次。使用中医馆健康信息平台点击知识库数量和点播课程数量排在前

10 位的省份分别如图 8 和图 9 所示。一些省份使用知识库和远程教育系统比较少有三个方面的原因：一是不同地区有本地特色的疗法，希望增加相应的内容扩充中医药知识库和远程教育系统；二是基层医生对一些实用技术学习的要求较高，目前系统中相应内容较少，还需要补充相应内容；三是医生继续教育是医生考核的重要内容，基层医生希望中医馆健康信息平台可以和当地的医生继续教育系统打通，通过学习中医药知识库内容和继续教育视频，可以获得继续教育积分。

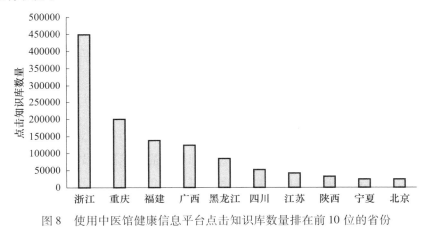

图 8　使用中医馆健康信息平台点击知识库数量排在前 10 位的省份

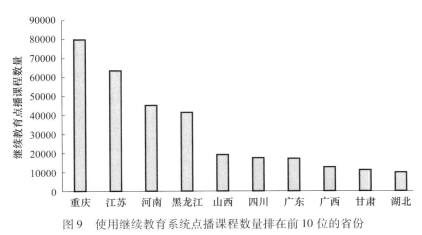

图 9　使用继续教育系统点播课程数量排在前 10 位的省份

四、面临的问题

平台建设从立项至今，在推进项目进展的同时，我们收获了经验，取得了一些的成果，也发现了一些的问题。

通过对全国的基层中医馆现状摸底，以及在项目的执行过程中的调研，我们发现：①基层中医药信息化投入严重不足，基础薄弱，中医药特色不足，对临床医疗服务支撑有限；②各地区信息化发展不均衡，信息化建设缺乏统一标准，不仅影响项目实施，对后期的产品迭代升级都会带来阻力；③省中医药数据分中心受到职能限制，对其赋能不够，未能充分发挥主动承上启下的作用；④针对平台的规范使用没有从业务管理和中医馆建设层面上进行要求，在基层开展诊疗业务时，绝大多数基层机构往往只注重收费，平台没有发挥预期的应用效果；⑤各省级中医药数据中心希望进一步升级完善中医馆健康信息平台，扩大应用范围，但是缺少相应的经费支撑；⑥缺乏中医馆健康信息平台持续推广应用的机制，部分省份在国家验收通过后，停止了数据的上传工作，中医馆健康信息平台的应用范围也在缩减，影响了中医馆健康信息平台预期效果的实现；⑦中医馆健康信息平台国家平台建设缺少相应的项目和经费支撑，难以对各省中医药数据中心负责的中医馆健康信息平台推广应用工作提供有力支撑。

五、建议与对策

结合《中共中央、国务院关于促进中医药传承创新发展的意见》（简称《传承发展指导意见》）中"以信息化支撑服务体系建设"的建设要求，如何在现有成绩的基础上进一步推进中医馆信息平台的服务能力，我们需要坚持问题导向，明确任务，聚焦重点问题和关键环节精准发力，确保实现项目建设目标。

（1）加强中国中医科学院中医药数据中心的组织协调、平台设计研发、数据管理职能，协助国家中医药管理局，建立定期督导的长效机制，指导各省级中医药数据中心开展工作，督促未验收的省份加快实施进度。通过对中医馆平台使用情况的持续分析，不断完善和丰富平台的功能，把中医科学院乃至整个中医药行业的科研成果、知识积累通过平台的方式赋能基层，提高基层的中医药服务能力。

（2）以省级中医药数据中心建设为重点，充分发挥省级分中心承上启下的作用。协调各省（区、市）中医药主管部门要加大对数据分中心的支持力度，逐步将中医药相关的各类业务系统迁移到中医药数据中心，要将省级中医药数据中心建设成可持续发展的全省中医药信息化建设的"指挥部"。

（3）以连接中医馆为目标，加强平台应用。要加强应用导向，将平台使用情况作为考核内容，纳入本省（自治区、直辖市）中医药工作总体布局，全面抓、重点抓，让平台真正在基层用起来、活起来。在国家级和省级中医药数据中心的指挥和部署下，充分调动基层中医馆的主动性，做好平台的技术支持和培训工作，打造成为基层中医药信息化建设的"战斗堡垒"。

（4）遵循《传承发展指导意见》把握机遇持续发力，以中医馆健康信息平台为抓手，充分利用成熟的信息化技术方法，积极推进"互联网＋中医药健康服务"，探索"区块链＋"在医疗领域的应用，结合分级诊疗、中医医共体、传承创新工程等具体需求，建设覆盖全国的中医药服务网络，加强各级中医医疗机构信息化建设。全面覆盖各级中医医疗机构和基层中医馆，推动各级中医药管理部门加强中医药服务管理，提高各级中医医疗机构中医药服务能力。建设基于微信小程序的在线平台，方便医患沟通，在线复诊，送药到家，用药指导，上门护理，也方便医生移动会诊和双向转诊。

（5）基于前期中医馆健康信息平台推广应用情况，选取部分做得比较好的省份，投入资金进一步扩大中医馆实施范围，实现省内中医馆全覆盖，同时升级完善中医馆健康信息平台，以起到示范带头作用，引领其他省份做好中医馆健康信息平台推广实施工作。

六、前景与展望

项目实施以来，国家中医药管理局高度重视，加强顶层设计，强化过程管理，各省（自治区、直辖市）中医药管理部门认真贯彻国家中医药管理局部署和要求，加强组织领导，采取积极措施，努力推进平台建设取得实质性进展。随着项目逐步进入高速发展期，必将取得更多的成果和更大的进步。

（1）中医药信息化体系将基本确立。目前，31 个省（自治区、直辖市）全部建立了省级中医药数据中心，并明确了专职机构。中医药信息化人才队伍不断壮大、水平不断提高。为今后的信息化建设打造了一支可靠的"队伍"，决策部署到项目的管理推进，再到具体的落地实施，基本覆盖了信息化建设的

参 投资运营篇

全部环节，为中医药信息化建设奠定了坚实基础。

（2）中医药信息化"一张网"初步建成，建立覆盖国家、31 个省级中医药数据中心、基层中医馆的中医药信息化服务网络，夯实了信息化建设新基础，为各级中医药管理部门、各级中医医疗机构间的业务协同和数据共享提供了安全高效的网络环境和技术支撑。

（3）通过项目的不断深入，必将掌握基层最迫切的需求，软件系统也将不断优化、迭代。我们也将不断将成熟的、先进的技术方法应用到软件系统中，推进"互联网＋中医药健康服务"，探索"区块链＋"在医疗领域的应用，不断提升信息化支撑中医药服务体系建设的能力。

（4）依托已经建立的国家和省级中医药数据中心，落实《传承发展指导意见》要求，进一步建设覆盖全国的中医药基础数据库。开展国家、省级中医药数据中心的互联互通标准及平台建设，研发国家、省两级中医药业务平台，分别汇集局属/管 6 家医院和各省中医医疗机构的中医电子病历、电子处方数据形成中医药基础数据库。搭建中医药大数据平台，进行中医药大数据的深度挖掘和分析利用，为临床、科研和管理提供数据支持。

（5）整合中医药信息化资源，在全国中医药信息化"一张网"的基础上建设关口前置的公共卫生防控预警平台。基于中医馆健康信息平台、中医药业务平台，遵循中医药防治疫病理论与方法体系，自动从 HIS、LIS、PACS、电子病历中抓取疾病、证候信息，根据中医证候群来发现和预警不明疫情，结合知识库和临床实践，挖掘发现最优的诊疗方案和预防方案，快速运用到基层中医馆，给患者提供及时的用药指导，防止疫情的扩散和发散。

参考文献

［1］周乐明，吴开明. 当前基层医疗卫生机构信息化建设难点及对策 ［J］. 中国卫生信息管理杂志，2014，11（04）：405－409.

［2］王帅，毛云鹏，邓韧，等. 基层医疗卫生机构信息化建设风险与应对策略初探 ［J］. 中国医院管理，2014，34（11）：55－56.

［3］张爱超，陈荃，王岩，等. 我国基层医疗卫生机构信息化人员配置及培训现状 ［J］. 实用心脑肺血管病杂志，2019，27（03）：14－18.

［4］刘润友，杨长虹，李羚，等. 四川省基层医疗卫生机构公共卫生信息化建设

现状研究［J］. 中国全科医学，2021，24（28）：3584 – 3589.

［5］于浩，朱翊. 基层医疗卫生机构中医馆信息化现状调研分析［J］. 中医药导报，2017，23（05）：108 – 110.

［6］刘辉，徐乐勤，陈少玫. 厦门市中医门诊电子病历云的建设与应用［J］. 中国卫生信息管理杂志，2019，16（06）：690 – 693，712.

［7］郑福增，李红旗，王海东，等. 基于视联网的区域协同远程门诊系统设计及应用［J］. 中国医药导报，2018，15（21）：44 – 47.

［8］甘昕艳，林柳云，兰天莹，等. 中医"治未病"健康管理云平台软件 V1.1［Z］. 广西中医药大学. 2020.

［9］张磊，张琛，李国正. 基层中医馆健康信息平台的设计与应用［C］//第五届中国中医药信息大会——大数据标准化与智慧中医药论文集，2018：109 – 119.

［10］陈翔，汪涛，李肖凤，等. 中医馆健康信息平台服务能力提升之应用思考［J］. 电脑知识与技术，2021，17（23）：155 – 156.

［11］刘琦，周伟，陈小蕾. 中医馆健康信息平台建设实践与思考［J］. 中国卫生信息管理杂志，2021，18（03）：361 – 365.

［12］孙静，刘继芬，李晓东，等. 基层医疗卫生机构中医药信息化建设实践与思考［J］. 医学信息学杂志，2020，41（01）：55 – 58，66.

叁 投资运营篇

HB.10 社会资本投资中医馆
法律风险防范探讨

邓 勇[①] 彭 瑶[②]

摘 要: 近年来,中医馆产业扩张迅速,但实现盈利的中医馆占比很小。社会资本在投资新设中医馆时面临着行政审批手续、经营管理方面的法律风险;在投资并购时面临着目标中医馆诉讼纠纷、权利瑕疵的法律风险。为帮助社会资本把控投资中医馆的法律风险,促进中医馆产业健康长久发展,本文通过收集中医馆产业发展现状相关新闻、政策法规,做了进一步分析总结。中医馆产业投资法律风险需要社会资本在投资时理性调查分析,合理解决中医馆存在的问题,以减少其中的法律风险。

关键词: 社会资本;投资;中医馆;法律风险

引言

2017 年 5 月,国家发展和改革委员会负责人在《关于支持社会力量提供多层次多样化医疗服务的意见》(简称《意见》)答记者问中,就《意见》重点引导和支持社会力量提供哪些医疗服务的问题做出了全面发展中医药服务,促进有实力的社会办中医诊所和门诊部(中医馆、国医堂)等机构做大做强,实现跨省市连锁经营、规模发展的回答。2018 年 3 月 5 日,国务院总理李克强代表国务院向十三届全国人大一次会议作政府工作报告,报告中再次强调要"支持中医药事业传承发展"。规划发展与信息化司在 2022 年 7 月发布的

---

① 邓勇,法学博士,北京中医药大学人文学院法律系教授。研究方向:医药卫生政策、管理与法律教学。

② 彭瑶,法学硕士,北京中医药大学医药卫生法学本科,湖南大学经济法学硕士。研究方向:医药卫生法学、经济法学。

《2021 年我国卫生健康事业发展统计公报》显示，截至 2021 年底社会上各种独立的不同体制的中医馆总数已达 71583 家。

一、社会资本投资中医馆所涉法律政策与发展现状

（一）法律政策大力支持

1. 国家层面的法律政策

早在 2006 年，国务院颁布的《中医药创新发展规划纲要（2006—2020年）》，是中国政府全面推进中医药发展的一项重要举措。2015 年 4 月，国务院办公厅印发《中医药健康服务发展规划（2015—2020 年）》，明确鼓励社会力量提供中医医疗服务。鼓励有资质的中医专业技术人员特别是名老中医开办中医诊所，允许药品经营企业举办中医坐堂医诊所。2016 年 2 月，国务院办公厅印发《中医药发展战略规划纲要（2016—2030 年）》，对社会资本举办只提供传统中医药服务的中医门诊部、诊所，医疗机构设置规划和区域卫生发展规划不作布局限制。保证社会办和政府办中医医疗机构在准入、执业等方面享有同等权利。进一步放开了中医馆创办的条件。2016 年 10 月，国务院发布《"健康中国 2030"规划纲要》提出要在乡镇卫生院和社区卫生服务中心建立中医馆、国医堂等中医综合服务区，推广适宜技术，所有基层医疗卫生机构都能够提供中医药服务。2017 年 5 月，国务院办公厅发布《关于支持社会力量提供多层次多样化医疗服务的意见》，要求促进有实力的社会办中医诊所和门诊部（中医馆、国医堂）等机构做大做强，实现跨省市连锁经营。2017 年 7月，《中医药法》生效，第十三条规定国家支持社会力量举办中医医疗机构。社会力量举办的中医医疗机构在准入、执业、基本医疗保险、科研教学、医务人员职称评定等方面享有与政府举办的中医医疗机构同等的权利。2017 年 12月，国家卫生和计划生育委员会颁布的《中医诊所备案管理暂行办法》生效，再次明确举办中医诊所的，只要向相关中医药主管部门备案后就可以开展执业活动。2022 年 3 月，国务院办公厅发布《关于"十四五"中医药发展规划》，提出要争取全部社区卫生服务中心以及乡镇卫生院设置中医馆，提供中医药服务；并且各级政府要强化投入保障，引导社会投入，打造中医产业集聚区，鼓

励金融机构支持中医药领域项目发展。2022 年 4 月，国务院办公厅《关于印发"十四五"国民健康规划的通知》中，强调要丰富中医馆服务内涵，促进中医适宜技术推广应用。

从以上政策可以总结出在国家大力支持中医药发展的大背景下对促进中医馆的发展有五项重大措施：一是扩大主体范围，国家不仅明确鼓励社会资本举办中医诊所、中医馆，同时鼓励中医专业技术人员特别是名老中医开办中医诊所，允许药品经营企业举办中医坐堂医诊所，并且鼓励其实现跨省市连锁经营、规模发展；二是备案制，简化中医诊所、中医馆创办的手续；三是保证社会办和政府办的中医诊所、中医馆各方面的权利同等；四是不限制社会办中医诊所、中医馆的布局；五是鼓励打造中医药产业聚集区，便利中医药项目的投融资渠道，支持解决中医馆融资难的问题。

2. 地方性的法律政策

在国家层面法律政策的推动下，各地方积极响应，因地制宜制定了当地中医药发展的相关政策。经检索，广东省、北京市等共 28 个省、自治区以及直辖市已制定并发布了地方政策。其中以广东省深圳市发布实施的政策数量为最多，也最具有代表性。因此，本文将以介绍广东省及深圳市政策为主。

2010 年 4 月，深圳市人大代表通过《深圳经济特区中医药条例》，正式提出"中医馆"这个名称。该条例明确了设置中医馆的条件，这是新医改实施后我国的第一部地方性中医药法规。2011 年 2 月，深圳市卫生和人口计划生育委员会印发《深圳市中医馆和中医坐堂医诊所的基本标准》在全国率先"破冰""中医坐堂医诊所"试点工作，率先启动中医馆的准入标准。2016 年 6 月，广东省发布《广东省促进社会办医加快发展实施方案》，方案鼓励兼职执业医师开办诊所、中医馆、中医坐堂医诊所。2017 年 2 月，深圳市卫生和计划生育委员会为贯彻落实《"健康中国 2030"规划纲要》发布《深圳市 2017 年卫生计生工作要点》，再次强调加强中医馆和名中医诊疗中心建设。2021 年 7 月，广东省人大常委会发布《广东省中医药条例》，要求乡镇卫生院和社区服务中心设置符合要求的中医馆等中医综合服务区，提供更多中医药服务。2022 年 3 月，深圳市发布《深圳经济特区中医药条例（修订草案征求意见稿）》公开向社会征求意见，鼓励社会力量通过投资等多种方式为中医药事业建设提供帮助和支持，

由上可以看出，地方省（市）大多依据国家已发布的法律政策等，根据

本地情况进行细化制定实施细则，推动中医馆健康发展。

（二）社会资本投资中医馆的发展现状

在这些政策的推动下，中医药行业投资并购案例不断增加。行业中，君和堂中医馆宣布已完成5000万元人民币的B轮融资。以深圳为例，截至2012年底深圳有中医馆32家，到2016年底民营中医馆多达130多家。深圳政府在线网站发布的信息显示，《中医药法》实施5年以来，深圳市大力支持将中医机构纳入医保定点，截至2022年7月7日，深圳市已有655家符合条件的中医医疗机构纳入医保定点机构，其中578家为社会办中医医疗机构，数量较2017年增加739%。2016年6月，在深圳，中医馆企业联合发起，并由深圳和顺堂、深圳市老中医协会主办了全国首届中医馆论坛。2017年6月24日，第二届全国中医馆发展论坛再次在深圳举行。2022年8月，第四届中国馆交会暨2021—2022年医馆界大会在深圳举办。但在这些繁荣的数据下，有一些风险正在朝不可控的方向发展。民间调查机构发现，在深圳的130余家民营中医机构近八成处于盈亏线上下，有的不断扩张有的关门撤资，整个行业呈现两极分化严重的经营态势。其他城市中医馆的情况也是如此。在社会资本扎堆中医馆，中医馆数量不断增加的同时，很多中医馆被空置、闭馆。对此，在投资中医馆的过程中，理智谨慎地观察投资对象，找到其中的风险所在，选择突破中医馆发展困境的创新路径来投资就很重要了。

二、社会资本投资新设中医馆的法律风险及防范

虽然国家大力支持中医馆的建设，可以说尚处于"法无禁止即可入"的宽松状态，但是，其中的政策、法律风险绝不能忽视。与此同时，中医馆属于医药行业，医药行业有其自身行业属性，涉及人身健康、关乎生死，其中的法律风险有其特殊性。

（一）行政审批手续方面

首先，在中医诊所、中医馆方面可能存在两个问题：一是未经备案即开业。有些投资人急功近利，在备案手续未完成的情况下就开始营业，这种情况

一经发现，就会受到相关部门的严厉惩罚。二是在备案时提供虚假材料。在条件不完全具备的情况下，有的投资人为了获得备案证，会选择提交虚假备案材料取得中医诊所备案证。这种行为一经发现，行政部门就会根据法律规定进行相关处罚。

其次，在医务人员方面，有的中医馆负责人存在着侥幸心理，招聘没有相应资格的医生或药师。如某中医馆使用未取得处方权的医师独立开具处方，遭罚款3000元。此外，对多点执业备案不重视也会增加行政处罚的风险。根据《医师执业注册管理办法》的规定，医师拟在其他机构进行多点执业，要向批准该机构执业的卫生计生行政部门分别申请备案。如果中医馆的医师多点执业，却没有及时向主管行政部门备案，毫无疑问会面临行政处罚的法律风险。

最后，未办理卫生许可证、医疗废物收集和处置协议到期、医疗机构执业许可证到期等也是在设立经营中医馆的过程中极易出现的法律问题，如果社会投资主体忽视这些问题，那么被投资的中医馆将面临被处罚的风险。

对以上问题，我们建议投资人应当根据国家法律政策以及地方法律政策的规定，准备好真实、完整的资料，及时办理相关手续，减少未来经营中面临行政处罚的风险。在投资中医馆之后，投资人不能忽视对相关人员法律素质的提高。在日常的工作中就依照卫生行政部门颁布的法规及规章制度执行，依法执业，依法行医。同时要提升医技人员的业务水平，规范诊疗行为。医疗服务是关乎人生命权和健康权的特殊服务，因此医技人员在提升自身诊疗技术的同时应当谨慎行医，在对待任何患者的时候都应当尽到妥善处理的义务，同时按照卫生规范行医，以免造成医疗事故纠纷。[2]

（二）经营管理方面

一是虚构债权债务。由于有些中医馆负责人法律意识淡薄或者利欲熏心冒着违法的风险去获利。在有的中医馆中，尤其是在采购这一环节，存在返利的情形，例如开票价格与实际价格不一致，日后再用其他的方式将返利回流到中医馆。这样虚构的债权债务对日后上市很可能构成实质性阻碍，严重时还可能触犯刑法。

二是超出备案范围开展医疗活动。中医馆的医疗活动只能限于备案范围。超出备案范围开展医疗活动会面临行政处罚。如2015年某中医馆超出核准登记的诊疗科目开展针灸科诊疗活动，被罚款2000元。

三是虚假、夸大宣传。《中医药法》严格规定医疗机构发布中医医疗广告，必须经过相关部门审查批准。发布的中医医疗广告内容应当与经审查批准的内容相符合，并符合《中华人民共和国广告法》的有关规定。此前，某公司在其官网上标注"上海国医馆中医门诊有限公司，是上海最好的中医门诊"。涉及虚假宣传被罚款人民币3万元。

四是互联网违规售药。在互联网时代，中医馆也开始更多地利用互联网去发展自身，例如在互联网上销售处方药（中药饮片、中药配方颗粒、中成药等）。由于药品的特殊性，互联网售药受到政府的严格管制。2017年11月，国家食品药品监督管理总局办公厅发布公开征求《网络药品经营监督管理办法（征求意见稿）》意见的公告，该办法详细规定了网络售药的条件及注意事项。第七条规定："网络药品销售者为药品零售连锁企业的，不得通过网络销售处方药、国家有专门管理要求的药品等。"第十一条规定："销售对象为个人消费者的，还应当展示《执业药师注册证》。"可见对网络售药监管的严格程度，虽该办法还未生效，但给准备网络售药的中医馆提供了很大的政策风险评估参考。

五是医师管理不当。对人的管理是中医馆经营管理的关键内容，医师行为的不当影响中医馆的经营发展。例如：2021年上海宝山区卫生健康委员会对某中医诊所使用非卫生技术人员从事医疗卫生技术工作的违法行为进行了处罚；2022年上海宝山区卫健委对某中医针灸推拿诊所未按规定填写病历资料的行为进行了处罚。

六是内部管理制度不健全。法律层面对于中医馆的内部制度相较于一般的公司有更高的要求，内部管理制度不健全也是中医馆被处罚常见的情形。例如：2021年上海闵行区卫生健康委员会对某中医门诊部未按规定制定和实施医疗质量安全管理制度的行为进行了处罚；2021年蚌埠市卫健委对某中医门诊部未制定消毒管理制度等的行为进行了处罚。

对此，建议中医馆依法依规开展经营。在药品采购过程中，严格依法签订购销合同，开票价格应与实际价格一致，不得借此牟取不正当利益；在诊疗活动中，及时对诊疗项目进行备案，并严格依照备案范围开展医疗活动；在发放医疗广告时，要坚持实事求是，遵守《中医药法》和《广告法》有关医疗广告的规定，并做好广告发放前的审核工作，避免夸大和虚假宣传；在互联网售药方面，中医馆应时刻关注政策动向，当政策发生变化时，及时调整自身经营行为，确保行为合法合规。在管理医师方面，杜绝使用非卫生技术人员从事医疗卫生技术工作，严格规范医师开展医疗卫生技术工作。在内部管理制度方面，要按照法律、政策要求，及时制定相关管理制度。

三、社会资本投资并购中医馆的法律风险及防范

（一）目标中医馆的诉讼纠纷问题

经检索中国裁判文书网发现，中医馆常见纠纷主要有以下四种：

一是劳务纠纷，主要涉及赔偿与工资弥补以及面临劳动执法部门的行政处罚。此外，未全额缴纳社保和公积金的问题在很多中医馆中都存在。这些问题很容易被投资者忽视，对此可能会面临补全社保、公积金甚至行政部门处罚的风险。

二是医患纠纷，随着人民法律素质的提升，其维权意识也在不断增加。中医馆在药材质量、医生治疗方面极易产生医患纠纷，一旦产生医患纠纷，尤其是对患者身体产生损害，对中医馆的负面影响是非常大的。如在某中医馆与沈某医疗损害责任纠纷一案中，中医馆持有医疗机构执业许可证，其对沈某进行理疗拔罐服务，属于医疗机构的诊疗活动，因中医馆工作人员操作失误致使酒精火焰烧伤沈某身体，最后法院判决中医馆赔偿沈某医疗费127328.38元。

三是重要股东问题，要明确其是否存在影响中医馆发展的问题。例如，按照《中华人民共和国民法典》及其司法解释，婚后的投资以及股权分红属于婚后共有财产，作为股东配偶的一方是有权分割的，如果重要股东的婚姻状况不稳定，则可能导致离婚诉讼，并会影响目标中医馆股权结构的稳定性。此外，投资方要及时调查明确重要股东是否存在尚未了结的或可预见的重大诉讼、仲裁及行政处罚案件，如果中医馆重要股东存在此类情况，其又不具备执行能力，就会对中医馆产生潜在影响，增加投资风险。

四是各类合同纠纷。中医馆在经营过程中会存在与行业上下游开展各类合作，如采购药品、委托第三方代加工中药产品等。这类纠纷涉及标的额大且尚未解决的情况，易对投资者产生损失。如某中药饮片有限公司与某中医馆买卖合同纠纷一案中，某中医馆实际经营人直接向某中药饮片有限公司购买中药，

一直未支付相关费用，法院判决某中医馆给付货款 123781.11 元。

对此，建议社会资本方在投资中医馆前，应委托独立的律师或者律师事务所对目标中医馆进行法律尽职调查。法律尽职调查的内容主要包括目标公司的历史沿革、股东、资产情况、重大诉讼、仲裁、行政处罚文件、劳务用工情况等。其主要目的是了解中医馆现存的主要问题，发现潜在的法律风险，帮助交易双方了解投资活动本身的法律障碍和风险以及帮助风险投资机构了解被投资公司未了结的或潜在的诉讼。[3]经调查发现，目标中医馆存在诉讼纠纷时，投资方要时刻关注法律纠纷或仲裁的进展，努力通过协商或者其他合法措施解决这些纠纷或仲裁。同时，投资者还应对中医馆是否有潜在的重大诉讼进行评估，对于将来可能会发生的纠纷或仲裁，在交易文件中约定免责条款。

（二）目标中医馆权利瑕疵问题

1. 股权瑕疵

社会资本投资中医馆通常会在投资后获得一定比例的股份，并进行股权安排。股权存在瑕疵会对股权安排产生很大的影响，如已出质的股权进行了转让但没有质权人的同意文件。股权转让未得到质权人的同意或者解除相应股权质押，可能构成出质股权的违规转让。在股权受让中的风险点和问题比较多，转让的股权是否具有完全、合法的处分权、是否已履行法定程序、获得相关授权或者批准等都是顺利获得股权需要关注的问题。

对此，建议社会资本方提前对中医馆的股权结构和股权上是否有权利负担进行调查，确保股东对转让的股权具有完全、合法的处分权。对于已经发现的权利瑕疵，要求中医馆在一定时期内尽快消除；对于已出质股权的转让，要求提供质权人的同意文件。

2. 债务瑕疵

在债务瑕疵中分为已有债权和负债。在已有债权上，目标中医馆的长期借款中是否有提供证明材料，在没有证明材料的情况下，这样的借款很有可能收不回来，从而造成损失。在负债上，目标中医馆对外收购项目存在收购款尚未全额支付、未提供代扣代缴原个人转让方出让所得对应之所得税完税证明的风险。最容易被忽略的是目标中医馆的或有负债。或有债务具有偶发性，其是否发生很难控制。例如，在合作协议中约定目标中医馆非法经营导致相关方的名

参 投资运营篇

誉损失，相关方有权单方面解除协议，并要求目标公司赔偿。当或有债务发生，目标中医馆对外偿债，将影响受让股权的价值。

对此，建议投资方提前对中医馆的债权债务关系进行法律尽职调查。对无证明材料的长期借款，要求借款人即时清偿或出具证明材料。对于已有负债，可与中医馆在交易文件中明确约定损失由中医馆及现有股东实际承担。对于或有债务，双方可以在交易文件中列明被收购方的保证清单，收购方通过保证清单确保自己获得预期的收购对象，确保所承担的责任等不利因素限于合同明确约定之部分，即锁定风险。或者协议预留部分股权受让款。在规定的期间内，如果发生了或有债务，则用预留的款项承担。

3. 租赁瑕疵

《中华人民共和国土地管理法》规定，使用土地的单位和个人必须严格按照土地利用总体规划确定的用途使用土地。部分中医馆租用的地块为工业用地或办公用地，不符合法律规定的用地性质。同时要注意目标中医馆是否提供租赁登记备案。此外，有的中医馆在房屋租赁合同中承租人签章由他人代为，但未提供授权委托书。这种情况也是需要投资人重点关注的。

对此，建议投资人对中医馆所占土地的土地使用权证中载明的土地用途进行考察，对不符合《土地管理法》规定的，应及时要求中医馆或出租人办理土地使用权变更手续；同时，要求中医馆提供房屋租赁合同和租赁登记备案证明文件，对其中发现的问题要求中医馆及时消除。

4. 保险瑕疵

中医馆作为具有诊疗作用的医疗机构，医保定点资质对于其经营有很大的作用。由于各地医保政策差别较大，有的地区门诊不能够参与统筹报销。除了医保之外，还有一些应该具备的商业保险，如雇主责任险和医疗责任险。不过有些目标中医馆虽已购买雇主责任险和医疗责任险等险种，但并未涵盖全部的下属门店，这样会面临发生事故时可能无法理赔的风险。

对于该问题，建议投资方提前了解中医馆所在地区的政策文件规定，向社保经办机构的工作人员咨询医保定点和统筹报销等问题；同时，对已购买雇主责任险和医疗责任险等商业保险但并未涵盖全部下属门店的中医馆，应要求中医馆及时补全，或者采取其他措施避免事故发生时面临无法理赔的风险。

5. 知识产权瑕疵

近年来，国家层面对于中医产业的知识产权保护越发重视。2016 年 3 月，国务院发布的《中医药发展战略规划纲要（2016—2030 年)》中强调要推进中医药创新、加快形成自主知识产权，加强中医药知识产权国际保护。2019 年国务院发布的《关于促进中医药传承创新发展的意见》中再次提到要建立中医药知识产权和科技成果转化权益保障机制。根据《最高人民法院知识产权法庭年度报告（2021)》，中医药仍为专利行政案件的热点领域，并提出要加强中医药知识产权保护。中医药是中医馆核心的经营资源，一旦发生纠纷，会极大地影响中医馆的正常经营。除了中医药方面的知识产权之外，中医馆还存在商标、著作权等方面知识产权的问题。例如，某生物科技公司拥有"汉源神草"字样包装盒图片相关权利，某中医馆未经授权使用了该字样，被法院认定为侵权。

对此，建议中医馆要重视中医药、商标等的知识产权保护，及时申请自己的研发专利，展开定期的知识产权保护现状评估。同时，中医馆也要重视对中医药法律复合型人才的引进和培养，预防经营核心资源陷入法律纠纷，增强中医馆本身陷入知识产权法律纠纷的应急处置能力。

最后，对于无法预知的风险，投资方可在交易文件中要求目标中医馆及现有股东连带陈述和保证，产生任何损失由目标中医馆及现有股东实际承担，与投资方无关。同时投资方可在与目标中医馆共同签署的责任协议中建立防范措施条款。协议中标明没有披露的事项所带来损失由目标中医馆负责，从而避免承担因对方未披露的事项所带来的损失，注意一定要具体化。

四、结束语

社会资本投资中医馆是发展我国中医药的重要发展途径之一，也是对我国医疗资源的有力补充。然而，无论是在投资设立还是投资并购的过程，中医馆的发展在任何阶段都有较高的法律、政策风险。在社会资本投资新设中医馆方面，主要存在未经备案即开业、在备案时提供虚假材料、未办理卫生许可证、医疗废物收集和处置协议到期等的行政手续瑕疵风险，以及虚构债权债务、超出备案范围开展医疗活动、互联网违规售药、医师管理不当、内部管理制度不健全等的经营管理风险；在社会资本投资并购中医馆方面，主要存在股权瑕疵、债务瑕疵、租赁瑕疵、保险瑕疵、知识产权瑕疵等的权利瑕疵问题，以及劳动纠纷、医患纠纷等的诉讼瑕疵风险。对此，投资人应充分关注投资中医馆存在的风险、理性地看待中医馆市场，充分了解法律政策以促进中医馆市场的健康长远发展。

参考文献

［1］王戈. 社会资本投资医疗机构的法律问题［D］. 上海：上海交通大学，2012.

［2］刘文. 风险投资尽职调查研究［J］. 中国商论，2014（31）：159－160.

［3］张敏. "一带一路"背景下我国企业对外投资法律风险的防范［J］. 西安财经学院学报，2017，30（1）：117－123.

［4］万丽霞. C公司投资并购法律风险控制研究［D］. 西安：西北大学，2015.

［5］李大川，刘文博，孟文利. 浅析企业股权并购投资的法律风险［J］. 有色矿冶，2013（2）：63－66.

［6］刘少辉. 投资医疗机构的法律分析［J］. 首席财务官，2011（4）：85－87.

HB.11 中医馆竞争力评价
指标体系及其用途

侯胜田① 王天琦② 李艺清③ 焦科兴④ 董美佳⑤

摘　要： 中医馆竞争力评价指标体系作为一种深化对标管理和医馆价值评判的工具，对中医馆发展具有重大意义。本报告对北京中医药大学侯胜田教授研究团队研制的中医馆竞争力评价指标体系及其用途进行了概要介绍。报告认为，经过具体的应用和修正，该评价指标体系已经成为评价中医馆竞争力的有效工具。行业主管部门、经营者、咨询公司等相关组织及个人可以通过收集整理评价数据进行分析，用于把握行业整体发展状况、明确医馆发展不足、开展科研分析等，消费者可以根据评价结果理性选择更加优质的中医馆，进而促进中医馆行业可持续发展。

关键词： 中医馆；竞争力；评价指标体系

引言

近年来，随着国家利好政策持续出台，中医馆发展的政策环境日益改善，民间资本不断注入中医馆市场，中医馆的数量与日俱增。但与此同时，中医馆

---

① 侯胜田，管理学博士，北京中医药大学管理学院教授。研究方向：健康经济与管理、中医药发展战略、健康旅游、中医馆竞争力。

② 王天琦，北京中医药大学管理学院研究生。研究方向：健康产业竞争力、中医馆竞争力、健康旅游。

③ 李艺清，北京中医药大学管理学院研究生。研究方向：互联网医院、中医馆竞争力、健康旅游。

④ 焦科兴，北京中医药大学管理学院研究生。研究方向：旅居康养、中医馆竞争力、健康旅游。

⑤ 董美佳，北京中医药大学管理学院研究生。研究方向：中医馆竞争力、中医药健康旅游。

叁　投资运营篇

在发展过程中面临的竞争也越来越激烈，中医馆不仅面临医馆之间在医疗服务市场上的竞争，还面临着和实力雄厚的公立中医院之间的竞争。面对新的发展机遇和市场挑战，各中医馆的核心竞争力是推进医馆发展的关键因素。因此，中医馆在未来的发展中必须放宽视野，立足长远视角去思考和探索应对策略，突出自身优势，注重对自身核心竞争力的识别与培育，推动自身可持续发展。

在国家政策大力支持和市场需求不断增长的环境下，中医馆行业持续上扬，各类中医馆也在纷纷布局。经过多年发展，各中医馆是否做到了环境建设合理、设施设备齐全、服务项目丰富、特色优势突出？是否满足了市场需求？是否为消费者提供了优质的医疗服务，得到了消费者的普遍认可？是否为员工提供了良好的工作环境？行业实践的发展推动着学术领域的研究，对行业发展状况的数据描述需要用不同层次的指标来表示，而获得发展状况指标则需要构建一个理论上科学系统、实践中操作可行的评价指标体系，因此，北京中医药大学侯胜田教授研究团队自2021年开始启动了中医馆竞争力评价指标体系的研究工作，以期对中医馆行业的发展起到推动促进作用。

一、评价指标体系的介绍

（一）理论基础

中医馆是由社会资本支撑的医疗机构，和公立中医院相比具有企业的性质，但作为医疗机构，中医馆和公立中医院的服务目的一致，即为人民群众提供医疗服务，创造社会价值。因此，中医馆既有企业性质，也有医院性质；既追求经济效益，但也以创造社会价值为目标。由于中医馆的特殊性质，中医馆竞争力评价指标体系在构建时引入了利益相关者理论，从机构经营者、消费者和机构员工三个视角对中医馆的竞争力进行评价。利益相关者理论核心观点在于，企业不应仅以股东利益最大化为目标，而应该把焦点放到各方利益相关者的利益综合平衡上，应关注企业的社会效益，这与中医馆的特殊性质相对应。且已有研究证明利益相关者理论在新时代的语境下比股东利益最大化更具有可操作性和现实性，有助于企业拥有可持续的竞争力[1]。此外，由于中医馆在资本性质上仍属于企业，因此中医馆的核心竞争力应具有价值性、独特性、难以模仿性和延展性等企业核心竞争力的普遍特征。

（二）设计原则

评价指标的筛选和指标体系的构建需要遵循一定的原则，从而保证其理论意义和现实意义。竞争力评价指标是评价内容和评价目标的直接体现，具有重要的导向性和代表性[2]。基于此，中医馆竞争力评价指标体系在指标的选取过程中主要遵循了以下原则：

（1）科学性：指标的筛选和确定要依据相应的科学理论，严格遵守焦点小组座谈法等研究方法的操作流程。

（2）代表性：指标的选择符合中医馆的特点，能反映出其竞争力的主要方面。

（3）可行性：指标数据比较容易获取，所选指标易于经营者、消费者和员工理解。

（4）独立性：指标之间要相互独立、没有重复。

（三）评价内容

中医馆竞争力评价指标体系是通过综合运用文献研究法、焦点小组座谈法等研究方法，从利益相关者角度出发进行构建的，最终确定从机构经营者、消费者和机构员工三个视角对中医馆的竞争力进行评价。在评价要素确定的基础上，借鉴国内相关研究，结合中医馆的发展特色和专家意见，对评价要素进行具体化分解，进而构建出包含 8 个一级指标、37 个二级指标的中医馆竞争力评价指标体系。其中，从机构经营者视角选取的评价指标主要用于了解被调查中医馆的基本情况，包括人员配备情况、环境建设情况、设施设备和服务项目的提供情况，以此分析该中医馆的整体运行状况；从消费者视角选取的评价指标主要用于了解被调查中医馆的消费者对该医馆服务质量和运营管理的满意度，以此从消费者角度分析该中医馆的竞争力；从员工视角选取的评价指标则主要用于了解被调查中医馆的员工对该医馆收益回报和工作岗位的满意度，以此从员工角度分析该中医馆的竞争力。

参 投资运营篇

二、评价指标体系的应用

（一）应用对象与方法

中医馆竞争力评价指标体系适用于以"中医馆"为评价对象的研究，这里的中医馆是指由社会力量举办，以传统中医药为主要服务内容，兼有中医药文化展示等功能，具有法人资格，按中医门诊部管理的中医医疗机构。

由于中医馆竞争力评价指标体系是从利益相关者角度出发，即分别从机构经营者、消费者和机构员工三个视角对某一中医馆的竞争力进行评价，因此，在具体应用中可以分别形成医馆信息调查问卷、消费者满意度调查问卷和员工满意度调查问卷，要求一个指标对应一道题目，对个别较难理解的指标标注含义，使得题目易于理解、方便填写。其中，医馆信息调查问卷由医馆经营者根据医馆的实际情况选择符合条件的选项，消费者满意度调查问卷和员工满意度调查问卷则均采用李克特五维量表的形式进行调查（非常满意→非常不满意：分别赋分 5→1），最终将调查结果转化为相应的分值，并结合指标权重可以得到体现该医馆竞争力的总体发展指数、不同维度发展指数以及具体指标的发展指数，发展指数越高，评价结果就越好，进而对中医馆的发展情况进行分析。考虑到在实际调研中，可能存在某位消费者对中医馆某一指标不了解或没有体验过的情况，无法做出评价，因此在对消费者满意度调查问卷中的选项进行设计时，可根据实际情况灵活增加"无法评价"的选项，以保证评价结果的真实性和有效性。

（二）应用领域及意义

应用中医馆竞争力评价指标体系对各中医馆展开评价，是检验一个医馆发展现状、诊断该医馆存在问题的重要组成部分，也是评价该医馆市场竞争力的有力工具。在当下中医馆行业蓬勃发展的趋势下，中医馆竞争力评价指标体系应用广泛，行业主管部门可以用于把握行业整体发展状况和进展，评价不同中医馆的发展水平和消费者满意度；区域行业规划和管理者可以用于制订行业发展规划；投资机构可以用于选择投资目标；中医馆的经营管理者可以用于评价自身的发展状况，也可以与其他医馆进行比较分析，判断与竞争对手的差距，进而做出相应的管理决策；运用该评价指标体系调查出的数据结果还可为消费者选择更加优质、合适的中医馆提供参考。

1. 规划管理

中医馆行业的发展离不开国家政策的支持。近年来，国家关于加快发展社会办中医的利好政策不断出台，如 2015 年国家中医药管理局发布《关于推进社会办医发展中医药服务的通知》，2022 年 8 月 2 日国家卫生健康委员会就党的十八大以来中医药政策体系完善和服务能力提升有关情况举行发布会，国家中医药管理局相关负责人在会上表示，"十四五"时期要进一步鼓励社会力量在基层办中医，并对其应享有的权利做出保证。各地方政府也积极响应中央号召纷纷行动，2017 年甘肃省卫生和计划生育委员会印发了《甘肃省社会办中医试点工作方案》，明确提出要支持由社会力量举办和运营中医医疗机构，2021 年吉林省在全国创新建设省级中医馆 30 个，中医馆行业迎来发展机遇期。为更好地推动行业发展，各级政府要将其纳入地方产业发展规划，明确发展目标和战略任务。中医馆竞争力评价指标体系涵盖医馆经营状况、消费者满意度和员工满意度三方面内容，科学、合理地应用该评价指标体系可以为中医馆行业发展规划的制定提供一定的参考。

2. 学术研究

目前，中国关于中医馆的研究主要集中在中医馆发展现状、存在的问题和解决对策等方面，关于中医馆竞争力的研究还较为缺乏。通过综合运用定性和定量的研究方法，从利益相关者视角出发构建出中医馆竞争力评价指标体系，可以丰富现有的研究成果，为中医馆的相关研究与实践提供理论支持。未来的学术研究可以依据该评价指标体系对中医馆进行实证研究，并依据具体的统计数据分析该医馆存在的问题，针对性地提出发展建议，以推动中医馆可持续发展。未来研究也可在中医馆竞争力评价指标体系研究所得出的评价指标体系的基础上继续对评价指标体系进行更深入的挖掘与开发。

3. 行业推动

中医馆行业实践超前于学术研究，明确中医馆的概念与内涵，建立中医馆竞争力的评价体系与排行机制，提出多种具有可行性、可借鉴推广的发展模式，有利于中医馆行业的良性发展。行业发展指数是衡量某一行业发展程度的数据指标，可以通过中医馆竞争力评价指标体系形成调查问卷，并对调查结果进行计算分析得到。2021 年 9 月，北京中医药大学侯胜田教授研究团队已经应用该评价指标体系对 8 家国内发展较好、具有代表性的中医馆进行了实证调查，通过对该 8 家中医馆的发展指数进行横向对比分析，有利于发现各中医馆之间的发展差距，明确发展瓶颈，探索发展路径。经过实证检验，该评价指标体系不仅成功转化成一项具有权威性的学术智库产品，而且逐渐成为一个有用、有效、有益的测评工具，北京中医药大学侯胜田教授研究团队将应用该评价指标体系持续跟踪监测并逐步扩大调查范围，同时将各医馆的发展指数进行纵向对比分析，以便把握各中医馆和行业的发展趋势。

4. 医馆自评

随着人们健康需求的增多，医疗市场的开放，中医馆面临的竞争日渐激烈，且受新冠肺炎疫情的影响，中医馆的发展面临着一定瓶颈，需要产学研联合推动其可持续健康发展。对于中医馆的经营者，不仅需要清楚医馆当前有待改进，更需要明确具体问题和改进的具体方向。中医馆经营者可以用该评价指标体系进行内部自评，将今年的发展指标数据与往年的发展指标数据进行纵向比较分析，掌握医馆的发展动态；也可以将发展指数数据与其他医馆，尤其是标杆医馆的相应指标数据进行横向对比分析，有助于经营者评定自身发展水平在同行业中的地位，判断与竞争对手存在的差距，明确自己在行业中的竞争能力，进而做出相应的管理决策。此外，中医馆的经营者还可以通过该评价指标体系形成的消费者满意度调查问卷和员工满意度调查问卷，收集整理消费者和员工对该医馆的意见建议，及时改进不足之处，从而更好地经营管理，为消费者提供更优质的医疗服务，为员工营造更舒适的工作环境。同时可以附加人口统计学调查，分析不同人群的需求偏好，考虑差异化战略，挖掘竞争优势，不断提高医馆的核心竞争力。

5. 消费者选择决策

消费者是医疗机构开展医疗服务措施的对象，消费者的消费态度和行为极大地影响着医疗机构的发展。随着中医药事业的蓬勃发展，中医馆迎来良好的发展机遇。且经过新冠肺炎疫情，消费者的健康观念也开始发生转变，养生保健意识不断增强，在中医药"简、便、验、廉"的特色优势影响下，中医馆已经成为越来越多消费者在看病就医、康复保健时的首要选择。应用该评价指标体系得到的评价结果能够为消费者在选择中医馆时提供参考意见，帮助他们选择到更高质量、更适合自己的中医馆。

三、展望

中医馆竞争力评价指标体系研究只是前期的理论探索，从利益相关者的角度出发对中医馆竞争力的评价指标理论框架初步探讨。目前已选取了国内发展较好的部分中医馆进行实证检验，并评价了其竞争力当前所处的发展水平等级及该医馆未来的发展潜力，根据评价结果提出发展路径，使之成为普遍适用的、有效稳定的、成熟的理论范式。

中医馆行业正处在发展上升阶段，随着互联网、大数据、人工智能等信息技术被广泛应用，中医馆创新发展将成为必然趋势。中医馆竞争力评价指标体系研究的构建思路和评价指标只是初步提供了一种思路，具体的指标设计和权重的确定未来可进行动态调整和完善。

作为健康产业中的细分领域，中医馆行业良好的发展趋势在一定程度上也反映出了健康产业正在向好发展，北京中医药大学侯胜田教授研究团队不仅研制出中医馆竞争力评价指标体系，还陆续研制开发出了中国医疗旅游目的地评价指标体系、中国中医药健康旅游目的地评价指标体系、中国温泉康养基地评价指标体系、中国森林康养基地评价指标体系及相应的数据库，并对相关领域进行动态跟踪调查，每年发布一次行业发展指数，已经得到业界一致认可。未来长期的动态跟踪调查研究将形成年度系列指数，成为中医馆等相关行业发展的风向标，对于推动中医馆乃至健康产业的发展具有重要的意义。

参考文献

［1］周南．利益相关者理论下出版企业竞争力提升策略研究［J］．中国市场，2022（23）：97-99.

［2］张娜．交通投资集团竞争力评价指标体系构建研究［J］．中国公路，2022（13）：112-114.

肆

综合发展篇

HB.12 中医馆文化建设现状及发展思路

曹建春[①]　　张东萍[②]　　常金霞[③]

摘　要：中医药学是打开中华文明宝库的钥匙，是中国古代科学的瑰宝，蕴含着中华民族几千年的哲学智慧和健康养生理念以及实践经验，有着深厚的历史文化价值。随着国家对中医药的振兴和发展，对中医药文化自信的重建的重视，中医馆迎来了前所未有的大好时机。本报告通过实地考察、访谈、文献研究的方法分析发现：中医馆文化建设部分地方政府统筹计划性不足；政策力度不足，区间差异较大；缺乏规范的文化建设评价体系；缺乏相应法律制约；中医药文化传播度不足、宣传力度不够的中医馆文化建设体制性问题以及中医馆文化建设不平衡问题突出；中医馆文化建设队伍不合理；部分中医馆的定位欠准确；中医馆中医药文化建设流于形式；中医药人才结构亟待改善的中医馆文化建设的结构性问题。建议结合"十四五"的总体规划建设中医馆文化体系，建立保证中医馆文化建设长期正常运行的长效机制，构建科学合理的中医馆文化建设考评体系，基于"互联网＋中医药"建设互联网＋中医馆，提高中医药文化普及度有利于居民对中医馆文化建设认同，引导社会力量和基层医疗机构参与中医馆文化建设，深挖中医思想与特色优势深化中医馆文化建设内涵，加强中医馆中医药文化建设队伍培训，结合时代特点创新中医馆文化建设。

关键词：中医馆；文化建设；发展思路；对策与建议

---

① 曹建春，中西医结合临床博士，北京中医药大学东方医院主任医师、博士生导师。研究方向：中西医结合临床、医院管理、中医药文化研究。

② 张东萍，中西医结合临床博士，北京中医药大学东直门医院副主任医师、硕士生导师。研究方向：中西医结合防治周围血管病。

③ 常金霞，中西医结合临床硕士，北京中医药大学。研究方向：中西医结合防治周围血管病。

引言

中医药文化是中医药学的根本，是决定中医药未来发展的基石，"中医药文化复兴是中医药复兴的重要途径"已逐渐变成社会共识。鸦片战争以来，中国遭受西方列强入侵，民族自信、文化自信遭受巨大打击；新文化运动后开始将西方医学视为"科学"，中医药以及其他传统文化被视为不科学的封建糟粕，中医药学逐渐落寞至"存废"的历史节点。新中国成立后，政府把"团结中西医"作为三大卫生工作方针之一，确立了中医药应有的地位和作用，坚定中医药文化自信是坚定中华传统文化自信不可或缺的组成部分。近年来，国家越来越重视中医药的振兴和发展，中医药文化自信的重建，2015 年 5 月，首个中医药健康服务领域的专项发展规划《中医药健康服务发展规划（2015—2020 年）》发布；2016 年 2 月《中医药发展战略规划纲要（2016—2030 年）》出台，明确了未来十五年我国中医药发展方向和工作重点，把中医药发展上升为国家战略。2017 年中医药法实施。2019 年，中共中央、国务院印发《关于促进中医药传承创新发展的意见》，为古代经典名方二次开发创新发展提供基础，方便企业进行传承与创新。2022 年 1 月《关于中医诊所基本标准（2022 年修订版征求意见稿)》发布，对诊所要求和临床执业医师的门槛进一步提高，有助于进一步加强人才队伍建设，提高中医药诊疗水平。2022 年国务院办公厅印发"十四五"中医药发展规划的通知。中医药发展迎来天时地利人和的大好时机，增强民族自信、文化自信，增强中医药文化自信刻不容缓。

随着人民生活水平的提高、健康理念的普及以及人们对美好生活的向往，人们对养生的需求量日益上升："上医治未病""冬病夏治""春夏养阳、秋冬养阴"等养生理念深入人心，人民表现出对健康、长寿的渴望。中医馆是最接近人民生活的卫生机构，尤其是基层中医馆。中医馆提供中医药诊疗、中医适宜技术在维护居民健康、满足养生需求的同时，也是中医药文化继承、发展、展示、传播的重要阵地，对增强人民的中医药信心、中医文化信心有不可替代的地位。

根据《医疗机构管理条例实施细则》，我国的中医医疗机构分为中医医院、中医门诊部、中医诊所及一切以各种名称面向社会主要从事中医医疗业务的单位，现阶段没有明确中医馆设置标准，全国各地对中医馆的界定标准区别很大，中医馆大多是一种俗称。《医馆界》对中医馆的定义是以提供纯中医诊疗为主的中医医疗机构，不论民营与公立，不论规模与大小。从中医馆的规模、业务范围和主要功能，可将我国中医馆大致分为大型综合性中医馆、健康会所型中医馆、中型专科型中医馆和诊所药店型中医馆四类。从中医馆的注册类型，可分为公立机构和民营机构。

民营中医馆是我国基层中医医疗机构中的重要组成部分，尤其是在近十年来国家出台大量政策鼓励社会资本办中医、发展中医药产业的背景下，民营中医馆在我国中医药医疗体系中逐渐占据重要分量[1]。国内出现了众多独立经营的中医馆，许多连锁药店也纷纷转型为"中医馆 + 药店"模式，其中不乏建设相对完善的中医馆集团；随着国家对基层中医药服务工作的重视和不断推进，基层中医馆成为国家对基层医疗机构发展的一大规划，中医药管理局下发的《关于印发基层中药服务能力提升工程"十四五"行动计划的通知》中就进一步提高基层中医药服务能力做出部署："社区卫生服务中心和乡镇卫生院中医馆实现全覆盖，鼓励有条件的地方对 15% 的社区卫生服务中心和乡镇卫生院中医院完成服务内涵建设。"将进一步扩大中医馆的内涵范围，提高中医馆文化建设。

一、中医馆文化建设的现状概述

（一）政策趋严，政策执行度逐步提高

1. 社会办中医馆

2020 年 11 月，国家发布《中共中央关于制定国民经济和社会发展第十四个五年计划和二〇三五年远景目标的建议》中提到：支持社会办医，推广远程医疗，各地纷纷出台针对自身情况的发展规划。天津市在 2021 年 4 月发布的《天津市卫生健康事业发展"十四五"规划》中提到：支持社会办医疗机构，康复、护理机构参与"医联体"建设。海南颁布了《海南省"十四五"卫生健康规划》鼓励社会办中医医疗机构；依托乐城先行区打造健康服务业

务集群，依托海口高新区打造医药制造业集群，依托三亚打造中医药服务贸易集群，大力发展社会办医、商业健康保险，促进多元融合发展。《上海市卫生健康发展"十四五"规划》提到支持社会力量举办具有特色优势的中医医疗机构；社会办医品牌逐渐凸显，一批高水平社会办医疗机构成为医学院校教学基地。2021年9月，福建省发布《福建省"十四五"卫生健康发展专项计划》引导社会资本举办中医医疗机构，鼓励社会力量以中医、名药、名科、名术为服务核心，提供流程化优化、质量上乘的中医医疗、养生保健、康复等服务；增强社会办医发展活力，创新社会办医疗机构管理模式和用人机制，落实社会办医在融资、土地、医保、财税、学科建设、人才培养、大型医用设备配置等方面的扶持政策。江西省同时也发布《江西省"十四五"卫生健康发展规划》，强调要大力发展中医诊所、门诊部、特色专科医院，鼓励社会力量兴办连锁经营；加强公立医院与社会办医疗机构开展人才、技术和管理等方面合作等。山东、贵州等省也相继发布基于"十四五"计划对社会办中医馆的支持政策。各地区积极响应国家号召，对支持社会办中医馆热情高涨，根据自身实际情况，对中医院的建设提供了相当大的支持和便利，并且逐步将重点从"建设中医馆"向"建好中医馆"转移。

2. 基层中医馆

基层中医馆是最接近基层居民的医疗卫生机构，近年来，随着健康教育的普及，居民对自身健康关注度显著提高，中医药具有"简、便、验、廉"等特点，基层中医馆深受居民欢迎。中医药在分级诊疗中至关重要，我国正在通过完善基层中医药服务网络，加强中医药人才队伍建设，推广基层中医适宜技术、开展中医药城乡对口支援城等方式畅通中医药服务的"最后一公里"。截至2020年底全国85.38%的社区卫生服务中心、80.14%的乡镇卫生院已设置中医馆、99%的社区卫生服务中心具备中医药服务能力；同时《关于印发基层中医药服务能力提升工程"十四五"行动计划的通知》（国中医药医政发〔2022〕3号）提出，到2025年实现"基层中医药服务提供基本实现全覆盖""基层中医药人才配备实现全覆盖""基层中医药健康宣教实现全覆盖"等五个"全覆盖"的基层中医馆文化建设目标。

云南省《云南省深化医药卫生体制改革2022年重点工作任务》指出，要实现乡镇卫生院和社区卫生服务中心中医院全覆盖，打造不少于400个"示范中医馆"。江苏省自"十三五"以来，建成了1591个基层中医馆，实现了乡镇卫生院和社区服务中心中医馆建设的全覆盖，2021 年 9 月，江苏省印发了《关于开展基层医疗卫生机构中医馆服务能力等级建设评价工作的通知》，全面启动并常态化开展基层医疗卫生机构中医馆服务能力等级建设评价工作：围绕中医药特色优势，以内涵建设为先导、以能力提升为主线、以"方便看中医，放心用中药"为目标，从面积、设备、人员、中医药项目、康复和治未病特色、健康管理等 20 项核心指标予以评价，并分别明确了三级、四级、五级中医馆建设评价标准，规划到 2025 年，三级中医馆将达到 50%、四级中医馆将达到 30%、五级中医馆将达到 20%，其中五级中医馆列入 2022 年省政府民生实事项目，引领基层中医馆从"有没有"向"优不优"发展[2]。河南省重视基层中医馆人才队伍建设，全省培训 350 名乡基层中医馆专业技术骨干人员，提高了基层卫生技术人员运用中医药知识和技能防治常见病的能力。此外，北京、河北、山西、宁夏等省份均将工作重点向中医馆文化建设转移，根据基础情况及当地人文特点出台相关文件及政策支持。

（二）中医馆核心价值建设参差不齐

中医馆的文化建设实质上是以中医药文化为核心的医院或医馆的实践活动。中医馆的核心价值建设属于精神文化建设，是将中医药文化的理念、思考模式、生命观、道德观等核心理论锻造成医馆的精神文化，主要体现在馆训、馆歌、馆徽、办馆宗旨、医馆使命上。核心价值体系的建设应当结合医馆自身文化特点、地域文化、民族特色等。

通过查阅多家中医馆简介材料、官方网站、微信公众号、访谈，对中医馆的核心价值文化建设进行了系统分析，从中可以看出：老字号中医馆或是"药+医"模式，如北京同仁堂、鹤年堂、雷允上、陈李济、方回春堂、胡庆余堂等，中医药核心价值观念比较完善。许多老字号中医馆历经百年沉淀，祖训等核心价值观念世代相传，其中多以"仁术""戒欺""仁德""济世""养生"的中医文化为核心，部分老字号中医馆核心价值理念见表 1。除老字号中医馆外，社会办大型连锁型中医馆同样也具有相对完整的馆文化建设，但主要以服务现代企业管理和经营模式而存在，与中医药文化的融合深度不够，比如"大医精诚""厚德载物""天人合一""仁心仁术"等核心中医价值观点体现不突出，部分社会办大型连锁中医馆馆训见表 2。社会办基层中医馆相对于以北京同仁堂、陈李济、胡庆余堂等为代表的老字号中医馆、大型连锁中医馆在中医核心文化建设方面稍显薄弱，大多数中医馆没有形成文字形式的馆训、价值观等，这也跟民营中医馆的企业性质有关。乡镇卫生院、社区卫生服务中心、综合医院的中医馆文化建设很少设置独立于本单位的单独中医核心价值体系，其往往遵循医疗机构总的院训、价值观等。

表1　部分老字号中医馆核心文化建设

序号	名称	祖训	使命	愿景	核心价值观
1	方回春堂	许可赚钱，不许卖假	振兴传统中医文化，提升百姓健康品质	将方回春堂品牌再做五百年；打造全国一流的中医诊疗平台；做普及中医药文化的先行者；让中医文化成为一种生活方式	至诚、至仁、至精、至礼、至新。其内涵是至诚为本、至仁为民、至精为己、至礼若亲、至新不息
2	胡庆余堂	是乃仁术、真不二价、采办务真，修制务精	持之以恒，致力于为民众健康生活品质的提升服务	光大百年品牌，成为受用户信任的传统名药制造商	戒欺，创新，合作，包容，责任
3	张同泰堂	悉遵古法务尽其良，货真价实存心利济	传承中药文化，服务百姓健康	—	—
4	同仁堂	同修仁德，济世养生	同修仁德，济世养生	以现代中药为核心，发展生命健康产业，成为国际知名的现代中医药集团	担当、坚持、诚信、感恩
5	万承志堂	做药务真，不得欺客；行医务正，不得欺世	让每个人因健康而快乐	做一家有价值观的精品医疗机构	做药务真，不得欺客；行医务正，不得欺世
6	鹤年堂	调元气、养太和	弘扬中国优秀中医药养生文化	—	兼收并蓄　守正创新
7	赵树堂	汇名医、择良药、遵古法、修仁德	祛病救人、济世养生	—	德行方，道地药
8	陈李济	同心济世、火兼文武调元手，药辨君臣济世心	以振兴老字号、弘扬中医药文化为己任	传承中华医药经典，打造健康养生专家	诚信笃行拓新致远

表2　部分大型综合性中医馆馆训

序号	名称	馆训
1	圣爱中医馆	秉承中华中医学之精华，聚当代名医，再现仲景、华佗、时珍、兰茂之风范，研汇地道之神奇中药而利民于济世延年
2	固生堂中医馆	良心医，放心药
3	和顺堂	继承创新、博采众长、爱岗敬业、和家顺民
4	正安中医	正心诚意，温暖喜悦
5	君和堂	明医好药
6	紫和堂	名中医、正中药
7	泰坤堂	名医好药治好病，特色服务为人民

（三）中医馆制度及行为规范体系基本体现中医药文化

中医馆制度文化建设是中医馆中医药文化建设顺利开展的根本保证，中医药服务中的相关技术规范是提供开展中医药服务的重要依据。中医馆的行为文化建设是用中医药文化核心价值观指导员工的具体工作，包括医德、诊疗行为规范、教学传承、言语仪表规范、服务宗旨和服务理念、核心价值体系建设认知调查等。通过对中医馆管理人员访谈发现，在行为文化建设方面多是体现于员工的行为规范培训上。

1. 学习《员工手册》或《员工行为规范》

多数中医馆的行为规范基于《备急千金要方》第一卷《大医精诚》，以中医的核心价值理念为核心，如《同仁堂全体人员共同行为规范》弘扬"德、诚、信"三大优良传统，即仁德、药德、美德、诚实、诚心、诚恳、信念、信心、信誉。要求中医馆员工在一言一行中贯彻救死扶伤、奋发进取、济世救人的宗旨。

2. 拜师仪式

中医师承的拜师仪式是最具传统文化特色的行为规范。例如，在张仲景国医馆拜师仪式，各位弟子向导师献花、敬桂枣茶、行拜师礼；导师向传承弟子回赠脉枕和《弟子规》，弟子代表发言并集体宣誓。

3. 诊疗行为规范

诊疗行为遵循中医学理论体系和辨证论治规律。在中医临床诊疗过程中充分运用望、闻、问、切技能，根据四诊资料辨病辨证。诊疗过程中的临床诊疗术语、病证诊断疗效、中医病历书写及处方书写应统一参照国家标准。济南市博杏霖中医馆在立足中医前提下，注重医馆和员工的文化细节打造，把中医药文化融入企业文化中，形成企业核心价值观，并将传统文化学习纳入。如要求大夫和员工都要坚持传统文化的学习与实践，通过学习《弟子规》等优秀传统文化，将中医文化渗透到员工的行为规范中，提高员工的亲和力、凝聚力，立心正行，打造出一支有内涵有思想的团队，成为医馆不断发展的基石。

4. 开展中医文化活动

基层中医馆开展中医经典诵读活动，组织中医药人员每日晨会诵读《大医精诚》《伤寒论》《黄帝内经》等中医学经典，弘扬大医精诚精神，展现中医人员的良好精神风貌；推广太极拳养生，组织中医药人员成立了太极拳方阵，勤练太极拳基本功，将太极拳的养生、健身理论应用于中医康复治疗中，同时利用节日庆典、主题活动启动日、义诊等活动，向群众展示太极拳，并免费教授太极拳[3]。

（四）中医馆中医药人才建设不断完善

1. 重视发展师承教育

师承教育是千百年来中医药人才培养的重要途径。2018年国家中医药管理局印发了《关于深化中医药师承教育的指导意见》（简称《指导意见》），《指导意见》要求，到2025年，师承教育在院校教育、毕业后教育和继续教育中的作用充分发挥，师承教育指导老师队伍不断壮大，以师承教育为途径的中医药人才培养模式不断丰富，基本实现师承教育常态化和制度化。2021年广州十五届131次市政府常务会通过了《广州市支持中医药中华老字号品牌振兴实施方案》，在师承方面提出：支持培育传承人，把具有代表性的传统中医传承人认定为非遗代表性传承人，按规定给予经费补助；设立代表性传承人工作室、技艺大师工作室，建立中医药师带徒等人才传承机制，培育后备人才。对中药炮制工艺等工匠进行评审认定，鼓励实行首席技师制度，开展技能等级评价，把相关技能人才培养纳入企业新型学徒制补贴范围；开展老字号与学校人才共育，鼓励老字号技艺传承人到学校兼职任教、授徒传艺，支持高等院校

肆 综合发展篇

和中等职业学校毕业生到老字号就业。2021 年，浙江省根据《浙江省中医药传承与创新"十百千"人才工程（杏林工程）》组织开展国医名师传承工作室及浙江省名老中医专家传承工作室建设项目，推动名中医学术经验的传承与发展，加强中医药人才队伍建设。北京仁医堂通过与资深专家合作建立工作室模式，在全国各地建立了十几家医生工作室，轮流出诊进行师承教育，徒弟们帮医生整理的经典医案将留在医馆，进而形成自己特色的疗法。胡庆余堂每月会组织业务培训，并进行中药技能比武，通过"传带帮"的方式来进行培训，提升专项技能[4]。有研究显示，中医药企业平均拥有中医传承工作室 11 个，其中河南张仲景国医馆最多，有 12 个，见表 3。

表 3 2019—2020 年度中国药店发展报告传承工作室数量五强[5]

序号	企业名称	传承工作室数量
1	河南张仲景国医馆	22
2	成都杏林春堂中医门诊部有限公司	5
3	湖南九芝堂零售连锁有限公司	2
4	千金国医馆	2
5	重庆桐君阁大药店连锁有限责任公司	1

2. 大力培养中青年医生

2020 年底，国家中医药管理局颁布《关于中医药创新团队及人才支持计划项目入选团队名单的公示》《关于青年岐黄学者支持项目入选名单的公示》两个通知，为改革中医药人才、优化人才成长路径、健全人才评价机制激励机制开创了道路。连锁中医馆培养中青年医生团队方式有两种：一是通过与院校合作，以院校教育、师承教育、继续教育为主要手段进行中医药人才培养；二是通过人工智能系统实现对医助、年轻医生和名老中医的标准化分工，并通过智能辅助诊断系统丰富中青年医生的知识储备，降低开方风险。比如，博杏霖通过与山东中医药高校合作，积极努力和探索校企合作、产教融合的人才培养模式，也通过"老带新""师带徒"的方式培养、提升团队，并形成技能分别有不同的学习方法和考核评定指标。

（五）环境形象建设融入中医药特色元素

中医馆的文化硬件环境建设是中医药文化的物质载体，主要体现在中医院的建筑外观、庭院建设、内部装饰及中医药核心理念物化展示等方面。一项关于重庆市中医药文化建设现状及认知调查的研究表明[6]：在建筑外观上71.11%的体现了中国传统建筑元素；在庭院建设上80%的机构有反映中医药的历史、理念和知识，体现中医药文化氛围的庭院建设；55.56%有彰显医院宗旨、医院特色，体现中医药元素的标志性建筑；在内部装饰上82.22%体现了中国传统特色，有中医药文化氛围；73.33%有宣传中医药历史文化或医院发展史的装饰措施；66.67%有传播"天人合一"等价值理念以及医院宗旨的装饰内容；77.78%有展示医院特色、科室特色以及专家特长的装饰举措；91.11%有宣传中医药医疗常识、养生保健知识、科普宣传的装饰内容。

通过文献分析以及实地考察发现，大部分中医馆在内部装饰上融入中医药元素，老字号中医馆及大型连锁中医馆在建筑外观上能够体现中医药元素，但大多数民办小型中医馆多因建筑外观受到条件限制选择庭院建设，部分医药集团在文化建设中建立中医药博物馆，如"陈李济中医药博物馆""同仁堂博物馆"。江苏靖江御庆堂在中医馆建设中，通过在装潢上下深功夫来提高中医氛围，同时建立展柜，向市民展示地道中药、传统中医诊疗器具，建造全透明煎药室供市民监督以及学习，打造身临其境的中医环境；同时考虑到"民以食为天"通过建立药膳馆，普及膳食养生概念。张仲景国医馆成立以来，每年会组织名中医团队参加祭拜医圣，参观公司的医圣苑等活动。以张仲景国医馆河医馆为例，整个国医馆建筑风格上凸显"汉风"，比如在门口有古代药工碾药、称药的雕像，在一楼大厅有张仲景坐堂行医紫铜雕像，每个坐诊室都有医圣生平及相关经方的宣传图片等。

国家中医药管理局制定了《乡镇卫生院 社区卫生服务中心中医综合服务区（中医馆）建设指南》指导基层中医馆建设：乡镇卫生院、社区卫生服务中心中医（含民族医，下同）科独立设置，并设中医诊室（2个以上）、中医治疗室（2个以上）等，有条件的可以设置中药煎药室、中药库、治未病室、示教室和候诊区等；中医科室集中设置，原则上设在机构的一楼或沿街等突出位置，装修装饰体现中医药文化特色，形成中医药文化氛围浓厚并相对独立的中医综合服务区，诊区外悬挂"中医馆""国医堂"等牌匾（可按本地特点进行统一要求）。中医综合服务区使用面积原则上不低于80平方米；配备诊断床、听诊器、血压计、温度计、治疗推车、计算机等基本设备，并配备10种以上中医诊疗设备和康复设备。

（六）互联网＋中医馆不断完善

在互联网、人工智能的推动下，中医药发展环境日新月异，线上线下业务的融合成为大趋势。自 2017 年起，部分医馆机构开始逐步展开信息化工作，建立互联网医院，简化预约流程，开展在线挂号、理疗的预约等服务。疫情更是加速了线上问诊的发展，人们为了减少不必要的接触，逐步偏好选用互联网诊疗平台。有数据显示，已有 36% 以上的企业推出了线上挂号或问诊、咨询、产品销售等。如固生堂的每个店里都有一个实时更新的数据平台，平台可以记录所有的诊疗过程，从预约到诊疗结束、抓药以及配送。黄山市新安医学在"十四五"规划的指导下利用互联网、物联网、区块链技术，积极融入长三角中医药一体化，依托长三角优质中医医疗资源，发展远程医疗、移动医疗、智慧医疗等新型医疗服务模式，主动增强新安医学高质量发展动能，建立以中医电子病历、电子处方等为重点的基础数据库，鼓励依托医疗机构发展互联网中医医院，开展线上线下一体化服务和远程医疗服务；浙江海盐县以"互联网＋"载体推进基层中医馆中医智能云系统，开创基层中医馆建设全面向现代化、信息化发展模式，以"互联网＋中医药"拓宽了基层中医药新视野，创新了基层中医"师带徒"模式，规范了基层中医新诊疗，激发了基层中医新活力，使基层中医药事业进入了快速、高效、规范发展的轨道[7]。中医馆健康信息平台建设取得显著成效，目前累计接入基层中医馆 1.4 万多家，平台注册医生超 4 万人。部分中医馆充分利用互联网流量，通过微信朋友圈、自有公众号、小红书、微博等途径宣传中医药文化、科普中医支持、展示中医多种治疗手段，不断吸引患者，对患者进行健康教育。相比于传统线下的投放转化，线上的转化效率是成倍增加的。

（七）紧跟时代不断进行中医文化创新

随着生活观念的变化，青年人群体开始注重养生，中医馆借助于现代科技手段将中医药文化资源、文化用品创造提升为人们喜闻乐见的形式，推动文化与行业的革新。比如，童涵春堂将"养生"融于年轻人热衷的奶茶，推出了中西结合的养生中药系列奶茶，一方面向年轻人提供健康饮品，另一方面通过茶饮与年轻用户关联，实现了品牌延续、消费不断层。张仲景大药房出售茶饮、糕点、零食等同时开设生活馆，拓展新业态；尝试自动售药机；下沉式市场开店；同仁堂将中医药与咖啡和茶歇食品相结合，建立知嘛健康和新零售超级概念零号店生态系统；百年老字号胡庆余堂推出养生药膳，为亚健康人群提供营养滋补。此外，随着百姓健康意识的提升，中医产品将会以更丰富的形式出现在消费者的衣食住行中，为中医药赋能。比如，喝雄黄酒、挂艾蒿、戴香囊、用带中医药元素的文创产品等[8]。方回春堂在端午节举办老物件征集活动并与知名手作工作室联名合作，发挥各家所长，打造兼具中医药理及民间艺术特色的生肖盲盒香囊，让已有千年历史的传统香囊由内而外焕然一新。

（八）中医特色治疗逐步绽放光彩

1. 专科中医馆

从中医馆开展的服务项目来分类，可分为综合性中医馆和专科中医馆。专科中医馆可以对精准人群提供差异化服务，聚焦治疗某一病种、某一类人群或疑难杂症，如内科、外科、妇科、儿科、骨科等。各中医馆已呈现出深度精细化、连锁化的发展趋势，例如，专注推拿科领域的连锁品牌"深圳通透堂"，专做小儿推拿的"深圳胖爸爸""江苏熊孩子"都在区域内快速发展[9]。成都承启堂的生殖工作室、将中医肿瘤科作为基础学科发展的畅生堂国医馆也是突出专科的很好的例子；在深刻剖析自身优势与劣势的基础上，上海外滩街道社区卫生服务中心全体成员群策群力、集思广益，一致认为社区特色专科品牌建设将会成为机遇和突破点，通过总结、归纳楚氏伤科品牌建设的实践经验，探索出新时期社区特色专科品牌建设路径，打造了可复制、可推广的标准化运营工具包[10]。

2. 特色中医治疗

中医特色疗法助力基层中医馆服务"升级"。许多基层中医馆一改仅门诊中医＋饮片的传统治疗模式，转变为提供多种中医药特色治疗的多功能治疗模式，部分中医馆配置有先进的康复治疗设备，可开展中药、针灸、刮痧、中医外治、冬病夏治等中医适宜技术。各地通过多种形式普及、推广中医适宜技术在基层中医馆的应用，例如：2021年山东省卫生健康委员会发布《山东省卫生健康委员会、山东省文化和旅游厅关于公布2021年度山东省中医药特色疗法入选项目的通知》，强调要注重面向乡镇卫生院、社区卫生服务中心等基层卫生服务机构，各市卫生健康行政部门要围绕"中医强基层、基层强中医"的要求，积极组织做好中医药特色疗法项目推广工作，不断提升基层医疗卫生机构的中医药健康服务能力；安顺市举办年基层特色中医适宜技术培训班开班，对该市各乡（镇）卫生院、社区卫生服务中心的中医药专业技术骨干以及乡村医生进行集中培训等。中医特色疗法、中医适宜技术不断被中医馆重视，不断被应用到常见病多发病的治疗中，为群众提供"简、便、廉、效"的中医优质服务。

二、目前中医馆文化建设的特点

（一）当前中医馆文化建设的体制性问题

1. 部分地方政府统筹计划性不足

自中央转移支付中医药资金绩效评价工作开展以来，中医药转移支付资金分配方式由"项目法"改为"因素法"，中央转移支付投入支持中医馆的服务建设能力、中医药文化的比例逐年递增。但仍存在部分省市在中央转移支付中医药项目实施前，相关管理部门未明确具体实施方案，未细化中医药文化建设目标，各执行单位在实施工作前无计划、无目的、无规范，从而导致了中医药专项基金、专项人才培养项目等难以充分利用。

2. 政策力度不足，区间差异较大

南京的一项调查发现，过半数的机构在建设中医诊疗区的过程中未得到经费支持[11]，各地区虽然有不同程度的中医发展支持政策，但具体到基层中医馆发展的政策少，机构负责人以及机构内的员工对所在地区中医政策知晓率偏低。区间中医馆的发展不均衡可能与当地经济水平以及中医药发展事业情况密切相关。国家高度重视中医馆建设，但目前来看对数量的要求高于质量。

3. 缺乏规范的文化建设评价体系

管理与绩效评价是中医馆文化建设的一项不可或缺的工作，对中医馆文化建设起着监督管理和激励约束的作用。目前，中医馆的文化建设管理与绩效评价总体处于初步建设，"十四五"规划首次将中医医疗机构数、县办中医医疗机构（医院、门诊部、诊所）覆盖率、社区卫生服务中心和乡镇卫生院设置中医馆的比例纳入政府政绩考核，可以看出基层中医馆处在从无到有的初步建设阶段，文化建设评价尚未作为工作重点。当前，基层中医馆建设较完善的省市存在文化建设管理与绩效评价，但也存在重形式、轻效果、轻后期的现象。中医馆文化建设评估工作机制不全，评价标准存在着"形式主义倾向"。调查表明，当前的评估一般是一次性评估，缺乏反馈监控机制。

4. 缺乏相应法律制约

党的十八大以来，中医药顶层设计逐步完善，政策法规不断健全，长期制约中医药发展的突出问题得到有效解决，比如：中医诊所由审批改为备案管理，解决了举办中医诊所审批困难的问题；中医医师资格由单一的医师资格考试创新为同时可以通过考核获得中医（专长）医师资格，考试和考核并轨。但仍存在诸多问题，《中华人民共和国中医药法》对中医馆为主导规范作用，并不针对中医馆的规制与发展的具体调整。除《中华人民共和国中医药法》外，国家层面在促进社会办中医主要是政策范畴，地方上则体现为地方性法规。这些政策、法规更多的是在方向上进行引导，尚未形成系统，导致政策利好但难以落地实施，使得中医诊所、中医馆在发展管理过程中缺乏良好的监管。中医诊所、中医馆遍地开花但良莠不齐，一度出现鱼目混珠的情况，对中医药事业发展造成了打击，损害了民众利益，给民众带来不良认知，给中医馆的文化建设造成负面效应。

5. 中医药文化传播度不足，宣传力度不够

随着工作生活节奏的加快，社会竞争压力的加大，越来越多的人面对着焦虑、亚健康、慢病等问题，而中医在治未病中有着独特的优势。中医馆因为其位置和作用的独特性，理应成为直接面向大众传播中医药文化的主阵地。但由于我国居民中医药文化科普水平较低，仍存在很大一部分排斥中医，认为中医馆是"骗子"，不信任中医药疗效的群体，从根本上限制了中医馆的文化建设和文化渗透。

（二）当前中医馆文化建设的结构性问题

1. 中医馆文化建设不平衡问题突出

基于中医"简、便、廉、效"的特点，中医馆形成了数量多规模小的现象，尤其是个体中医馆缺乏品牌建设、人才引进、运营管理、宣传宣教等经验，很难形成规模性发展，甚至长期处于亏损状态，根本无力投入中医馆文化建设。固生堂、同仁堂、胡庆余堂等规模发展的中医馆承担了社会办中医馆的主要文化建设。乡镇卫生院和社区服务中心的中医馆的文化建设主要依附于该医疗机构的文化建设，缺乏中医药核心思想。在当地政府重视的地区，会对中医馆的文化建设给予统一的指导意见和要求，比如统一命名为"国医堂""国医苑"，统一装潢等，有利于中医馆发展。

2. 中医馆文化建设队伍不合理

近年来，大部分中医馆硬件建设基本完成，内涵建设依然薄弱。多数基层中医馆没有设立专司中医药文化建设工作的职能部门，中医药文化建设依赖于宣传科或办公室或指定某位医务人员兼顾，从事中医药文化建设的干部大多不具备中医药文化专业背景。由于大量行政事务工作的干扰，兼职人员不仅对中医药文化建设工作投入的精力不足，而且对如何做好和推进本院的中医药文化建设工作缺乏深入细致的研究与思考，工作创造性不足，这在很大程度上直接制约和影响中医馆中医药文化建设工作的进展。

3. 部分中医馆的定位欠准确

截至2020年，全国基层中医馆总数已达3.63万个，全国共有85.38%的社区卫生服务中心、80.14%的乡镇卫生院设置中医馆。中医馆全面下沉造成了中医馆数量激增，医馆质量良莠不齐，大多数中医馆盲目跟从，在思想文化、工作思路、经营管理上没有创新，在中医诊疗范围和方向上缺乏准确的定位。不但难以与竞争者形成明显差距、建立稳定的文化体系，而且随着竞争的日益激烈以及诊所自身受限而失去扩张的能量和动力。

4. 中医馆中医药文化建设流于形式

通过调查发现，多数中医馆在建筑外观上融入中医药元素，但多无具体含义，缺乏统一规划，多种文化元素简单堆砌，尽管多数中医馆能够按国家中医药管理局的指示要求进行中医药文化建设，但是缺乏自身特色以及地域特色，仅仅是为了完成政治任务，实际并没有在中医药文化建设方面"花心思""下功夫"，缺乏自主创新，为"面子工程"。各机构对中医药文化建设环境形象部分的重视程度在日益提高，但需要细致地打造文化建设的每一个环节，与中医药核心价值相呼应。中医药核心理念物化方面，并非每个机构都引起了重视并进行了实施，需要进一步强化与落实。职工基本具备中医药文化素养，但仍需在中医药文化核心理念上加强学习和教育。

5. 中医馆中医药人才结构亟待改善

目前，中医馆存在名医化内卷、成本居高不下、人才流失等问题。名老中医匮乏，据国家中医药管理局统计，目前全国名老中医药专家传承工作室仅2000余个；缺乏高学历、高职称的中医药技术人才，中医临床骨干人才紧缺；青年医师缺失，后备力量不足，未建立人才梯队；多点执业人数屈指可数，中医药服务体系内的医疗机构合作不紧密，上下联动的有效模式未形成；中医药专业技术人员数量少；工作繁杂，少有时间参加规范的继续教育培训、学术交流。

三、中医馆中医药文化建设的对策与建议

（一）建设中医馆文化建设支持体系

1. 结合"十四五"的总体规划建设中医馆文化体系

通过政府和社会的紧密结合，逐步形成以政府为主导、社会广泛参与、结构合理、发展均衡、网络健全、服务优质、覆盖全社会的相对完善的中医馆文化建设体系。

2. 建立保证中医馆文化建设长期正常运行的长效机制

跟随"十四五"规划对夯实基层中医药服务网络部署的脚步，强化市级、省级中医院、老字号中医馆，大型连锁中医馆文化建设的引领作用，建设以县级中医医院为龙头，社区卫生服务中心、社区卫生服务站、乡镇卫生院、村卫生室为主体，县级综合医院、妇幼保健机构等非中医类医疗机构中医药科室为骨干，社会办中医院、中医门诊部、诊所为补充的中医馆文化建设网络。

3. 构建科学合理的中医馆文化建设考评体系

制定旨在推进全社会中医馆文化建设的业绩考核评价指标体系，建立起具有细化任务、压实责任、逐级考核特点的全社会中医馆文化建设业绩考核长效机制。将中医馆文化建设的好做法、好经验、好成果及时总结，及时

推广。

4. 基于"互联网 + 中医药"建设"互联网 + 中医馆"

建设规范化、智能化、一体化"互联网 + 中医馆"体系，运用互联网用户管理和服务体系。张伯礼院士在感受到互联网带给中医药事业发展的深刻变化后提到："在这样一个积聚性、互动性、多元化的互联网传播时代，人工智能、远程医疗、大数据等新技术的广泛应用，为中医药事业的传承发展注入了新的生机，增添了新的活力。""我们借助互联网查房、会诊，更借助互联网多层次、强声音地传播中国经验，与世界各国共享，彰显了中医药文化名片的独特魅力，增强了广大人民群众的民族自信、文化自信。"

5. 提高中医药文化普及度有利于居民对中医馆文化建设认同

虽然近些年我国中医药事业取得了迅速发展，但中医药文化的普及程度与西医学相比还有相当大的差距，许多居民对中医药文化的历史地位和实践价值的认识远远不够，对中医药文化的认同感不足。政府应当进一步加强中医药文化推广的力度，普及中医药知识；进一步深入落实《中医药文化传播行动实施方案（2021—2025）》"中医药文化供给和群众性活动更加多样，中医药文化更广泛融入群众生产生活"的目标；拓展文化传播主体，借助新媒体发展的创新性、互动性的特点，增加中医药文化传播内容、形式的丰富性和有趣性；推动中医药文化进校园，进课堂，提高青少年中医文化素养。通过提高全民中医药文化普及度，将有利于增加居民对中医馆文化的认同。

（二）引导社会力量和基层医疗机构参与中医馆文化建设

1. 引导社会资金参与中医馆文化建设

中医强调因地制宜，由于地区之间存在文化发展差异和地域文化特色，中医馆文化建设呈现出广泛的差异性，难以在全国范围内按同一标准统一建设。在中医馆文化建设的实施过程中，国家政府主要发挥引导的作用。以点带面，发挥龙头的优势，带动中医馆集群化发展，提高中医馆的核心竞争力。例如：张仲景大药房、张仲景国医馆已举办四届"传承岐黄薪火弘扬医圣精神"的名医经验传承大典；全国规模最大的连锁中医馆之一圣爱中医馆目前已在云南、四川、重庆、湖北和江苏布局，其核心策略是搭好中医代表性学术流派建设的共享平台，会集十二大流派的名中医专家，主要围绕妇科、针灸、孕子和疑难杂症四大专科发力[12]。

2. 强化"家庭医生"中医药服务，探索建立"健康宣教—治未病—诊疗—康复"一体化中医健康服务体系

随着我国政府出台政策的逐步完善，民众健康观念日渐增强，国家不断对医疗资源进行平衡，具有我国特色的一体化中医健康服务体系终将建立。我国从 2016 年开始，全面推进家庭医生签约式服务，截至 2021 年底，全国共有 143.5 万家庭医生、43.1 万个家医团队，家庭医生为签约居民提供基本医疗卫生、健康管理等服务，起到了医防融合的纽带作用，有效促进医疗卫生服务模式由以治病为中心向以健康为中心的转变。各类中医馆应在各级政策的推动下，积极开展治未病科室或治未病相关诊疗技术，进一步健全基层一体化中医健康服务体系运行机制和服务标准，打通中医健康服务"最后一公里"。

（三）深挖中医思想与特色优势深化中医馆文化建设内涵

1. 挖掘特色中医文化

（1）中医在传承发展过程中形成了不同的派别，常称为中医流派，以地域命名，反映当地的医学、人文、环境，如江苏的吴门医派、孟河医派、山阳医派、龙砂医派、虞山医派，安徽的新安医派，上海的海派中医，广东的岭南医派，北京的燕京医派，山东的齐鲁医派等。中医讲究三因制宜，一方水土养一方人，一个流派的形成一定不是偶然的，与地域特色息息相关，中医馆管理者应当深入了解并挖掘当地中医文化形成独特优势。

（2）中医药非物质文化遗产是中华文明宝库的精华，是中华优秀传统文化的重要载体，传承中医药非物质文化遗产，推进中医药非遗的保护、传承、发展与广泛传播，更好地发挥中医药非遗的特色优势和价值。

（3）老字号中医馆是中医药文化传承的重要载体，是祖祖辈辈悬壶济世的中医精神，北京同仁堂、长春堂、鹤年堂，上海雷允上，陕西万全堂，吉林世一堂，湖北叶开泰，浙江胡庆余堂、叶种德堂、张同泰堂，山东宏济堂，广东陈李济、采芝林等老字号是中医文化构建的一部分，政府应当引导支持老字号中医馆复兴、创新发展、提升核心竞争力；老字号中医馆应凭借自身的历史沉淀以及放眼未来的战略期许，引领全社会中医馆产业文化建设；各类中医馆应在中医老字号的文化效应下，汲取精华建设符合自身特色的馆文化。

2. 深入理解中医文化内涵，建好中医馆"软、硬"文化

在进行中医馆中医药文建设时，要深入挖掘当地文化资源，如山东经世致用的救世精神、厚德仁民的人道精神、人定胜天的能动精神、大公无私的群体精神、勤谨睿智的创造精神，打造独特的中医馆核心价值体系；深入研究中医文化、中医文化的起源和特质塑造浓厚的中医文化环境氛围；积极开展中医药适宜技术与综合服务模式，扩大康复、针灸、推拿、正骨、膏方等中医药适宜技术的应用，发挥中医药适宜技术在社区卫生服务机构和中医药在慢病防治方面的优势，有利于缓解患者"看病贵、看病难"的问题，提升社区健康管理中妇女儿童保健、老年保健、慢病管理的效果。

（四）加强中医馆中医药文化队伍培训

1. 完善中医药文化建设部门。高度重视和加强对中医馆化建设专兼职队伍的在职在岗培训。组织定期学习培训，熟悉中医药文化建设的相关政策、总体目标、基本任务，学习宣传手段、人才管理等工作方法，了解当地的中医药文化底蕴，找准自身中医馆文化建设特色。加强各地区交流学习，组织各中医馆文化建设主要负责人实地考察，互相借鉴。

2. 积极培育引进优质中医药人才。青年医师的培养是民营中医机构健康发展的必由之路。中医馆应该成为培养青年中医医师的教育阵地，大力开展中医师多点执业和中医师承教育，有效发挥"传帮带"作用，培养基层实用型中医药人才，不断提升基层医疗机构中医医师临床技能。加强基层人才引进和培训力度。探索市、县级中医医疗机构人才下沉的有效途径。定期举办高层次中医药培训、学术会议，督导中医馆分批派员参加，保证培训覆盖率。

3. 对中医师承人才培养模式进行规范。强化指导老师的教学意识，确立教学目标，对继承人做好学术经验内涵的科学阐释，将师承工作纳入绩效；要求继承人定期进行跟师、积极参与岗前培训，熟练掌握门诊医疗操作技术，做好随诊笔记和学习心得，积累学术经验，避免单纯模仿，培养独立思考及创新能力，继承名师学术形成自己的诊疗思路；设立管理部门负责组织继承工作的日常管理，协调各部门工作，真正落实继承人的跟师随访，临证实践工作，还需负责组织继承人及指导老师配合国家中医药管理局及省中医药管理局对继承人工作的考核，并要认真做好专项经费管理工作，为每位指导老师和继承人建立师承专项经费，做到专款专用[13]。

（五）结合时代特点，创新中医馆文化建设

牢记中医药传承精华、守正创新的历史使命，各类中医馆应围绕中医药文化的核心价值、基本理念和行为方式通过多种方式创新扩大中医文化内涵，进一步增强中医药文化自信。随着社会环境的变化，对中医药社会价值的认识必须紧随时代步伐做出相应转变。要将"老祖宗留给我们的中医药宝库保护好、传承好、发展好，坚持古为今用，努力实现中医药健康养生文化的创造性转化、创新性发展，使之与现代健康理念相融相通，服务于人民健康"。中医馆企业应积极发展"文创＋中医药健康产业"。秉正堂很早就开始进行中医药产品生活化的相关工作，将中医传统和现代设计融合，做了一些有趣的中医药健康产品，目前有食品、日用、药妆、文创四大类；同仁堂健康药业在2018年打造了新零售超级概念店同仁堂知嘛健康零号店，设置有健康期保健及亚健康期恢复的调理和诊疗服务、食同源草本系列的网红咖啡和饮品专区；各类中医馆积极利用新媒体打造中医IP，北京行知堂通过定期与大众直播互动，科普中医的疾病观，发布围绕中医和食疗小视频不断强化IP效应。

四、总结与展望

近年来，党和国家高度重视中医药的发展，在国家鼓励社会办中医馆以及全面建设基层中医馆的政策推动下，全社会中医馆迅速发展，取得了可喜的成绩。如何完善中医馆文化建设中地方政府统筹计划性不足，政策力度不足、区间差异较大；缺乏规范的文化建设评价体系、法律制约；中医馆文化建设队伍不合理，中医馆中医药文化建设流于形式，中医药人才结构不合理等仍是当下中医馆文化建设不可回避亟待解决的问题。各地政府和机构应结合"十四五"的总体规划建设，建立保证中医馆文化建设长期正常运行的长效机制，构建科学合理的中医馆文化建设考评体系，建立"健康宣教—治未病—诊疗—康复"一体化中医健康服务体系。强调中医馆人才建设与人才引进的重要性，鼓励中医馆文化创新，通过建设"互联网＋"中医馆，文化IP等与时代特点有机结合。总之，随着人们健康观念的提升、健康产业的整体重心从"医"向

"养"，从"治"向"防"的转移，中医馆将是医疗卫生健康的重要阵地，中医馆文化建设也将进入快速发展期。

参考文献

［1］严甜．民营中医馆法律组织形式问题研究［D］．北京：北京中医药大学，2020．

［2］任晓波，刘士胤．打造"星级"中医馆 擦亮基层中医药服务金字招牌［J］．中国农村卫生，2022，14（08）：49－50．

［3］熊伟，杨茂康．建好"示范中医馆"提升中医服务能力［J］．中国农村卫生，2017（15）：23－24．

［4］吴梦月．师承教育，驱动中医药人才梯队建设［J］．中国药店，2021（07）：64－66．

［5］赵安琪．中医馆：长期利好下的突围之战 2019—2020 年度中国药店中医馆发展报告［J］．中国药店，2020（04）：123－127．

［6］田波，贺加．重庆市中医药文化建设现状及认知调查［J］．中国药房，2016，27（30）：4194－4197．

［7］方前进．新安医学更好融入基层中医馆建设之思考与借鉴［J］．中国农村卫生，2022，14（05）：38－40．

［8］吴梦月．中医馆：守正道，创新机［J］．中国药店，2021（04）：110－113．

［9］张笑雨．破解中医馆多元发展的"密码"［J］．中国药店，2021（10）：76－77．

［10］郭瑾，唐元如，严薇，等．社区特色专科新时期品牌建设实践与思考：以楚氏伤科为例［J］．中国全科医学，2022，25（34）：4350－4354．

［11］宋佳明，王欣媛，陈玲，等．社区卫生服务站和村卫生室中医诊疗区建设情况及其影响因素分析［J］．卫生软科学，2021，35（09）：87－92．

［12］马飞．中医馆拼服务卷出优生态［N］．医药经济报，2022－08－25：008．

［13］姚文强，汪悦，张擎，等．基于师承教育模式构建中医门诊教学规范之探讨［J］．中国医药导报，2020，17（22）：65－68，73．

HB. 13 民族复兴背景下中医馆的作用及发展策略

张高传① 陈谦峰② 蔡媛媛③

摘 要：传承创新发展中医药是中华民族伟大复兴的大事，中医药应在民族复兴中发挥应有的作用并做出自己的贡献，因此我们要深刻认识和理解中医药对于中华民族复兴的重大意义。中医馆作为基层中医药服务网络的重要组成部分，是中医药防治疾病发挥作用的前沿阵地，是和人民群众紧密联系的窗口。中医馆可以在四个方面发挥重要作用：一是保障人民健康，助力健康中国建设；二是建立中医药学自信，推动中医复兴；三是增强文化自信，推动民族文化复兴；四是提高国家软实力，推动中华文明对外交流。当前中医馆发展良莠不齐，中医文化传播作用发挥不够，基层医馆文化建设亟待加强。未来我们应该借助中医馆辐射面广的特点，助力医馆文化建设；完善中医馆文化，突显企业理念；贯彻文化价值，提高核心竞争；重视中医馆装修风格，彰显传统文化；传播中医文化，促进中医馆发展；借助地域流派文化，突显中医馆特色；用好中医馆师承文化，创新人才培养；正面疫情效应，加强文化宣传。

关键词：中医馆；民族复兴；文化；健康

引言

中国共产党自 1921 年成立以来，始终把为人民谋幸福、为民族谋复兴，

---

① 张高传，针灸推拿学博士，江西中医药大学副教授。研究方向：中医食疗、中医药现代化。

② 陈谦峰，中医学博士，江西中医药大学副教授，教研室主任。研究方向：《黄帝内经》的理论及临床。

③ 蔡媛媛，中国哲学硕士，江西中医药大学讲师，教研室副主任。研究方向：中医药双创教育。

为世界谋大同作为自己的初心使命。党的十八大以来，中国特色社会主义进入新时代，实现了第一个百年奋斗目标，开启实现第二个百年奋斗目标新征程，朝着实现中华民族伟大复兴的宏伟目标继续前进。今天，我们比历史上任何时期都更接近中华民族伟大复兴的目标，比历史上任何时期都更有信心、有能力实现这个目标，中华民族伟大复兴进入了不可逆转的历史进程[1]。

中华民族伟大复兴不是在某一个领域或某几个领域的复兴，应该是在经济、政治、文化、科技、教育、医疗卫生、军事、外交等领域全方位的复兴。尽管当下"前所未有地接近实现中华民族伟大复兴的目标"，但中华民族伟大复兴绝不是轻轻松松、敲锣打鼓就能实现的，实现伟大梦想必须进行伟大斗争。习近平总书记在2019年秋季学期中央党校（国家行政学院）中青年干部培训班开班式上发表的重要讲话中指出：在前进道路上我们面临的风险考验只会越来越复杂，甚至会遇到难以想象的惊涛骇浪，我们面临的各种斗争不是短期的而是长期的，至少要伴随我们实现第二个百年奋斗目标全过程。

中医药学是中国古代科学的瑰宝，也是打开中华文明宝库的钥匙。习近平总书记高度重视中医药工作，经常运用中医药理论和术语阐释大政方针，围绕中医药事业发展发表了一系列重要论述[2]，强调："要遵循中医药发展规律，传承精华，守正创新，加快推进中医药现代化、产业化，坚持中西医并重，推动中医药和西医药相互补充、协调发展，推动中医药事业和产业高质量发展，推动中医药走向世界，充分发挥中医药防病治病的独特优势和作用，为建设健康中国、实现中华民族伟大复兴的中国梦贡献力量。"

实现民族复兴是一项伟大的事业，中医药应发挥应有的作用并做出自己的贡献，中共中央国务院《关于促进中医药传承创新发展的意见》指出，传承创新发展中医药是新时代中国特色社会主义事业的重要内容，是中华民族伟大复兴的大事，因此我们应该从国家发展总体战略的高度深刻认识和理解中医药对于中华民族复兴的重大意义。

中医馆作为基层中医药服务网络的重要组成部分，是中医药防治疾病发挥作用的前沿阵地，是和人民群众联系紧密的窗口。"截至2020年底，我国基层中医馆总数已经达到3.63万个，85.38%的社区卫生服务中心和80.14%乡镇卫生院都已经设置了中医馆，部分基层医疗卫生机构中医药的诊疗量已经占到40%以上[3]。"

肆　综合发展篇

因此，我们应该高度重视中医馆，有必要深入研究在民族复兴背景下中医馆的作用，以及如何发展建设中医馆，更好地发挥中医馆的作用以推动民族复兴。

一、民族复兴背景下中医馆的作用

（一）保障人民健康，助力健康中国建设

习近平总书记指出：人民健康是社会文明进步的基础。拥有健康的人民意味着拥有更强大的综合国力和可持续发展能力。健康是促进人的全面发展的必然要求，是经济社会发展的基础条件。国民健康长寿，体魄强健，是全国各族人民的共同愿望，是国家富强、民族振兴的重要标志，也为中华民族伟大复兴提供了坚实的健康基础。

充分发挥中医药在健康中国建设中的独特优势，中医馆的作用不容忽视。随着中医诊所备案制的实施，中医师多点执业的推行，中医馆能满足基层人民群众在家门口"看上好中医、方便看中医"的愿望了。中医药能全生命周期保障人民群众生命健康，随着人民群众健康意识不断提高，对治未病服务的需求快速增长，中医药在老年人和儿童健康管理，以及高血压、糖尿病等慢性病预防治疗方面具有独特优势，中医馆在基层能发挥重要作用[4]。中医非药物疗法如艾灸、刮痧、拔罐、芳疗、推拿按摩、食疗等，简、便、验、廉，便于在群众中或家庭中普及推广应用，对于缺医少药的边远、贫困地区适用性更强。中医非药物疗法不需要太大的投资，每个中医馆都有条件进行。因此，中医馆可以作为传播中医药知识和养生保健技术方法的重要场所，指导周围群众合理膳食、养生理念，使人人都掌握防治疾病的方法和技术，让每个人成为自己的健康第一责任人。例如，热敏灸是一种中医非药物疗法，江西省政府在全省打造热敏灸小镇，让全省群众了解热敏灸、会用热敏灸，进而达到强身健体、防病治病的目的。

自新型冠状病毒肺炎疫情暴发以来，中医药在救治新冠肺炎患者方面做出了重大贡献，新冠防治工作取得的显著成效，再次显示出中医药的价值以及中医药在应对突发公共卫生事件所发挥的重要作用，但此次主要是公立医疗机构在挑大梁，中医馆作为基层医疗机构，当前虽然在应对突发公共卫生事件中发

挥的作用有限，相信在不久的将来，随着中医馆的全面快速发展，中医药从业人员的不断努力，基层中医馆也能在应对突发公共卫生事件中做出更大的贡献。因此，中医馆能在保障人民群众健康，推进健康中国建设中起到重要作用。

（二）建立中医药学自信，推动中医复兴

西医药传入我国以前，我国人民群众防治疾病依靠的都是具有独特诊疗理论及技术的中医药学，中医药虽然古老，但并不落后，中医药包含天人合一、阴阳五行、五运六气、藏象经络、气血津液、药性归经等理论体系。但是近代百年来，我们国家落后了，国家民族灾难深重，伴随着西方文化的传入，包括中医在内的中华传统文化总体被视为腐朽落后的东西，中国人的民族自信心、文化自信心受到了极大的打击，也导致国人对中医药学产生了怀疑，因此历史上曾经出现过废止中医、废医存药的言论，中医药能保存到现在的重要原因是靠疗效。伴随着民族复兴进程，国人的民族自信、文化自信正在恢复，但是对于中医药学自信的恢复还不够。

中医药学自信的关键是建立中医药理论的自信，在此次抗击新冠肺炎疫情中，在西医尚未有特效药及疫苗研发赶不上病毒变异的情况下，靠的就是独特的中医药理论指导进行辨证论治，因人因时因地制宜地使用有效方剂和治疗手段，为防控新冠肺炎疫情、救治患者发挥了关键性作用，也使大众对中医药有了全新的认识。有学者研究发现，新冠肺炎疫情发生以来中医药的相关疗效及政策均获得了较好的评价，公众对中医药的整体认可度是比较高的[5]。

中医馆作为基层中医药医疗机构，在为人民群众诊治过程中，通过中医药的实际疗效为群众解决病痛，日积月累，使得群众信任中医药的疗效，进而信任中医及其内在的中医药理论；中医师在运用中医药理论指导临床实践中，锻炼并坚定中医思维，逐渐产生中医药学自信。"星星之火，可以燎原"，遍布全国各地的基层中医馆必将有力地推动中医药理论和技术实践，帮助国人建立祖国医学自信，当越来越多的人选择中医药为自己和家人的健康服务时，中医的复兴也就水到渠成，指日可待。

（三）增强文化自信，推动民族文化复兴

文化自信是文化复兴的基础，文化复兴是民族复兴的重要内容。"文化兴国运兴，文化强民族强。没有高度的文化自信，没有文化的繁荣兴盛，就没有

中华民族伟大复兴[6]。"习近平总书记反复强调："实现中华民族伟大复兴需要中华文化繁荣兴盛""没有文明的继承和发展，没有文化的弘扬和繁荣，就没有中国梦的实现[7]。"

中医药所处的文化地位、蕴含的人文精神、表现的文化形态、体现的价值观念以及运用的思维方式等，显示的都是文化内涵而不单是医学理论和临床技术[8]。中医药学与中华文化同根同源，深刻体现了中华民族认识世界的价值理念和思维方式，是传统文化的重要载体，成为中华文化的重要标识。《中医医院中医药文化建设指南》指出："中医药文化是中华民族优秀传统文化的重要组成部分，是中医药学发展过程中的精神财富和物质财富，是中华民族几千年来认识生命、维护健康、防止疾病的思想和方法体系，是中医药服务的内在精神和思想基础。"中医独特的养生理念和方法已经融入国人的日常生活之中，内化成日常的行为习惯和生活方式。中医药学是我国传统文化的杰出代表，因此，从某种意义上讲，传承弘扬中医药就是弘扬中华优秀传统文化。

中华文化土壤中孕育出的中医药，从不同于西医视角和维度对生命规律性把握和认识，其科学原理至今仍未被现代科学所揭示，极大地鼓舞着国人重新审视自己的文化。中医馆是人民群众接触中医药的重要场所和前端，中医馆的文化熏陶影响着人们，中医药疗效的独特魅力吸引人们学习中医药及民族文化。中医适宜技术的普及推广让大众使用中医药防治疾病、养生保健。大众在用中医药、学习中医药的过程中能深入了解民族文化，进一步坚定文化自信。中医馆作为民众了解学习民族文化的一个重要渠道，未来应当要发挥增强文化自信，推动文化复兴的作用。

（四）提高国家软实力，推动中华文明对外交流

习近平总书记在南京中医药大学与澳大利亚皇家墨尔本理工大学合办的中医孔子学院授牌仪式上的讲话中指出：中医药学凝聚着深邃的哲学智慧和中华民族几千年的健康养生理念及其实践经验，是中国古代科学的瑰宝，也是打开中华文明宝库的钥匙。深入研究和科学总结中医药学对丰富世界医学事业、推进生命科学研究具有积极意义。因此，我们一定要用好中医药，发挥好中医药促进文明交流互鉴的作用，为建设人类卫生健康共同体做出中国贡献。

2022年3月31日，世界卫生组织网站发布《世界卫生组织中医药救治新冠肺炎专家评估会报告》，明确肯定了中医药救治新冠肺炎的安全性、有效

性，鼓励成员国在其卫生保健体系和监管框架中考虑将传统医药干预措施，如中医药，纳入新冠肺炎临床管理规划中。鼓励成员国考虑中国形成并应用的中西医结合模式（整合医学模式）。中医药深入参与相关国际标准、规范、指南的制定，分享中国方案、中国经验，能极大地提升我国在全球卫生治理体系中的影响力和话语权。

民族复兴的进程，是我国日益走近世界舞台中央、不断为人类做出更大贡献的过程，中医药应该在这个过程中发挥更大的作用。目前，我们可以把中医馆作为中华文化走出去的"开路先锋"或"先行使者"。以中医药学诊疗技术为载体，推动中华文化的传播。当国外民众为中医药的疗效和养生效果所惊叹时，他们就会去深入了解甚至学习中医药，而要学习中医药，必然需要学习其所承载的中国传统文化，文明的交流就形成了。事实上，中医药自秦汉时起就传播到了日本、朝鲜、越南等周边国家，是中华民族对外交往交流的重要内容，为世界文明的发展进步做出了重要贡献。如明代著作《本草纲目》就被翻译成多种文字广为流传，达尔文称其为"中国古代的百科全书"。

中医馆推动文明交流的作用主要体现在三个方面：一是中医馆可以作为体验馆，让外国人与中国传统医学零距离接触，聆听中医文化科普讲座、体验中医脉诊、推拿、热敏灸等技艺，领略传统中医药文化的博大精深；二是中医馆可以作为中医药学习基地，开展中医药理论及技术的教学和培训，在学习中医药理论及技术的过程中必然要深入学习中国传统文化，进而加深对中国文化的认识；三是中医药可作为外国民众防治疾病的另一种选择，维护生命健康的"中国方案"。于是，中华文化及其价值理念就能在这样的润物细无声中走进国外民众的心中和生活，给予他们另一个迥异于西方的文化世界。

在世界范围内，以中医馆为载体的中医药将深刻影响着各国人民的生活方式、健康养生理念乃至思想观念，这将有利于各国民众对中国的价值判断，在心中树立起可信、可爱、可敬的中国形象，促进中华文化与各文明的交流互鉴，提高国家软实力。

二、民族复兴背景下中医馆的发展现状

有人曾经预言：中国有两样东西将来会走向世界，一个是中医，另一个是

肆　综合发展篇

中餐。中医走向世界有利于培育中医产业，发展经济，有利于挖掘中国传统优秀文化遗产，有利于增加中国软实力，树立中国大国形象，有利于服务世界人民，为人类健康拿出中国方案、做出中国贡献。我们必须静下心来研究，在新时代，什么样的载体更适合中医药文化的发展，答案就是中医馆。但在民族文化复兴背景下，中医馆文化的形成呈阶段性的发展过程，它需要通过对内文化影响内部人员的思想，通过对外文化增强大众对中医的信心，进而实现从思想到行动的主动转化。

（一）中医馆热潮但发展良莠不齐

近年来，疫情的影响及亚健康人群（尤其是中年群体）的增多，全国刮起了中医养生的热潮，传统的中医模式正逐渐回归。随着国家政策的优化及大众对中医的认可，中医馆也乘势快速成长。无论是连锁药店的中医馆，还是单体中医馆，都如火如荼地开展，催生了许多优秀的医馆品牌及文化[9]。但是，很多中医馆把养生、中医作为宣传卖点，将中药、理疗等作为业绩增长手段，并未做好相应的文化建设，使得患者的黏合度不高。长此以往，中医文化未能同步的过度商业化，势必对中医产生负面影响，也给内部员工带来急功近利的风气[10]。

（二）中医文化传播作用发挥不够

因中医馆的覆盖面广泛，尤其基层医馆的全覆盖，对中医药文化的宣传最有效，应该成为大众传播的主阵地。但研究者调查发现，多数中医馆没有做好中医的文化建设，仍用门诊的模式操作中医馆，使得大众对中医药防治的作用不够了解，不明白中医药的优势领域及病种，尤其对适用范围、预期疗效等认知不足，最终导致部分人被动选择了其他疗法。原因是当地政府对中医药的宣传力度不够大、推广效果不够显著。虽然这种情况目前正在好转，但是仍需要加快提高和改善。

（三）基层医馆文化建设有待加强

学者分析了基层医疗机构 30 家中医诊所的建设情况，结果表明，基层中医药服务网络正在逐步完善，其功能也在逐步完善[11]。然而，基层中医诊所的建设现状与满足人民群众对中医药服务的需求之间仍存在差距。基层中医药中心在积极争取上级政策和财政支持，为人民群众提供优质中医药服务的同时，注重加强中医药中心基础设施建设，建设合理的中医药人才梯队，但在丰富中医药文化宣传、努力提高自身内涵建设方面需要加强。

三、民族复兴背景下中医馆的发展策略

传承创新发展中医药是中华民族伟大复兴的大事，而中医的文化复兴是中医复兴的重要途径，因此，中医的文化建设是中医发展的重要推动力[12]。随着中医药文化的复兴以及国潮的盛行，中医馆成为普及中医药文化的重要载体。建设中医馆文化可以从两个点来展开：一个是对内文化，即对员工的思想和行为起到导向作用；另一个是对外文化，即对患者的影响，好的文化会形成良好的口碑。前者对医馆内部的价值取向起引导作用，后者会对医馆对外的整体形象起导向作用。

（一）借助辐射面广，助力医馆文化

国家中医药管理局等部门正在按部署认真地组织实施"十四五"行动计划，夯实基层中医药服务网络，推进基层医疗卫生机构中医馆建设，提高中医馆和乡镇卫生院的综合服务能力。截至 2020 年底，全国基层中医馆总数已达 3.63 万个，全国 85.38% 的社区卫生服务中心、80.14% 的乡镇卫生院设置了中医馆。到 2022 年底，基本实现全部社区卫生服务中心和乡镇卫生院中医馆全覆盖[13]。中医馆是弘扬中医文化传播的载体，必须在中医事业的宣传、中医医疗技术的研究、中医经典的传送、中医名方偏方的搜集整理、中医文化的交流等方面，担负起应有责任，传播正能量，弘扬中医药。

（二）完善医馆文化，凸显企业理念

好的中医馆，一定是有文化的中医馆。一家中医馆要想在市场中脱颖而出，必须做好文化建设。如百年老字号方回春堂医馆，一个端午香囊、一碗腊八粥、一杯解暑茶……20 年来，方回春堂始终保持公益姿态，向市民宣传中医药文化理念，发掘企业价值。历经百年的传统中医馆，见证了时代的更迭变

肆　综合发展篇

化，至今仍然作为实体承载着中医药文化。在这个充满机遇和危机的时代，只有用心并持续做好医馆文化建设，走出中医文化自信，才能影响和回馈更多百姓。

（三）贯彻文化价值，提高核心竞争

医馆文化是医馆发展的灵魂，"以文化人，以德聚人"。如何提高医馆核心竞争力，是每个医馆管理者必须面临的思考。医馆核心竞争力除了医疗质量、设备、环境、技术与服务外，中医馆文化涵盖了医馆的各项工作，是形成医馆核心竞争力的关键所在。中华民族始终屹立于世界民族强国之林，中华文明五千年源远流长，中华传统文化彰显了巨大的文化力量。中医馆特有的中医药文化，是激励中医药人奋发向上的动力源泉，是凝聚医馆团结一致的向心力，是彰显医馆形象的软实力。例如，阆中市中医院国医堂以"仁、和、精、诚"为核心的价值观，并淬炼了"崇德、尚学、传承、创新"的医馆精神，及"悬壶济世，大医精诚"的馆训，创作《共筑美好明天》馆歌，并制定了馆旗、馆徽、馆标等，制定了医馆中长期的发展规划和愿景[14]。

（四）重视装修风格，彰显传统文化

中国建筑讲究对称美，中医文化讲究天人合一。中医馆建设最少总面积应有要求，核心理疗区占地面积要有核定。中医馆装修风格统一，传统文化突出，匾牌对联有规范，衣着有讲究等。中医馆建设需要规范，让中医馆承载中华中医文化，悬壶济世、预防疾病、延年益寿，为人类健康事业贡献中国方案，做出中国贡献。例如，同仁堂古香古色的传统风格，以红黄为主色调，突显京城特色，极具有古典美和标识性，让人心生信任。因此，打造高辨识度的医馆风格，有利于形成医馆文化。

（五）传播中医文化，促进医馆发展

利用互联网、电视、广播、报纸等融媒体加大中医馆的文化传播力度，加强舆论引导作用。做好医馆品牌活动，举办免费义诊和讲座，开展大众喜爱、内容丰富的中医科普活动，制作中医健康知识展板、报纸专栏、宣传布景等形式。通过弘扬中医文化和普及中医知识，提高居民的中医健康素养，引领当地百姓信中医、用中医的良好氛围，引导居民自觉维护健康的生活方式和行为方式。

肆 综合发展篇

（六）借助流派文化，突显医馆特色

中医地域流派以地域命名为主，反映一个地方的医学风格和人物群体特色，它是中医学发展史上客观存在的独特现象，丰富和发展了中医药学理论与实践，是显著有别于西医学的一个重要特征，其传承研究对于弘扬发展中医学至关重要[15]。中医地域流派首先是扎根于某个区域，其次必须有医家群体的存在，同受当地文化熏陶培育，可以在文化上找出共性特征，强调对地方文化的认同，有利于加强医药界的凝聚力。例如，南昌五味堂中医馆借助江西的旴江医派文化，医馆设计融入旴江名家、建昌帮、樟帮等元素，设立旴江医学传承工作室，成立"旴江医学文化博物馆"，以购买、捐赠的形式面向社会征集旴江医药文物，使博大精深的中医药文化得到更好的传承和发展。

（七）用好师承文化，促进人才培养

中医馆是古代中医药人才培养的重要基地，师承教育是中医药教育的重要途径，研究发现[16]中医药人才基本上经高等院校培养，但这远远不能满足临床需求，与此同时，名老中医的绝活面临失传，故而创新中医药人才培养模式，壮大中医药人才队伍乃当务之急。师承模式，既能传承名老中医绝技，又能弥补高校毕业生临床经验的不足。中医馆应当在未来发挥自己的独特作用，传承名老中医经验及老药工技术，师承与学校教育相结合培养中医药人才，造就更多的名医大家。

（八）正面新冠肺炎疫情效应，加强文化宣传

正如硬币有两面性，新冠肺炎疫情对中医馆的影响也有两面性。新冠肺炎疫情对中医馆的客流也有不小的影响。据固生堂中医连锁服务机构董事长涂志亮介绍，因疫情期间的严格防疫管控，使得医馆的患者人数骤减，但疫情缓解后的增长反弹也是很迅速。疫情对医馆影响的两面性很明显，负面的是人流的减少，正面的是疫情使大众对中医有了新的认识，疫情过后中医馆的客流中青年及中年人群比例显著增加[17]。说明在新冠肺炎疫情期间，中医治疗的有效性得到了大众认可，中医文化也得到充分宣传，作为社会、家庭中坚力量的中年群体更加关注自身的健康。

肆　综合发展篇

四、总结

中医是中华文明的瑰宝，也是中华传统文化的重要组成部分。中医在发展过程中，不断吸收了当时先进的自然科学和人文科学。同时，它也融入了中华民族优秀传统文化的血液中。它已成为传统文化的组成部分和重要载体，体现了中国传统科学文化和人文文化。

如今，假如没有中国传统人文文化的滋养，中医师或许可以很快上手看病，但终究很难成为一代大家，也很难弘扬正宗的中医和传统的中药炮制；没有文学、历史、哲学等文化的滋养，中医理论难以持续不断地发展[18]。因此，从某种意义上说，中医药的文化传承是其发展的重要动力，中医药文化复兴是振兴中医药的重要途径，中医药复兴是促进中华民族文化复兴的重要途径，中医文化若能再现昔日辉煌，也是中华民族文化复兴的重要体现[19]。同时，中医馆文化的复兴是中华文化复兴的发动机，可以为中华民族的复兴提供持续的动力。

因此，中医要发展，归根结底还是要从文化入手，综合研究中医的历史文化发展等诸多因素，找到符合中医自身的发展规律，为中医的发展提供适合的环境。目前，中医药文化的振兴已经被越来越多的人关注和践行。相信在不久的将来，医馆的中医文化一定会深入民心，为民族复兴注入一副强心剂。

参考文献

[1] 中共中央关于党的百年奋斗重大成就和历史经验的决议 [J]. 先锋，2021 (11)：12 - 39.

[2] 汪晓东，张炜，赵梦阳. 为中华民族伟大复兴打下坚实健康基础 [N]. 人民日报，2021 - 08 - 08 (001).

[3] 刘喜梅. 全国基层中医馆总数已经达到3.63万个 [N]. 人民政协报，2021 - 07 - 28 (005).

[4] 杨彦帆，杨颜菲，赵帅杰. 基层中医药服务更便利 [N]. 人民日报，2022 - 06 - 17 (019).

［5］张秋萍，迟璐婕．新冠肺炎疫情对中医药行业的认知现状测度［J］．统计与咨询，2022（04）：29－33．

［6］习近平．决胜全面建成小康社会 夺取新时代中国特色社会主义伟大胜利——在中国共产党第十九次全国代表大会上的报告［M］．北京：人民出版社，2017．

［7］中共中央文献研究室．习近平关于社会主义文化建设论述摘编［M］．北京：中央文献出版社，2017．

［8］吉文辉．试论中医药文化内涵的界定［J］．南京中医药大学学报（社会科学版），2009，10（03）：133－136．

［9］李樊荣．中医馆发展现状的思考［J］．中医药管理杂志，2017，25（22）：165－166．

［10］赵红佳，陶翔．围绕医改发展中医 提升医院核心竞争力［J］．中医药管理杂志，2017，25（22）：161－165．

［11］王瑞雯．基层中医馆发展现状及对策研究［D］．济南：山东中医药大学，2018．

［12］陈果．中医文化的失落与复兴：一场人文与科技的较量［J］．现代养生，2018（22）：29－30．

［13］本刊编辑部．2020—2021年度中国药店中医馆价值榜［J］．中国药店，2021（04）：111．

［14］李红兵，陈学先，石建军，等．市县级中医医院文化建设路径和模式研究与实践——以阆中市中医医院为例［J］．中医药管理杂志，2020，28（20）：1－3．

［15］范凯，王凯，宋敏，等．传承精华 守正创新对中医学术流派发展的指导意义［J］．光明中医，2022，37（17）：3110－3112．

［16］李平．论师承教育在中医药人才培养中的重要作用［J］．中国中医药现代远程教育，2013，11（21）：144－145．

［17］吴梦月．中医馆：守正道，创新机［J］．中国药店，2021（04）：110－113．

［18］张其成．从传统文化的兴衰看中医学的未来发展［C］．//首届国学国医岳麓论坛暨第九届全国医学与科学学会研讨会、第十届全国中医药文化学会研讨会论文集．2007：145－149．

［19］张其成．中医文化的失落与复兴［C］．//弘扬中华文化与推进中医药发展理论研讨会暨中医影响世界论坛第二次会议论文集．2009：117－120．

肆 综合发展篇

HB. 14 基层中医馆实用人才院校培养有效供给及培养机制研究

袁普卫[①] 董 芳[②]

摘 要：本文通过对基层中医馆的现状分析，发现两方面突出问题。一是基层中医馆存在问题：中医药内涵建设不够，文化特色不鲜明；中医药人才队伍严重不足；基层中医药服务能力差的问题。二是中医药类人才培养存在问题：基础不扎实，学生多偏重学西医；对临床实践重视不够的问题。建议：加强中医院校专业师资队伍建设；优化中医学类专业人才培养方案；在临床实践中强化中医临床思维；加强全科医师培养；加大对基层医师的继续教育力度。

关键字：基层中医馆；实用人才；院校培养

引言

中医药是中国独具特色的医疗卫生和健康服务资源，近年来，国家出台一系列政策，扶持中医药发展。基层是和老百姓联系最紧密的阵地，是中医药发展的肥沃土壤，基层中医药服务是中医药发展的根基，也是维护人民群众健康的基础保障，扶持发展基层中医馆，是健康中国不可或缺的一环。

本团队通过实地走访、调研、座谈、问卷调查、查阅相关文献等方式，发现从目前各地基层中医馆的整体运行效果来看，各地区的中医馆发展良莠不齐。

---

① 袁普卫，博士，陕西中医药大学三级教授、主任医师。研究方向：骨关节慢性病中医药健康管理与防治。

② 董芳，硕士，陕西中医药大学讲师。研究方向：中医药人才培养模式及相关政策评价研究。

究其原因，主要是由于中医药内涵建设不够、人才队伍数量不足等，因此，开展基层中医馆实用人才培养有效供给及培养机制研究具有十分重要的意义。

一、基层中医馆现状分析

（一）中医药是中国独具特色的医疗卫生和健康服务资源

中医药是中国极其宝贵的医疗卫生资源，也是中华优秀传统文化的重要组成部分，它的应用有着数千年的悠久历史，也凝聚着伟大中国人民和中华民族的博大智慧。千百年来，为民族昌盛和人民健康做出了卓越的贡献。新中国成立后，党和政府高度重视中医药工作。特别是党的十八大以来，以习近平同志为核心的党中央，不仅提出了健康中国行动的战略部署，而且从立法层面为中医药发展提供了保障。中医药的改革和发展取得显著成绩，也为增进人民群众的身心健康做出了重要的贡献。尤其是自 2020 年新冠肺炎疫情暴发以来，在抗击新冠肺炎疫情这场大考中，中国发挥中医药的优势，积极参与全球疫情防控救治，在预防、治疗以及康复的各个阶段，均发挥了"中国方案"的独特优势与特色，不仅交出了优秀答卷，也为医疗卫生事业提供了宝贵经验。由此可见，充分发挥中医药的作用和优势，加强中医药健康服务建设，对于进一步深化医疗卫生改革，提高人民群众的健康水平，促进经济社会的和谐发展，以及中医药文化，均具有十分重要的意义[1]。

（二）基层中医馆承担着为基层群众提供中医药健康服务的重要任务

基层中医馆是指在社区卫生服务中心和乡镇卫生院中，将多个中医诊室集中设置，为群众提供多个中医药方法和手段的相对独立的特定区域。基层中医馆可以看作小型的中医院，在疾病防治、弘扬中医药文化、缓解老百姓就医难等方面发挥着举足轻重的作用[2]。

进入 21 世纪后，电子科学、信息科学等世界前沿科学技术开始迅速发展，这就为中医药的发展提供了更加便捷的优良条件，同时，也为阐明中医药领域的理论和问题提供了新的方法和新的思路。中医药信息化逐渐成为振兴我国中医药发展、提升各级中医医疗机构服务水平的重要技术支撑[3]。"中医馆健康信息平台"是当前陕西省基层中医医疗机构开展中医诊疗、康复和保健等服务时能够利用的最基本、最重要的信息平台。

（三）基层中医馆基本情况

2021年，中国卫生健康事业发展统计公报显示，中国有基层医疗卫生机构977790个，基层医疗卫生机构中，社区卫生服务中心（站）36160个（其中，社区卫生服务中心10122个，社区卫生服务站26038个），乡镇卫生院34943个，诊所和医务室271056个，村卫生室599292个。2021年，提供中医服务的社区卫生服务中心占同类机构的99.6%，社区卫生服务站占93.0%，乡镇卫生院占99.1%，村卫生室占79.9%[4]。截至2020年底，全国有85.38%的社区卫生服务中心、80.14%的乡镇卫生院设置中医馆[5]。

本团队通过实地走访、调研、座谈、问卷调查、查阅相关文献等方式，发现从目前各地基层中医馆的整体运行效果来看，各地区的中医馆发展良莠不齐。有的办出了特色，门庭若市，以疗效赢得广大群众的口碑；而有的中医馆虽然外观古色古香，但门庭冷落，或大门紧锁，内部桌椅电脑常年尘封，沦为"摆设"；有的中医馆虽已连接"健康信息平台"，但无中医从业人员，因此闲置不用。究其原因，无外乎是缺乏能够熟练运用中医药技艺的人才，疗效提不上去，或者没有显著的特色，不能与本区域大型中医院或综合性医院中医科形成差异化服务，或者过度依赖于外聘专家，一旦"外援"不来，中医馆就无法正常运转。

（四）基层医疗卫生队伍状况

中医药因其"简、便、验、廉"的特点，深受基层老百姓的信任和喜爱，中医作为我国特有的医疗卫生服务体系，在基层群众医疗服务中发挥了重要的作用。中华人民共和国成立以来，党和政府千方百计，采取多种措施加强农村医疗卫生人才队伍建设。在计划经济体制之下，国家和政府曾经通过培养农村赤脚医生的途径来破解相关难题，基本解决了农村居民看病问题。在中国改革开放后，农村赤脚医生就变成乡村医生，但是，大多数乡村医生的年龄普遍偏大，不得不退出医疗卫生行业。而年轻的医疗卫生人才却会由于乡村条件差、基层收入待遇低、发展机会少等因素，不愿去乡村从事医疗卫生工作，这样势必会造成新型农村社区、乡镇卫生院、村卫生室等专业人才严重短缺。当前，主要由乡村医生承担着乡村卫生室的医疗卫生工作任务，但他们的医疗技术水平普遍低下[6]。"十三五"期间，全国社区卫生服务站、社区卫生服务中心、乡镇卫生院以及村卫生室的中医类别医师总数为 18.39 万人，比 2015 年增加 2.75 万人。近十年来中国基层中医药服务能力明显提升，中央财政累计投入建设中医馆 3.67 万个。

以陕西省为例，本团队从 2020 年 4 月到 2021 年 4 月对陕西省 500 家乡镇卫生院进行了调查之后，于 2021 年 4 月至 2021 年 7 月开始对所有调查数据进行梳理整理，共筛选出 352 家乡镇卫生院的有效数据。通过分析统计发现：从学历职称方面，目前的数据显示，高级职称人员比例小于 1%，中级职称人员比例为 22.28%，其余为初级或未定级；所有乡镇卫生院均没有硕士及以上学历的中医师，本科学历的中医师占比为 25.00%。从基本配比方面，平均每个卫生院的在岗职工 21.20 人，其中全科医师 1.07 人，中医师 1.78 人，取得全科医师资格证的中医师 0.51 人，全科医师（中医类别）0.43 人。从人才来源方面，目前，来自高校分配的人才占 48.43%，来自单位内部培养的人才占 31.81%，来自市级单位的人才占 10.12%，来自国内发达城市的人才只有 1.69%。从人才引进方面，82.39% 的卫生院存在人才引进困难，人才引进困难的原因中，福利待遇低占 44.48%，缺少发展空间占 81.38%，编制问题占 64.48%，信息渠道不通畅占 21.72%，户口问题占 11.72%[7]。人才基本状况见表 1~4。

表 1　人才基本状况表 1

类别	在岗职工	中医师	全科医师	取得全科医师资格证的中医师	全科医师（中医类别）
平均数量	21.20	1.78	1.07	0.51	0.43

表 2　人才基本状况表 2

类别	高级职称	中级职称	初级职称	硕士及以上	本科	专科及以下
占比/%	0.32	22.28	41.83	0	25	59.62

表 3　人才基本状况表 3

类别	高校毕业	内部培养	市级单位	国内发达城市
占比/%	48.43	31.81	10.12	1.69

肆　综合发展篇

表4　人才基本状况表4

类别	人才引进存在困难	引进困难原因					
		编制	户口	福利待遇	信息渠道	发展空间	其他
占比/%	82.39	64.48	11.72	44.48	21.72	81.38	6.90

从调查结果看，被调查的卫生院100%配备了中医师和全科医师，医师的学历集中在本科及以下，没有研究生学历的中医师；职称方面，主要为中级和初级，只有不到1%的高级职称人才。大部分卫生院都存在人才引进困难，从调查中也发现，81.38%是因为缺少发展空间，现在的人才更看重的是发展空间。

经课题组成员前期调研分析，陕西省乡镇卫生院中医药人才结构、人才培养及服务中存在诸多问题，例如：中医药人才严重缺乏，中医西化严重，基层乡镇卫生院中医馆只有一个医生，甚至有的乡镇都没有中医人员；缺乏高学历、高职称人才；由西医人员坐镇中医馆，服务能力薄弱；未能为患者提供有效的经济实惠的诊疗，未能满足患者多元化的治疗需求等。因此，筑牢基层中医药服务阵地，提升基层中医药服务能力，坚持中西医结合并重，对健康中国战略的实施具有重要作用。

（五）基层医学人才需求情况

长期以来，中医药和西医药相互补充，共同担负着维护和增强人民健康的任务，这是我国医药卫生事业的重要特征和显著优势。目前，随着改革开放和工业现代化的推进，城市生活便捷高效，越来越多的年轻人进城务工，导致农村乡镇空巢老人、留守妇女儿童较多，在基层注重慢性病综合防治和妇幼专科的发展，培植具有中医药特色的养生服务，由全中医特色诊疗、护理机制，促进基层中医药健康管理发展显得尤为重要。因此可见，基层急需的是中西医兼通的全科医学人才，培养中西医兼通的医学人才能发挥中西医两种手段在农村基层社区医疗中的特色和优势，为群众提供质优价廉的医疗保健服务。

2022年3月8日，由国家中医药管理局、国家卫生健康委员会、国家发展和改革委员会、教育部、财政部、人力资源和社会保障部、文化和旅游部、国家医保局、国家药监局、中央军委后勤保障部卫生局十部门联合制定印发《基层中医药服务能力提升工程"十四五"行动计划》（国中医药医政发〔2022〕3号）中指出：到2025年，对于基层医疗机构，要更加健全融预防保健、疾病治疗和康复于一体的基层中医药服务网络，更加完善服务设施，更加合理人员配备，更加规范管理，提供覆盖全民和全生命周期的中医药服务，中医药服务能力有较大提升，较好地满足城乡居民对中医药服务的需求，为实现"一般病在市县解决，日常病在基层解决"提供中医药保障；全部社区卫生服务中心和乡镇卫生院都应该设置中医馆、配备中医医师[8]。

由此可见，基层对于中医药人才的需求迫在眉睫。另外，要实现新医改"强基层"的目标，就必须加强基层医疗卫生机构的建设和综合改革，要提高卫生事业，乡卫生院和城镇社区机构的服务能力是前提和保障，而强基层的关键则是医药人才的培养。

2022 年 3 月 29 日，国务院印发的《关于"十四五"中医药发展规划的通知》中明确指出，要加快推进中医药特色人才建设。深入推进中医药教育改革，逐步完善具有中医药特色的人才培养模式，持续优化人才成长途径和队伍结构，不断提升队伍素质，进一步提高基层中医药人才数量和质量。

二、存在的问题

（一）基层中医馆存在问题

1. 中医药内涵建设不够，文化特色不鲜明

近年来，国家不断加大对基层中医馆的经费投入，中医馆硬件设施不断改善，经费投资多用于购置仪器设备和场馆装修，很多中医馆外表古色古香、富丽堂皇，但馆内医馆内涵建设依然薄弱，没有体现中医药文化特色，对中医药文化的宣传推广更是少之又少。更有甚者，有的中医馆本着赚钱赢利的目的，借助老百姓对中医药疗效的认可，只关注如何能够在短期内运营挣钱，而不愿为提升中医馆的内涵建设投资花钱，更不愿做一些中医类的公益讲座、义诊、中医体质自测、中医药知识科普、中医药健康体验、中医药传统文化传播等活动。

2. 中医药人才队伍数量严重不足

2022 年 1 月 17 日，国家统计局发布数据，全国人口共 141178 万人

（14.1178亿人）。对于我国这样一个人口大国来说，首先，目前社会上医疗卫生人才总量不足，无法满足人们日益增长的对优质医疗资源的渴望；其次，基层条件艰苦，薪酬待遇低下、晋升通道不畅、职称评审难等，也是导致基层"招人难、留不住"的重要因素；最后，现在社会上医患矛盾、伤医事件时有发生，导致一部分医学生不愿在医疗卫生行业工作。这就造成了基层中医馆人才数量严重不足、质量不高的局面，尤其缺少能够熟练应用中医技能的医护人员，医疗队伍不稳定，更缺少一批领军人才，所以人才队伍也无梯队而言。

3. 基层中医药服务能力差

经团队访谈调研，基层中医馆中医服务数量严重不足，不少中医馆没有中医师，或者有中医师但其没有相应执业医师证，或者有中医执业证的中医师却不会为病人号脉看病、针灸拔罐、中药熏蒸、中医养生等。

再以陕西省为例，通过调查发现，全科医生从事的岗位主要是全科岗位，占比为59.04%，其次是中医岗位占15.16%。取得全科医师资格证的中医师从事的全科岗位的占比为48.62%，从事中医岗位的占比为28.18%。中医类别全科医师从事全科岗位的占比为51.97%，从事中医岗位的占比为30.92%。全科医师从事岗位情况见表5。

表5 全科医师从事岗位情况

单位:%

名称	全科	防保	口腔	中医	康复	心理卫生	药学	检验及影像	其他
全科医师	59.04	8.24	1.86	15.16	5.05	0.80	1.86	3.99	3.99
取得全科医师资格证的中医师	48.62	3.87	1.66	28.18	12.15	0.55	0.55	1.10	3.31
中医类别的全科医师	51.97	2.63	0.66	30.92	9.21	1.32	0.00	0.00	3.29

从调查结果看，全科医师从事最多的岗位为全科岗位，其次是中医岗位，从事较少的岗位为心理、口腔、检验及影像等岗位；取得全科医师资格证的中医师以及中医类别的全科医师从事中医岗位的占比明显上升。

在开展中医药适宜技术服务方面，72.73%的乡镇卫生院开展了拔罐项目，71.59%的乡镇卫生院开展了针刺项目，68.47%的乡镇卫生院开展了灸法项目，63.07%的乡镇卫生院开展了推拿项目，59.09%的乡镇卫生院开展了刮痧项目。但是开展的导引、中药雾化、针刀等项目的乡镇卫生院只有 10% 左右，具体如表 6 所列。

表 6　中医药适宜技术项目的开展情况

项目	拔罐	针刺	灸法	推拿	刮痧	敷贴
占比/%	72.73	71.59	68.47	63.07	59.09	48.86
项目	熏洗	穴位注射	热熨	放血	耳压	点穴
占比/%	24.43	31.53	19.6	32.67	20.45	19.03
项目	导引	针刀	中药雾化	正骨	药膳	
占比/%	8.24	15.06	13.92	13.64	13.07	

从调查结果看，拔罐、针刺、灸法、推拿等项目开展占比较高，导引、针刀、中药雾化、正骨、药膳等项目开展占比较低。

在中医药慢性病管理方面，70.17% 的乡镇卫生院开展了高血压（眩晕）管理，69.32% 的乡镇卫生院开展了糖尿病（消渴症）的管理，在恶性肿瘤、骨质疏松（骨萎）、肢体残疾等疾病上只有不到 40% 的乡镇卫生院能够开展，具体如表 7 所列。

表 7　中医药慢性病管理开展情况

项目	糖尿病（消渴症）	高血压（眩晕）	脑卒中（中风病）	老年性痴呆	骨质疏松（骨萎）	恶性肿瘤	慢性支气管炎（咳嗽、肺胀病）	中风后遗症	肢体残疾
占比/%	69.32	70.17	57.95	45.45	39.20	35.23	51.70	50.28	39.20

从调查结果看，糖尿病、高血压、脑卒中等病种管理占比较高，骨质疏松、肢体残疾、恶性肿瘤等病种管理占比较低。

（二）中医药类人才培养存在问题

近年来，党和国家对中医药事业的发展越来越重视，在对中医药人才培养模式的不断探索之中，中医药人才培养体系已经逐渐完善，中医药人才队伍也在不断壮大，我国的中医药卫生事业取得了前所未有的发展，但是还存在以下主要问题[9]：

1. 中医基础功底不扎实，学生多偏重学西医

中医思维方式与西医的思维方式完全不同。中医讲究整体，西医讲究还

原。西医有明确的量化、客观、具体的标准，可以指导学生的学习。而中医学则是一个宏观整体的，更多地依靠医生主观的辨证，其灵魂在于"理""法""悟"。中医之"理"本于阴阳，疾病的产生则是阴阳二气偏盛或偏衰引起。《黄帝内经》中明确地提出了中医辨证的要领——"善诊者，察色按脉，先别阴阳"。"法"在于权变，从中医的病邪理论来看，"邪气"本无方体，无定象，故治疗当无成方。"悟"即体悟、感悟，先贤云："要通医理，必先有所悟。悟而生智，从此中医医理一通百通。"医者，参透阴阳二气升降、出入，往复循环，生生不息之理，识大道之本体，"神而明之，存乎其人"。如上所述，如果在学习中非要刻板地对应西医学之定位，就忽视了中医学自身的特点，必然会使中医的"理""法""悟"丧失而导致中医之医道渐灭。

2. 轻视临床实践

中医药流传数千年，之所以被广大人民群众所认可和接受，主要是由于临床上运用中医诊治疾病的疗效安全可靠、副作用少。从中医学学科发展的现状看，中医临床体系的发展相对成熟，已经形成了一套主导临床的独特思维方法——病证结合，也积累了大量各科疾病的诊疗方法，彰显出中医学学科本身内在的特点和特色。在我国，医学高等本科教育院校主要培养的是实用型临床医学人才，那么，抓好临床就是我们搞好中医本科教育的切入点和出发点。但目前现有的教育模式往往对临床实践重视不够，主要体现在以下两个方面。

（1）在课程安排上不重视实践教学。

目前，各医学院校主要的实践教学环节都安排在大学五年级，也就是毕业前这一年去实习医院进行集中临床实习。在平时的学习中，有的学校缺少教学见习和临床技能训练安排；大多数学校因教学医院距离较远，不能保证学生见习课时间；还有一部分学校存在教学见习和临床技能训练课程分组人数较多，带教老师人数不够或者有些临床实训老师因医疗任务繁重，不重视见习实训操作带教，安排研究生或者规培生带教；尤其是近几年新冠肺炎疫情暴发之后，学校无法正常开展线下上课，学生临床见习、实训操作要么取消，要么变成观看相关视频资料；这些都使临床见习和技能训练流于形式，不能达到应有的效果。学生毕业前进入临床实习阶段之后，会明显感觉到这部分内容的缺失导致自己理论和实际相脱节，在面对病人时候，问诊不系统、查体不全面、操作不规范，病史、体征等临床资料采集不全面、不准确，最终导致不能正确地辨病辨证。同时，各院校、各实习教学医院的差异，在学生临床实习阶段也没有严格的临床实践技能的考核，最终导致学生这方面能力比较差，参加工作之后不能适应社会需要。

（2）学生主观上轻视临床实践。

目前，由于疫情影响，就业形势越来越严峻，大多数学生选择在最后一年临床实习阶段把主要精力放在了找工作和考研上，极少有学生能安心实习；大多数学生要么实习请假，全天候复习理论知识，备战研究生入学考试；要么东奔西走，频繁参加各种招聘会，从而导致临床技能较低。而临床技能和经验的缺乏又进而会影响用人单位招聘学生的积极性，这样就使得医学生的就业更加困难，造成恶性循环。

2018 年新时代全国高等学校本科教育工作会议和 2019 年全国中医药大会的召开，使得我国高等中医药教育的地位提升到了前所未有的新高度。2019 年《中共中央　国务院关于促进中医药传承创新发展的意见》指出，要加强中医药人才队伍建设，改革人才培养模式。强化中医思维培养，改革中医药院校教育，调整优化学科专业结构，强化中医药专业主体地位，提高中医类专业经典课程比例，开展中医药经典能力等级考试，建立早跟师、早临床学习制度。加大省部局共建中医药院校投入力度。将中医课程列入临床医学类专业必修课，提高临床类别医师中医药知识和技能水平。完善中医医师规范化培训模式。改革完善中西医结合教育，培养高层次中西医结合人才。鼓励西医学习中医，允许临床类别医师通过考核后提供中医服务，参加中西医结合职称评聘。允许中西医结合专业人员参加临床类别全科医生规范化培训。这无疑为新时代传承、创新和发展中药人才培养指明了方向。目前，我国中医医师的数量严重不足，尤其是中医全科医师缺口更大，截至2017 年底，中医全科医师仅有 2.8 万人，还需要 5 万人填补缺口。因此，办好中医药类专业，培养更多合格的兼通中西医理论与技能的中医全科医学人才，对于满足各医疗卫生机构的需求尤为重要。如今，世界医学已经由单纯的生物医学模式向生物—心理—社会医学模式转变，这也就为兼收并蓄中西方医学之长的中西医结合学科提供了发展之路，也为中医药人才的培养提供了新的历史契机。传统的大学教育模式，主要是以教师课堂理论讲授为主，学生自主学习不够，教学资源建设滞后，以临床实践为主的实验、实训环节偏少，创新性训练不足，导致毕业生知识结构不完善、缺乏实践能力，不能适应广大人民群众医疗健康的需求，一定程度上也阻碍了分级诊疗等医疗改革的进一步推进[10]。

三、解决对策

基层中医馆建设是畅通中医药服务基层群众的"最后一公里"的有效举措。充分发挥中医药在基层健康服务中的独特优势，完善覆盖基层的中医药服务网络，提升中医馆的服务水平，刻不容缓。首先要有合格的中医师。合格的中医师应该具备仁爱之心、高尚的医德、系统的中医思维能力和扎实的临床功底。而合格的基层中医师的培养主要渠道在于中医药高等院校。高等中医药院校要提高人才培养质量，则必须从以下三个方面着手。

（一）加强中医院校专业师资队伍建设

师资队伍的建设和人才培养的质量密切相关，中医类专业教师必须具有高尚的道德情操，广博的中医药文化知识和扎实的中医临床功底以及创新意识。首先，中医学类专业的教师必须具有教师与医师的双重身份，具有一定的中医临床专业理论基础与临床经验，以此为基础，才能有效提高中医学类专业的教学质量。其次，注重中医学类专业教师的培训工作。对于高校教师，每个人擅长的专业有所不同，要经常开展多样化的培训，教学比赛等，形成制度化，不断提高教师的各方面能力，从而间接提高教学质量。

（二）优化中医学类专业人才培养方案

人才培养方案是学校根据党和国家对于人才培养的总体要求，是依据其所在区域的经济社会发展需求，结合学校自身办学特色以及专业实际所制定的规范性文件。人才培养方案是实施人才培养以及开展质量评价的基本依据，它是专业教学标准所规定的各种要素和人才培养的主要环节要求的重要体现，主要包括本专业名称及代码、入学要求、修业年限、职业面向、培养目标与培养规格、课程设置、学时安排、教学进程总体安排、实施保障、毕业要求等内容，并附教学进程安排表等。

中医药院校应该完善中医药人才培养模式，强化中医经典教学，构建中医临床思维，突出中医药人才培养特色，健全完善中医药院校教育、毕业后教育、继续教育相衔接，师承教育贯穿始终的人才培养体系。根据基层医疗卫生服务需求，要"聚焦短板、广泛论证、虚实分开、方案做精"，坚持"强化中医思维，厚基础，强实践"，"一个指向，三个加强"的指导思想，以《中医执业医师资格考试大纲》和《中医学类教学质量国家标准》为人才培养方案修订的指向，在加强中医类相关知识、能力教育培养的同时，重视课程思政建设；加强中医课程优化整合，调整权重，强调先中后西，重视中医经典理论学习，早临床多实践，培养"病证结合"中医临床思维；加强课程结构体系优化，开展多样化教学模式，提升课堂质量，锻造"金课"，淘汰"水课"。培养系统掌握中医基本理论、基本知识和基本技能，初步构建中医临床诊疗思维模式，基本具备中西医常见疾病的诊疗能力，以及正确处理临床急、难、重症的决策能力，毕业后能在全国范围内从事中医医疗、预防保健、康复等工作的全科中医学人才。

开设中医学类这门学科的目的就是培养学生具有中医临床思维的中医复合型医学人才，以期在临床中能够为患者提供最佳的诊治方案，提高临床疗效。为了培养中西医学类的特色人才，就必须做到以下几点。

首先，要优化理论课程体系。对于中医学的基础课程，要全部纳入教学计划中，让学生全面系统掌握中医的基础知识，为学好中医奠定良好的基础。结合"中医学"的培养目标，除了医学基础课程之外，中医学课程还要包括以下课程：一是人文科学课程，"医古文""医患沟通技能"等，学习这些课程的目的是培养学生的医者精神和人文情怀，以期在临床中能够真正为患者考虑，采取最佳的治疗方案。二是中医经典课程，《伤寒论》《金匮要略》《黄帝内经》《温病学》等，国医大师路志正认为经典为"举一纲而万目张，解一卷而众篇明"之作，经典是人类文化的精华，中医经典是中医药文化的精髓，学习中医经典对中医临床辨证思维大有裨益。

其次，要注重中医临床课程一体化，要对中医类课程进行系统整合，实现临床课程的中、西医课程融会贯通，促进中医辨证思维与西医诊疗思维融合。

最后，要改革优化实验课程。"传承经典、守正创新"，对于中医学类专业的学生，不同的课程部分基础性实验有交叉性问题，对于这类型实验要进行高效整合，提升实验教学的质量。而综合性的实验，要强调中医基础与临床课程的结合，教师要给予引导，锻炼学生实操和探索能力。另外，要开展特色的实验教学，实现中、西医实验的融合。

（三）在临床实践中强化中医临床思维

培养中医类专业背景学生的中医临床思维是中医学类教学改革的重中之重。针对这一问题，黄璐琦院士提出按照"整合资源、优势互补，强强联合、协同攻关，中西融合、提高疗效"原则，要对现有的中医临床病案进行分析和总结，逐渐完善中医临床协作的诊疗方案与评价体系，促进中医药治疗疾病的推广与应用。

临床实践上，我们加强中医临床教学基地建设，尝试以陕西礼泉袁家村中医馆为实践平台，学生在跟师学习过程中，学习从中、西医两方面提供诊疗方案。中医将病因病机、诊断、治疗均与相应经典相联系，使学生切实体会到中医经典的魅力，西医按照发病机制等进行规范化诊治，双管齐下，提高临床疗效，充分发挥中医和西医优势，为传承创新中医药事业注入更多力量，学生普遍反映效果良好。

（四）加强全科医师培养

全科医生是居民健康和控制医疗费用支出的"守门人"，在基本医疗卫生服务中发挥着重要作用。加快培养大批合格的全科医生，对于加强基层医疗卫生服务体系建设、推进家庭医生签约服务、建立分级诊疗制度、维护和增进人民群众健康具有重要意义。《国务院办公厅关于改革完善全科医生培养与使用激励机制的意见》（国办发〔2018〕3号）指出，到2030年，适应行业特点的全科医生培养制度更加健全，使用激励机制更加完善，城乡每万名居民拥有5名合格的全科医生，全科医生队伍基本满足健康中国建设需求。高等中医药院校应该以此为契机，以全科医生培养为重点，多管齐下，创新高校基层卫生人才培养模式，解决基层医疗机构尤其是基层乡镇卫生院、社区卫生服务中心医疗卫生人才学历层次低等不足，来适应老百姓的基本医疗卫生服务需求。

首先，加强全科医学学科建设，有条件的高等医学院校要建设区域性全科医学培训基地，为全科医学师资队伍建设提供培训和培养平台；其次，要继续开展农村订单定向医学生免费培养，持续推进农村基层本地全科医学人才的培养[11]；再次，农村订单定向免费培养的本科医学生毕业后全部纳入全科专业住院医师规范化培训；最后，积极加强就业指导，引导学生树立正确的择业观，到边疆去，到农村去，到祖国和人民最需要的地方去。

（五）加大对基层医师的继续教育力度

通过大力开展中医师承教育和中医师多点执业，有效发挥"传、帮、带"的作用，培养基层实用型中医药人才，不断提升基层医疗卫生机构中医医师的临床实践技能；通过开展"西学中"培训，增强基层医疗机构执业人员的中医药知识储备。加强基层人才引进和培训力度。探索一条有利于地市级、县级中医医疗机构人才下沉到乡镇卫生院（社区卫生服务中心）、村（街道）卫生室的途径。通过举办高层次中医药技能培训，着重培养一批中医理论功底扎实，实践动手能力强，富有创新能力的中医临床人才。借鉴使用基层医务人员"县管乡用"聘用管理办法，破解基层"留人难"问题。

参考文献

［1］闫玉慧．提升基层中医药服务能力策略研究［J］．中医药管理杂志，2020，28（24）：171－173．

［2］王瑞雯．基层中医馆发展现状及对策研究［D］．济南：山东中医药大学，2018．

［3］邹浩．基层中医药信息化服务能力评价指标系的构建［D］．长春：长春中医药大学，2021．

［4］《2021 年我国卫生健康事业发展统计公报》发布：基层卫生健康工作又有新变化［J］．中国农村卫生，2022，14（08）：8－9．

［5］潘锋．党的十八大以来中医药深化改革取得显著成效［J］．中国医药科学，2022，12（16）：1－4．

［6］李昌和．农村社区卫生服务体系建设现状、问题及对策探讨——以陕西省为例［J］．理论导刊，2018（11）：65－70．

［7］仝武宁，李宏斌．陕西省乡镇卫生院中医药人才需求现状调查研究［J］．中医药管理杂志，2022，30（16）：40－42．

［8］中国政府网．中共中央 国务院关于促进中医药传承创新发展的意见［EB/OL］．2019－10－26．http：//www.gov.cn/zhengce/2019－10/26/content_5445336.htm．

［9］贾莹，方朝义，杜惠兰，等．中西医结合本科教育的现状与思考［J］．中国

肆 综合发展篇

高等医学教育，2011（12）：17－18.

［10］唐德才，王明强，何睦，等．基于复合型人才培养的中西医临床医学专业建设——以南京中医药大学为例［J］．南京中医药大学学报（社会科学版），2020，21（03）：211－214.

［11］钱玺．中医全科医学的理论研究与实践探索［D］．南京：南京中医药大学，2021.

HB. 15 少数民族医药馆的现状与发展前景

李　敏[①]

摘　要： 少数民族医药馆是少数民族医药服务的重要载体，在提供少数民族医药服务、传承少数民族医药学、传播少数民族医药文化方面起着不可替代的作用。我国少数民族医药馆的政策体系和管理体系已初步具备，医馆的数量不断增加，服务能力不断提升。在我国实施"健康中国"、推动中医药民族医药发展的大环境下，具有良好理论基础、丰富资源、特色疗法的少数民族医药馆，迎来了良好的发展机遇，具有良好的发展前景和潜力，也面临着一些发展劣势和威胁。少数民族医药馆应根植于深厚的少数民族医药文化，突出医馆特色，坚持传承创新，强化运营管理，不断提高服务能力，提升服务质量，实现高质量发展。

关键词： 少数民族医药馆；现状；发展前景

引言

中国是世界上历史悠久的文明古国之一，得益于秉持的民族共同发展道路，我国既保有多个民族特色文化相互交流的民族文化大融合状态，又长期保持各个民族不同的文化风俗特征，产生了大量少数民族文化成果，其中就包括少数民族医药。少数民族医药是我国各少数民族在长期与疾病斗争过程中不断发展形成的、具有悠久历史传统和独特理论及技术方法的医药学体系[1]，有着重要的医疗、预防保健价值和学术价值。少数民族医药馆是少数民族医药服务

① 李敏，流行病学博士，内蒙古医科大学卫生管理学院副教授。研究方向：卫生政策，卫生人力资源，民族医药服务体系与发展战略。

的重要载体，在提供少数民族医药服务、传承少数民族医药学、传播少数民族医药文化方面起着不可替代的作用。

开展少数民族医药馆的现状与发展前景研究，旨在描述评价中国少数民族医学和少数民族医药馆的发展状况，分析少数民族医药馆发展的优势与劣势、面临的机会与威胁，以期对少数民族医药馆的发展前景和发展路径进行深入研究，推动少数民族医药馆的高质量发展。

一、少数民族医药馆的发展现状

中国的每个少数民族都有自己独特的民族医药，其中相对比较成熟、较有代表性的有藏药、蒙药、维药、苗药、彝药等十几种，开办医院的民族医药有13 种，纳入国家级非物质文化遗产名录的民族传统医药项目传人近 30 人，民族医药在各地区蓬勃发展。少数民族医药馆就是在这样的背景下逐步发展起来的。

（一）少数民族医药馆的性质与类型

"医馆"是中国传统医药的服务形式与载体，是诊所或医院的前身，后逐渐转化为指代中国传统医药的提供场所。少数民族医药馆就是依托中国传统少数民族医药理论体系和诊断、治疗与用药方法，以维护、改善和促进健康为目的的，为社会公众提供少数民族医药相关产品与服务的机构或场所。中国主要有两种性质的少数民族医药馆，民营少数民族医药馆指个体经营类型的医馆，需要注册营业执照或备案。而在新一轮医药卫生体制改革中，中国将"强基层"作为改革的重要目标，结合民族医药贴近群众、质优价廉等特点，鼓励在基层医疗卫生服务机构中建设少数民族医药馆，于是有了公立性质的少数民族医药馆，一般内嵌于基层医院、乡镇卫生院、卫生服务中心内部。

民营少数民族医药馆与公立少数民族医药馆，是根植于少数民族医药学和少数民族医药文化上同根同源的两支，虽然具有经营方式上的区别，但在医药学基础、医药文化上具有强烈的一致性，也面临着相同的发展机遇与挑战。本研究希望能够在分析民营少数民族医药馆的基础上尽量兼顾。

（二）少数民族医药馆发展现状

1. 政策体系初步建立

国家和各地方政府一直大力支持少数民族医药事业发展，并通过少数民族医药政策来推动民族医药的发展。少数民族医药政策体系，既包括中国医药卫生领域的根本政策，如《中华人民共和国药品管理法》《中华人民共和国中医药法》等，也包括推动和促进中医药少数民族医药发展的政策，如《国务院关于扶持和促进中医药事业发展的若干意见》《中医药发展战略规划纲要（2016—2030年）》《关于加强新时代少数民族医药工作的若干意见》等，还有规范和管理中医药少数民族医药机构的政策，如《中医诊所备案管理暂行办法》《中医医术确有专长人员医师资格考核注册管理暂行办法》《乡镇卫生院、社区卫生服务中心中医综合服务区（中医馆）建设指南》等。这些政策明确了少数民族医药馆的资质要求、注册成立、组织架构、功能设置等基本要求，为少数民族医药馆的健康发展奠定了坚实的法律基础。

2. 管理体系逐步完善

不断完善的少数民族医药管理体制机制，是推进少数民族医药事业发展的重要保证。中国各省（自治区或直辖市）在卫生管理机构中下设中医药管理处，或是建立中医药管理局，下设各职能处室，主管少数民族医药事务，管理职能更加完备、体制更加健全。例如，内蒙古自治区中医药管理局下设综合处、中医药（蒙医药）服务管理处、中医药（蒙医药）传承发展处，新疆维吾尔自治区卫生健康委员会设中医药管理处等。少数民族医药馆的注册、管理都由上述职能部门进行管理，民营少数民族医药诊所与少数民族医药馆也需要报所在地县级人民政府中医药主管部门备案后开展执业活动。

3. 数量增长趋势明显

在国家中医药民族医药政策的大力支持下，中国少数民族医药馆的数量呈现逐年增长的趋势。从2010—2020年的统计数据可以看到，截至2020年底，登记为少数民族医药诊所的数量已经从2010年的359所增加到641所，增长率达到了78.5%（见图1）。

使用专门的医馆信息网络平台进行查询，可以查到藏医馆、蒙医馆、维医馆、傣医馆、苗医馆、壮医馆等十几个少数民族医馆250余家，其中60%以上为近1~5年内注册成立，发展势头迅猛（见表1）。

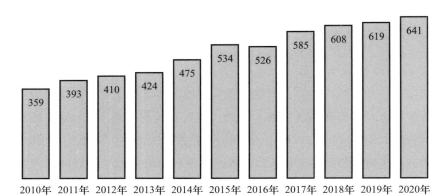

图 1　2010—2020 年全国少数民族医药诊所数量变化趋势

资料来源：全国中医药统计摘编 2010—2020 年数据。

表 1　全国少数民族医药馆数量（部分）

类型	代表医馆名称	数量
藏医馆	卓彭藏医馆，陇南佐瑞藏医馆，西藏南伊藏医馆，西藏甘露藏医馆等	87
蒙医	和静阿南德蒙医馆，北京蒙一堂蒙医诊所，成都蒙医馆健康管理有限公司等	18
维吾尔医馆	洛浦县莲花妇女养生馆，精河县买明江保健馆等	2
傣医馆	景洪孟雅中傣医馆，西双版纳天道润康中傣医馆，道县老傣医养生馆，景洪嘎洒林艳芳傣医堂傣医传习馆	14
苗医馆	印江土家族苗族自治县寿增堂苗医苗药养疗馆	61
壮医馆	广西金药方壮医馆，清江浦区见愈堂壮医中药养生馆，大化县壮艾壮医养生馆	27
侗族	乌鲁木齐市米东区侗医回春馆，三江侗族自治县原生千草堂侗医药铺，黎平侗乡民族医馆，黄平县苗侗医馆	28
彝医馆	云南彝仁堂彝医馆有限公司，孟连朱飞彝医馆，楚雄齐苏堂彝医馆等	28
瑶医馆	江华瑶族自治县冯氏瑶医馆，江华瑶族自治县严氏医馆	8
其他	鼎城区印氏土家族中医理疗馆，宁强县陕南羌族医药馆，丽江市东巴医馆，民族大医馆健康产业管理（北京）股份公司	3

数据来源：微猫企业认证平台、网络搜集整理。

基层少数民族医药馆得到长足发展。截至 2020 年底，全国基层中医馆总数已经达到 3.63 万个，全国 85.38% 的社区卫生服务中心、80.14% 的乡镇卫生院已设置中医馆[2]。基层少数民族医药馆同基层中医馆一同建设，整体数量也在不断提升，如青海省建成中藏医馆 439 个，内蒙古自治区提升蒙中医药服务能力、建成中蒙医馆 668 个[3]。部分少数民族医药更是在政策支持下，踏上医馆发展道路，比如全国首个乡镇卫生院傣医馆在西双版纳州勐海县勐混镇中心卫生院揭牌成立[4]。

4. 服务能力不断提升

随着少数民族医药馆数量的增加，少数民族医药馆的服务能力不断提升。民营少数民族医药馆的总诊疗人次从 2010 年的不足百万，发到 2020 年的 112 万人次（见图 2）。同时少数民族医药馆的服务范围不断拓展，从单纯的诊疗服务，发展为包括健康管理、预防保健等在内的综合服务。

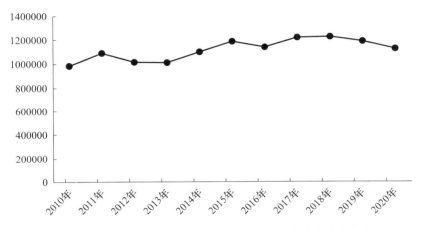

图 2　2010—2020 年全国少数民族医药馆总诊疗人次变化趋势

资料来源：全国中医药统计摘编 2010—2020 年数据。

少数民族医药馆的经济效益持续增长，总收入从 2012 年的不足 3000 万元，发展到 2019 年的 14118 万元，2020 年受新冠肺炎疫情影响收入有所下滑，也维持在了 10690 万元，稳定增长趋势明显（见图 3）。

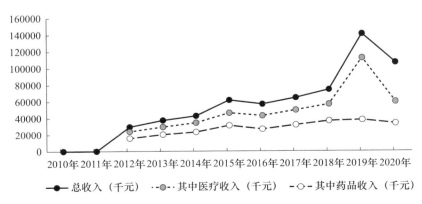

图 3　2010—2020 年全国少数民族医药馆经济效益变化趋势

资料来源：全国中医药统计摘编 2010—2020 年数据。

二、少数民族医药馆发展的 SWOT 分析

少数民族医药馆需要根植于中国的经济大环境，同时依托少数民族医学的传承发展，既面临着难得的发展机遇又面临着威胁，有着自身发展优势的同时也存在一定的劣势。下面就少数民族医药馆进行优势、劣势、机会、威胁（Strength，Weakness，Opportunity，Threat，SWOT）分析，以期对少数民族医药馆进行整体了解，并与其拥有资源和外部环境有机结合，预测其发展前景，分析其发展战略。

（一）优势

孕育着少数民族医药的中国大地，有着支持少数民族医药馆发展的、得天独厚的人文地理环境，少数民族医药在生生不息的发展中累积了许多发展优势。

1. 健康观念独特，文化底蕴深厚

经过几千年的医学实践证明，少数民族医药学的生命和医学理论在解释生命能量、疾病产生原因方面有着独特意义，即使在现代医学和生命科学高度发展的今天，少数民族医学阴阳互动的平衡观、脏腑经络的整体观、天人合一的生态观、以人为本的生命观、因地制宜的辩证观等，仍有重要的理论价值。伴随着人们健康观念的变化、医学模式转变及疾病谱的演变，中医药少数民族医药所代表的东方医学文化正在逐步被认可[5]，与当前人们的健康、养生、健身需求不谋而合，使得少数民族医药馆的诊疗服务更容易被市场接受。少数民族医药馆所依托的少数民族文化底蕴、少数民族医学理念，成为医药馆能够可持续发展的重要依据。

2. 药用资源丰富，产业飞速发展

少数民族在长期与疾病斗争过程中开发出了丰富的"道地药材"，具有药食同源、毒副作用低、疗效确切等特点，以"生、猛、简、廉、绿色"闻名国内外。同时还发展出了独特的用药方法与技术，积累了大量的方剂、成药配伍，形成了一批具有特色和明确疗效的少数民族医药药品、制剂，催生了系列少数民族医药产品和品牌，如蒙药品牌"蒙王""安友"，藏药品牌"奇正"，

苗药品牌"贵州苗药"等品牌享誉国内外。这些"道地药材"、用药方法和药品品牌，成为少数民族医药馆运营的最重要资源，也是吸引患者、满足市场需求的重要优势。

3. 疗法特色突出，治疗效果明显

少数民族医药不断进行适应环境、生产方式、生活习惯以及地理气候特点的医疗实践，产生了许多独具特色的疗法，如蒙医药著名的"灸疗""刺血""整骨"等特色疗法，维医药的"埋沙"疗法等一直延续至今，成为具有浓郁民族特色和地域特色的诊疗技术。这些诊疗技术形成了对某些疾病独特的治疗经验，获得了很好的治疗效果；同时，对目前现代医学病因不清、疗效不佳的各种疑难杂症、高死亡疾病，甚至一些新型的高致病性传染病，少数民族医药也显示出了独特的疗效。这对于支持少数民族医药馆特色发展、可持续发展无疑是巨大的优势。

4. 群众基础深厚，市场认可提升

少数民族医药是少数民族人民诠释生命规律、诊断治疗疾病的学科，是基于不同民族的体质、生存环境、生活习俗、人文传统等构建起来的民族医学，适合本民族防治疾病的实际需求，具有强烈的民族认同性[6]，因此具有深厚的群众基础，少数民族医药馆提供的针灸、推拿、理疗、药浴等诊疗服务，越来越受到患者的欢迎，市场认可程度逐步提高。

（二）劣势

1. 缺少顶层设计与规划

少数民族医药基础薄弱，发展不够成熟完善，需要政府对其发展目标、发展战略和路径等进行顶层设计。但我国出台的针对少数民族医药馆的相关政策只是初步构建，大部分管理政策、管理措施与中医馆相互通用，比较笼统，缺少有针对性的顶层设计与规划，难以对少数民族医药馆的长期稳定发展提供有力的政策支持。与此同时，不同地区对少数民族医药的定位与重视程度有所差异，有些地区将少数民族医药作为当地医药卫生服务体系的重要组成部分来看待，投入大量政策和资源扶持其发展；而有些地区则未给少数民族医药以足够的重视，导致政策上的缺失与资源配置上的缺口。

2. 缺乏充足资源与服务能力

从整体上看，少数民族医药馆的数量在不断增加，但其在全国中医类医疗

肆 综合发展篇

机构总量中的比例仅占 2.26%[7]，呈现散点分布，集聚度偏低，距离发展成熟与规模化经营还有一段距离。少数民族医药馆的服务量仅占中医类医疗机构服务量 0.72%，服务能力依旧较低。在资源总量匮乏的情况下，少数民族医药资源向上层集中，基层少数民族医药馆基础设施弱，人才缺乏、人才断档现象严重，服务单一，技术种类少，只能在诊疗的过程中融入少数民族医药特色，无法提供系统的、持续的少数民族医药服务，无法支撑基层少数民族医药馆的可持续发展。

3. 缺乏内生动力与创新能力

少数民族医药馆的可持续发展需要内生动力，这种动力来自少数民族医药理论的继承、开发与创新、药品标准化、服务标准化等。但少数民族医药理论与技术方法的继承与开发不足，科学研究与科技创新不够，许多少数民族医药馆为追求"原汁原味"，抵触利用新技术、新手段，容易故步自封，难以形成规模优势。少数民族医药的药材表述、用法、炮制方法等与现代医药、中医药有着很大区别，医馆所使用的药材、药方、诊疗方法等缺乏标准，导致服务结果不稳定，患者信任度下降，也容易诱发市场混乱、良莠不齐的问题。

4. 缺少营销设计与成熟品牌

少数民族医药馆需要对馆内制度设计、产品包装、服务提供等进行运营设计，创立"立得住、叫得响"的品牌，才能谋求长远发展。但整体来看，我国少数民族医学的研究主要集中在疾病认知、治疗模式、药物疗效、药理等方面，针对少数民族医疗机构如何运营的研究不太充分。少数民族医药馆如何选址、内部如何装修，医馆如何进行产品推广、渠道构建和广告宣传等问题，尚待细化研究。在品牌方面，少数民族医药已经进行了有益的探索。全国工商联发布"2018 年度中华民族医药百强品牌企业"榜单，苗药贵州百灵、内蒙古蒙药股份等药品企业品牌榜上有名，但缺乏以服务提供为主要经营领域的少数民族医药馆品牌。

（三）机会

在中国进入老龄化社会、倡导建立"健康中国"持续深化医药卫生体制改革的大背景下，少数民族医药馆即将迎来重要的发展机遇。

1. 医疗服务需求多样化

随着国民生活水平的提升，人民群众对于"健康生活、生活得健康"的需求日益凸显，同时，随着老龄化的持续加剧，加上"全面两孩"政策的实施，我国的人口数量、人口结构、生活方式、疾病谱都发生相应的变化，最终转化为人民群众日益增长的、不同层次的、不同类型的医疗卫生服务需求，这就要求我们的医药卫生服务体系的结构、服务提供模式等应更加注重满足多样化甚至个性化的医疗卫生服务需求。这给少数民族医药馆的发展带来了极大的机遇。

2. 健康政策的有力扶持

"健康中国"战略是党中央坚持和发展新时代中国特色社会主义的一项重要战略安排，在"健康中国"战略的引领下，我国开启了以"健康"为关键词的健康政策与制度设计新时期，无论是现在医药体系还是传统医药学都迎来了"健康入万策"的重要战略机遇期。2016 年，《中华人民共和国中医药法》《中医诊所备案管理暂行办法》等鼓励政策的出台，给少数民族医药馆的发展创造了宽松利好的政策环境[8]。少数民族医药馆是践行"健康中国"战略的重要载体，将顺应大健康时代发展的潮流，迎来重要的发展机遇。

3. 健康产业的蓬勃发展

健康产业是覆盖全人群、全生命周期的产业，产业链条长，业态多，科技含量高，能够吸纳大量产业资金进入，成为新时期我国产业体系中发展势头十分强劲的新兴产业，健康产业整体市场规模保持持续增长的态势，预测中国大健康市场规模 2030 年将达到 16 万亿元[9]。健康产业蓬勃发展，人民群众多元化、多层次的健康需求将逐步释放，大健康产业细分必将逐步深入，巨大潜力尚待全面发掘，必能够给少数民族医药馆的发展带来难得的机遇。

4. 科技变革的推动发展

现代科技为少数民族医药馆的现代化建设注了强心剂。5G、大数据、物联网等高新技术的运用，带动了各行各业提升产品质量、优化服务体验，因此也推动了互联网＋医疗服务体系的逐步发展和完善，从而悄然改变着少数民族医药馆的服务模式。这些新的技术必将对少数民族医药馆带来翻天覆地的改变。

（四）威胁

当今世界正经历百年未有之大变局，在复杂的国际和国内大形势、大背景下，受老龄化社会、突发公共卫生事件等因素影响，少数民族医药馆的发展面临着不小的威胁。

肆　综合发展篇

1. 突发公共卫生事件威胁

突发公共卫生事件是人类健康的重大威胁，会给人类健康和社会生活各个方面带来破坏性影响。当危机来临，原本的社会公共秩序、市场秩序、医疗卫生服务秩序均被打乱，不可避免地将对少数民族医药馆的发展产生威胁。

2. 少数民族医药人才掣肘

少数民族医药人才较为特殊，专业性强，高水平高层次的少数民族医药人才少之又少，在中国评选的四届120位国医大师中，只有苏荣扎布（蒙医）、强巴赤列（藏医药）等9位少数民族医药国医大师。与此同时，少数民族医药人才培养相对困难，学习门槛相对较高，能够对少数民族医药馆的发展起支撑作用的理论研究人才、药品开发人才、教育人才、科技创新人才等都比较匮乏，与医馆营销、运营有关的复合型人才更是少之又少。长此以往，会对少数民族医药馆的发展，乃至少数民族医药本身的发展产生巨大的威胁。

3. 不良商家诱发信任危机

随着少数民族医药市场的发展，人们对少数民族医药产品的关注度逐步提升，让很多不法分子嗅到了商机。一些药品制造商在未得到国家市场监管部门的批准、未经授权前提下，仿冒民族医药知名药品的包装进行销售；一些不法分子开设不规范的少数民族医药馆，以虚假宣传、夸大产品功效为手段，误导蒙骗消费者。这些充斥在市场中的不良商家，破坏了消费者对少数民族医药的印象和信任，对医馆声誉造成了极其恶劣的影响，成为少数民族医药馆良性发展的重大威胁。

三、少数民族医药馆的发展前景与发展战略

相对平稳的社会经济环境给了医馆平稳发展的大环境，群众不断增长的健康愿望带来了市场需求的释放，而利好政策则给了医馆发展的推动力，少数民族医药馆正处于发展机遇期，定会迎来美好的发展前景。但不可否认，少数民族医药馆还有发展的劣势，仍需面对威胁。为此，少数民族医药馆应发挥自身特色优势，自强不息，谋求发展，推动少数民族医药馆走上高质量发展道路。

（一）发挥自身特色优势，自强不息谋求发展

1. 提高服务能力，提升服务质量

少数民族医药馆的发展，归根结底要建立在过硬的产品质量和服务质量上，这样才能给少数民族医药馆带来一流竞争力与影响力。因此，未来少数民族医药馆的发展，应更加注重优化服务流程、提升服务能力、优化就医体验，提升医馆的服务水平与服务质量，增加患者的复诊率、好评率和美誉度，打造著名医馆品牌。

2. 突出特色优势，谋求差异发展

要想在与主流现代医学和基础更加扎实的中医学的竞争中站稳脚跟，少数民族医药馆必须走差异化发展道路，通过挖掘本少数民族医药学当中的特色药品、特色诊疗方式、优势病种，通过专业化发展、个性化发展、特色化发展，满足人民群众高层次、多样化的健康需求。与此同时，健康产业极易与其他产业融合发展，少数民族医药馆可依托少数民族文化，依托本地区文化、作物与旅游资源等，与养生、保健、体育、旅游、娱乐休闲、文化等领域进行跨界融合创新，改造升级传统业态，壮大新业态，创新运营模式，延长产业链，不断提升医馆发展的活力与动力，激发其在民族文化保护、民族交流、对外合作和贸易中的独特作用。

3. 坚持传承创新，凝聚核心实力

创新发展就是少数民族医药馆发展的必由之路。要在系统继承少数民族医学思想、理论、疗法、疗术的基础上，大力加强对少数民族医药文化精华的传承和挖掘，遵循医学发展规律，坚持原创思维、创新思维、系统思维，坚持创新驱动，争取在疗法疗术、药品服务、经营理念等方面取得突破与提升，加快关键技术和创新产品研发应用，推动新产品开发和技术迭代，改善产品体验，提升服务水准，提高医馆的科技竞争力、服务竞争力，凝聚核心实力。

4. 强化运营设计，推动管理取胜

少数民族医药馆如同所有医馆、医疗机构一样，需要有良好的运营设计与管理。

（1）服务至上的年代，方便可及的门店、舒适的室内设计，都会影响患者的就医体验，因此，少数民族医药馆要摒弃固有观念，在门店、牌匾、装

修、室内格局设计、药品摆放、文化宣传、收银消费、信息化建设等方面下大功夫研究设计[10]。

（2）人才是少数民族医药馆的核心资源，馆长、坐诊医生和服务人员的选择和管理都非常重要[11]。部分少数民族医药馆的馆长和坐诊医师为同一人，也有的医药馆选择专职馆长承担管理职责，无论哪种类型，都要精心挑选一位能力强的馆长，并要注意对其进行管理与经营类的培训，让其在医药馆经营管理中发挥核心作用；对核心医师，尤其是稀缺的高层次人才，要设计适应少数民族医药馆特点和需求的人事薪酬制度，通过有效的激励措施吸引和留任。与此同时，还要注重对优秀员工的培养，逐步形成人才梯队。

（3）少数民族医药馆常需依靠某一核心服务，带动医药馆整体发展，因此要精心设计医药馆的核心服务，包括诊疗服务、药品购买与加工服务、理疗服务等，将其作为医药馆的招牌，辐射其他产品与服务。

（4）馆内流程设计，主要包括采购流程、加工流程、流通与存储流程、诊疗流程等。良好的流程设计，不仅能够规范日常管理，强化数据管控，规范医疗文书[12]，彰显医馆管理的水平，还能够让患者宾至如归，提升体验感。

（5）需要不断分析消费者的需求与消费行为，有针对性地构建宣传渠道与平台，借助新零售、直播平台、数字营销、电子商务等方式，通过多渠道的品牌营销、推广和宣传，全方位地对医馆进行展示和引导，推广品牌内涵，同时加强对医师、药品、疗效等的宣传[13]，增加可信度。

（二）营造良好发展环境，积极应对不利威胁

政府相关部门应该积极为少数民族医药馆营造良好发展环境，祛除不利威胁，为少数民族医药馆的发展保驾护航。

1. 加强政策支持，明确目标规划

发展目标不明确、缺少规划的问题已经成为制约少数民族医药馆发展的重要因素，因此，在未来应逐步完善少数民族医药馆的政策体系，明确其发展目标，用规划、发展意见、地方条例、实施办法等各类政策，逐步规范少数民族医药馆的市场准入、医药服务、药品管理人才发展、医疗保障等事项，建立起能够适应少数民族医药馆发展需求和推动医馆发展的政策体系。

2. 加快人才培养，提升整体素养

要积极构建少数民族医药人才培养体系，在稳步扩大人才培养规模的基础

上、重点加强少数民族医药高层次人才培养，不断推荐和培育少数民族名医名师、名老专家、学术经验继承专家、技术骨干等高层次人才，加强名老医药专家传承工作室和流派工作室建设。医馆应将这些高层次人才吸引到少数民族医馆中工作，以医馆为基础建立高层次人才的工作阵地、研究基地和发展宝地。同时，在医馆中积极开展师承教育从业人员带徒授业、学术交流等活动，加强传承人、传习人培养，将医馆建设成为传承基地、培养基地和实践基地。在医馆建设中，不断探索少数民族医药运营管理、科普宣传、服务贸易、营销开发等复合型人才的培养。

3. 推进市场培育，激发投资热情

对少数民族医药馆的市场需求进行分析和研究，了解市场偏好，积极推进医馆市场培育，激发社会投资热情。在准入、执业、医疗保险、税收等方面实行优惠政策，支持少数民族医馆进行连锁经营和品牌化发展。鼓励公立医院、基层医疗机构和少数民族医药馆在人才、技术、管理等方面开展协议合作，将符合条件的少数民族医药馆纳入医疗联合体。鼓励少数民族医药馆拓展医养结合、康养结合、养生保健、健康旅游等服务领域。引导支持边疆、口岸地区少数民族医药馆加强国际贸易，拓展海外业务与规模，加强贸易交流，增强国际竞争力与影响力。

4. 加强市场监督，构建良好营销环境

少数民族医药馆的健康发展离不开良好的营销环境，这就需要通过完善的市场监督来支持。因此，要完善少数民族医药馆的市场监管体系，完善多部门协同管理机制，加强对医馆的准入核查、经营行为核查、产品质量监管和营销活动监管，对违规行为进行纠正，避免虚假宣传、不良竞争等扰乱市场行为，为少数民族医药馆的发展营造一个公平、有序、清朗的市场环境。

四、总结

我国少数民族医药馆已经初具规模，数量和服务能力均不断提升，在我国实施"健康中国"战略的大环境下，具有良好理论基础、丰富资源、特色疗法的少数民族医药馆，迎来了良好的发展机遇，具有良好的发展前景和潜力。少数民族医药馆应该根植于深厚的少数民族医药文化，突出医馆特色，坚持传

承创新，强化运营管理，不断提高服务能力，提升服务质量，而政府和社会也应该在政策制定、人才培养、市场培育和监督等方面营造良好发展环境，不断推动少数民族医药馆的高质量发展。

参考文献

［1］褚国本．发展中国民族医药的现实意义［J］．上海中医药杂志，2001（10）：4-6．

［2］中华人民共和国中央人民政府．全国基层中医馆总数已经达到3.63万个［EB/OL］．http：//www.gov.cn/xinwen/2021-07/23/content_5626956.htm．

［3］国家中医药管理局．建成中藏医馆439个！青海将着力推动中藏医药事业发展［EB/OL］．http：//www.natcm.gov.cn/hudongjiaoliu/guanfangweixin/2022-02-16/24731.html．

［4］国家中医药管理局．全国首个乡镇卫生院"傣医馆"揭牌［EB/OL］.http：//www.natcm.gov.cn/xinxifabu/gedidongtai/2018-03-24/4879.html．

［5］毛嘉陵，侯胜田，高新军，等．中国中医药文化与产业发展报告（2017—2018）［M］．北京：社会科学文献出版社，2019．

［6］梁峻．论民族医药——医学类型和表达范式的比较研究［M］．北京：中医古籍出版社，2011．

［7］国家中医药管理局．备案中医诊所超2.8万个 十年来我国中医药特色优势不断彰显［EB/OL］http：//www.natcm.gov.cn/xinxifabu/guowuyuanxinxi/2022-08-05/27347.html．

［8］张建华，周尚城，潘华峰，等．中国中医药传承创新发展报告（2020）［M］北京：社会科学文献出版社，2021．

［9］中共中央国务院．"健康中国2030"规划纲要［EB/OL］．http：//www.gov.cn/zhengce/2016-10/25/content_5124174.htm．

［10］李增辉．中医馆一定要避免踩的坑［J］．中国药店，2022（01）：96-98．

［11］李增辉．如何搭建"中医馆+药店"模式班子［J］．中国药店，2022（02）：82-85．

［12］李增辉．中医馆医务建设六部曲［J］．中国药店，2022（04）：146-148．

［13］吴梦月．中医馆：守正道，创新机［J］．中国药店，2021（04）：110-113．

HB.16 水族医馆的发展现状及未来发展对策

邓　莹[①]　刘　杰[②]　李海洋[③]

摘　要：为进一步推进水族医药事业的发展，为水族医馆的未来指明方向，本文以贵州省三都县水族医馆为研究对象，通过文献查询，较为详细地阐述了水族医药的发展历史和现状，采用问卷调查的方式明确了水族医馆的发展现状，同时发现水族医馆在发展过程中存在开办过于保守、投入与收入较少、人才队伍建设不足、管理机制不完善、员工薪酬待遇偏低、水族医药的基础研究薄弱、水族医药缺乏知识保护和良好的传承途径等问题。对此，建议政府应加大水族医药的扶持力度与政策支持，与高校联合培养高素质水医药人才，为水族医馆人才队伍添砖加瓦，提升水族医药认可度，提高基层水族医馆工作人员的信息化水平，加强水族医馆健康信息平台系统建设，建立水族医馆信息管理系统与普通医保系统的联系，提升与其他医疗卫生系统数据共享水平，从而实现水族医药现代化。

关键词：水族医馆；现状；问题；对策

引言

水族是中国56个民族之一，具有悠久的历史和文化。1956年12月21日，国务院确认了"水族"的族称。中国水族人口主要分布在贵州省黔南州三都

---

① 邓莹，医学硕士，黔南民族医学高等专科学校讲师。研究方向：中医药、民族医药。
② 刘杰，理学学士，黔南民族医学高等专科学校讲师。研究方向：中医药、民族医药。
③ 李海洋，医学硕士，黔南民族医学高等专科学校副教授。研究方向：中医药、民族医药。

水族自治县（全国唯一的水族自治县）、荔波县、独山县、都匀市等地，约占全国水族人口的91%[1]。

三都水族自治县的特殊生态环境和复杂多变的自然条件，孕育着丰富的植物药、动物药和矿物药。据贵州省中医研究所民族医药研究室所撰写的《水族医药调查研究》记载，三都水族自治县的药物品种占贵州省药物资源的四分之一。水族人民在长期的生活实践中，利用特有的药材资源创造了具有水族特色的水族传统医药文化。在祖国传统医学中，水族医学属于经验型的民族医学范畴，水族既无与医药相关的专门文献，也无系统性的医药理论。因此，水族医药保留在老水族民间医生的脑子里，靠口和手"单线"传承的方式世代传承，这种传承方式极易造成水族医药经验的丢失。为了保护水族医药文化，三都水族自治县于1992年11月5日颁布了《三都水族自治县自制条例》，明确规定：自治县的自治机关重视民族传统医药的发掘、整理和利用，鼓励民族民间医生合法行医，禁止生产和销售假药、劣药，取缔非法行医。并先后出版了《三都水族自治县中草药验方选编》《水族医药》《中国水族医药宝典》等书籍[2]。

水族医馆作为水族医药文化传承的重要场所和基层水族医药服务的主阵地，在服务区域、资金投入、专业技术人员配制、业务能力培训、医馆床位等方面存在诸多问题。笔者通过分析水族医馆的现状，寻求其发展方向和解决办法，推进水族医药事业的发展。

一、水族医馆现状分析

（一）调研方法与内容

通过查阅《水族医药》《中国水族医药宝典》等相关书籍和网络文献了解水族医药的发展历史和现状，采用微信问卷星小程序对三都水族自治县内水族医馆的水族医师性别、年龄、级别、医馆面积、资金投入、年收入、水族医师数量、医护人员学历、职称、床位数、医馆员工待遇、水族医疗技术的使用、年水族医疗专业技术的培训次数等方面进行问卷调查，明确水族医馆的发展现状。

（二）调研结果

1. 水族医药的发展历史和现状[2-4]

据历史记载，在唐宋元时期，水族地区的各县在向王室朝贡的物品中就有"丹砂"（朱砂）、"犀角"和其他草本药物，但在长期的领主经济和土司制度的桎梏下，水族地区人民生产力水平十分低下，导致水族医药发展极为缓慢。据传自"改土归流"之后，水族地区开始出现了"场期药市"，促进了水族医药的发展。清朝末年，随着在矿业和森林资源的开发，水族地区的药材也随之商品化，如五倍子、杜仲、黑木耳、白木耳、香菇、桂皮、黄柏皮等植物药材和熊胆、麝香、虎骨、猴竭等动物药材以及朱砂等矿物药材为输出的大宗商品。这时水族地区开始出现了汉人开设的"药馆"，专管医药购销业务，水族的行医方式出现水族草医赶集摆摊设点、在家等人上门求医、病人家属请求出诊三种医疗方式。水医用民族医药治疗本地区常见病和多发病多有特殊疗效，如痨病、风湿、中风、跌打损伤、带下病等。医疗范围涉及现代医学内科、外科、骨科、儿科、妇产科及神经科等多领域。水族草医在长期的实践中掌握了夏天少用发汗药、冬天少用苦寒药、毒性药需谨慎处理方能使用的用药经验，在用药方法方面也总结出了煨水内服型多用于治疗感冒、咳嗽、腹泻、吐血等疾病，炮制内服型多用于跌打损伤等，外用药型多用鲜药捣烂敷患处，外用涂抹型多用于毒蛇咬伤、骨折刀伤、冻疮等，鲜药共用型（鲜药与蛋或肉与米同煮）多用于补虚或治疗虫积等病症。据相关文献资料报道[5-13]，水药在治疗骨折、类风湿性关节炎、痛风、糖尿病、急性放射性口咽炎、鼻咽癌、胃火牙痛及肝损伤等方面均有不同程度的疗效。

清朝时期的古筮书《水书》是水族现存最早的用于记载水族医药的书籍，书中记载有"凡遇事必先求助于神"。因此，水族医药的起源，最早源于"医巫"结合，"医巫一家，神药两解"是水族先民通用的诊疗方法。虽然水族医药源于"巫医"结合，但在长期的生活实践中，水族民间医生逐渐认识了疾病，并根据病人的症状，总结经验，找出了导致人体产生疾病的因素主要有环境卫生、气候、饮食、意外伤害、过度劳累、房事不节。水族民间医生在治疗疾病时最常用的诊断方法是问诊。与此同时，还用望诊、触诊、听诊、弹诊、目诊、耳诊、舌诊、掌诊、足诊、甲诊、腹诊、药物诊来诊断疾病，其中弹诊是水族医生诊断骨折时所特有的诊断方法，还总结出了风、锁、痘等病症名称[2]。水族医生治疗疾病常用的方法主要有内治法和外治法两大类。内治法主要将药物用水煎、酒浸、研粉、烧炭存性等方法处理后给病人服用，以达到治疗的目的。内治法包括水煎法、水酒同煎法、酒泡法、药物烧灰法、火煨法、研粉法、药物与肉类同煮法。外治法主要用于外科疾病的治疗，包括水煎外洗、药物取汁、草药外敷、酒磨法、发泡疗法、塞鼻孔、熨法、药饼贴穴法、针刺出血法、菜油调敷法、药物洗浴法、口砸法、熏蒸疗法、佩戴疗法、小夹板固定法、刮痧法、拔火罐法、化水疗法[14]。

随着1951年8月第一次全国民族卫生工作会议的召开，水族医药的发展跨上了新的台阶，我国农村医疗卫生事业也得到了迅速发展，包括水族中草药医师在内的大量少数民族民间医师开始进入农村各级卫生组织，以他们独特的医疗技术为广大人民服务。有的水族草药医师还成为乡镇卫生院的技术骨干，在治疗常见病、多发病方面发挥了积极作用[3]。在水族主要聚居的三都水族自治县，分别于1958年和1972年开展了两次较大规模的采、种、制、学、认、用中草药的群众运动。1972年组织群众1800多人，采集中草药5万多千克。首先在水龙区医院建立制剂室，自制中草药针剂、片剂、膏剂、酊剂、丸剂、散剂等各种药剂，用于防病治病，收到了一定的效果。随后大河、周覃、都江、普安、城关等区医院和县医院先后建立了制剂室，自制各种草药剂型，品种达68种。民族医药的剂型研究及推广应用得到发展[4]。

水族有自己的语言、文字和历法，属汉藏语系壮侗语族，水族的文字，称为"水书"，记载了水族古代天文、地理、宗教、民俗、伦理、哲学、医药等文化信息，水书被称为象形文字的"活化石"。但由于水书文字较少，据1986年出版的《水族简史》称有400多个，《中国水族文化研究》称有500多个字，水书文字的数量限制了水书在记录水族医疗实践经验中作用的发挥。水族民间医生医技传承方式多靠口和手相传，且"传内不传外"，师带徒式的传授方法，多数传给儿子，也有不传给自家人的，而只传给最亲的外人，如传给外甥。因此，许多宝贵的水族医药经验就此失传[14]。为收集、挖掘、研究、弘扬水族民间中草药验方，三都水族自治县先后于1958年、1959年、1972年、1974年召开了全县中草药民间医生座谈会，开展动员医药人员献方、献药活动，特别是在水族聚居的中和、周覃、九阡多次召开了小型的民间医药人员座谈会，参加者1500多人次，献出药方4000多个，汇集编印成《三都水族自治县中草药验方选编》内部发行。1983年，三都水族自治县农业区划委员会畜牧组开展畜牧资源调查，附带调查中草药近 1000 余种。1987 年，根据中央和省政府《关于搞好中草药普查工作的通知》精神，三都水族自治县卫生局和三都水族自治县药材料公司抽调人员深入境内各乡镇的 1000 多个村寨进行中草药资源普查，行程 2400 多千米，采集常用药物标本 154 科 312 属 401 种，其中植物药 372 种，动物药 25 种，矿物药 3 种。基本掌握了县境内药材资源的基本情况[4]。

改革开放以来，在党扶持民族医药事业发展的政策指引下，民族医药工作被提上议事日程。国务院批准下达的《国家中长期科学和技术发展规划纲要》指出：“医药卫生科学技术的发展关系到国计民生和民族的兴旺发达，在社会发展中占有重要地位。要充分利用发展我国宝贵传统和丰富的药物资源，加强对民族医药的研究。”根据《国家中长期科学和技术发展规划纲领》，为保证民族医药发展这一长期战略任务的顺利完成，贵州省狠抓了民族医药的机构建设、组织建设和人才建设等方面的工作，20 世纪 80 年代初贵州省中医研究所成立了民族医药研究室。1992 年，贵州省中医研究所民族医药研究室承担了国家中医管理局批准的水族医药调查研究课题，历经 3 年寒暑，在水族主要聚居区贵州三都水族自治县以及水族较多的荔波、榕江、丹寨等县先后召开了 7 次座谈会，共有 144 人次参加，走访了数名水族民间老医师，勘察药山、药圃，掌握了丰富的调查资料，经潜心分析研究，设计课题，撰写了数篇论文在国家级和省级医药杂志上发表，并在全国性学术会议上交流。

《中华人民共和国宪法》明确规定：“国家发展医疗卫生事业，发展现代医药和我国传统医药。”联合国卫生组织近年来统计表明，目前在全世界有 40 亿人使用中草药治病，占世界总人口的 80%，其中只有 15% 的人受益于现代医药，而其余绝大多数人民医药保健仍然主要是依靠民族传统医药。世界卫生组织驻华代表处代办苏沛表示，传统医学的实践有着深厚的历史和文化根源，近 90% 的世界卫生组织成员国报告使用了某种形式的传统药物和补充药物，其中，一半的成员国正式制定了政策、法律法规，以确保有效和安全地使用传统医学和补充医学。2007 年，国家民族事务委员会发布的《少数民族事业“十一五”规划》（简称《规划》）提出，“十一五”期间中国将实施少数民族传统医药发展工程。根据《规划》，“十一五”期间，中国将重点建设若干民族医院，民族医药特色专科，加强民族自治地方的县民族医院基础设施改造，大力改善乡村民族医药工作环境条件，加大少数民族医诊疗方法、学术经验和技术专长的保护抢救力度，抢救、保护、整理、研究和发掘少数民族传统医药文献资料，建立中国少数民族传统医药名录及数据库。因此，挖掘、整理、保护和发扬水族传统医药，对激发水族人民的自尊心、自信心和民族自豪感，提高民族地位，加强民族团结，改善民族医疗卫生事业以及丰富中华医学宝库等方面，具有极其重要的意义。

中华人民共和国成立后，随着科学文化水平和医学水平的普及与提高，水族人民也有了自己的初、中高级卫生事业人员，同时也加强了与其他民族之间的相互交流与学习，医药知识的相互渗透，水族医生也将学到的中、西医方面的知识融到自己的民族医疗实践之中。随着社会主义市场经济的发展，一些水族医生走出村寨，办理执照行医看病，还有一些具备一定技术专长的人员，开办了自己富有民族特色的诊所、医院，这对水族医药事业的发掘、整理、总结、提高和发展产生了积极的推动作用。

2. 水族医馆的发展现状

本文所调研的水族医馆包括水族专科医院、一般医院中的水族专科门诊、水族医生自己开设的民营医馆。调研结果显示，水族医馆中的执业医师均为男性；年龄在 18 ~ 25 岁的占比为 25%、25 ~ 35 岁的占比为 25%、35 ~ 45 岁的占比为 50%；水族执业医师工作单位为二甲以上医院的占比为 50%、乡镇卫生院水族医馆的占比为 25%、自营医院占比为 25%；医馆面积 50 平方米以下的占比为 25%、50 ~ 100 平方米的占比为 75%；医馆每年资金投入在 10 万元以下的占比为 75%、10 万 ~ 50 万元的占比为 25%；医馆每年收入在 10 万元以下的占比为 75%、10 万 ~ 50 万元的占比为 25%；医馆的水族医生在 1 ~ 5 人的占比为 50%、5 ~ 10 人的占比为 50%；医馆中医护人员的学历在高中的占比为 25%、大学及以上的占比为 75%；医护人员中职称为住院医师的占比为 50%，副主任医师占比为 25%，主任医师占比为 25%；医馆的床位数 1 ~ 5 张的占比为 50%，5 ~ 10 张的占比为 25%，10 ~ 20 张的占比为 25%；医馆的员工工资待遇 2000 元以下的占比为 50%，2000 ~ 4000 元的占比为 50%；水族医疗技术使用 1 ~ 5 种的占比为 75%，5 ~ 10 种的占比为 25%；水族医疗专业技术的培训 2 次/年的占比为 50%，3 ~ 5 次/年的占比为 25%，5 ~ 8 次/年的占比为 25%。

二、水族医馆建设存在的问题

(一) 水族医馆开办过于保守，家庭化作坊式较多

调研发现，目前贵州省三都水族自治县开设的水族医馆较少，仅有一家水族专科医馆和一家水族私营医馆，其他均为医馆中所设的民族医疗科。绝大多数水族医生看病都采用家庭式、集市式、医护一体的医疗模式。虽然这样的服务方式灵活、程序简便、医患关系融洽[2]，但不利于水族医药的普及与发展，也不利于水族医疗技术的推广与应用。

(二) 水族医馆的投入与收入较少

从调研中发现，水族医馆的资金投入多用于装修和基本设备购置，内涵建设相对薄弱，医馆在制订年度规划中，对水医的重视程度不够，对水医药的投入较少，缺乏相应的激励机制，所开设的诊疗项目较单一，没有将民间特有的疗效较好的诊疗项目纳入医馆。

(三) 水族医馆人才队伍建设不足

水族医馆中水族专业技术人员数量少，无法更好、更多地开展水族医疗服务，参加的水族医疗技术培训次数较少，与经验丰富的水族医生交流不足，缺乏高学历、高职称的水族医药技术人才。水族医师文化程度普遍偏低[16]，小学文化比例高达46.4%，文化程度最高的是中专，比例为17.9%，因此行医多年经验丰富的水族医生考执医资格证存在较大困难，难以自行开办水族医馆。

(四) 水族医馆管理机制不完善，薪酬待遇偏低

现有的水族医馆缺乏完善的管理机制，涉及水族医药政策及规定制定比较宽泛，执行与落实存在困难，反馈渠道尚不完善。水族医生的薪资待遇普遍偏低，晋升渠道较窄，水族医馆财政补偿机制和绩效评价机制不完善[15]。

（五）水族医药的基础研究薄弱

水族医馆的发展目前所面临的问题是如何进一步提高科研技术水平，建立完善的标准体系来实现与医药现代化接轨。水族药品在剂型改革、二次开发和非处方药品种医保目录申报等方面存在较大困难。水族药品缺乏能被国内外公认和接受的质量控制标准，药物的研究在临床研究、安全性评价、生产条件等方面都没有达到相应的标准[17]。

（六）水族医药缺乏知识保护和良好的传承途径

由于缺乏知识产权保护，水族医药中许多价值较高的良方、秘方流失在外，很多经验丰富的老水医对自己经过长期实践总结出来的疗效显著的验方和技术经验秘而不宣，这些好的技术经验和验方得不到推广，有些已经失传。

水族医药古老的传男不传女、传内不传外的传承方式导致水族医疗技术得不到很好的传承。且现在的年轻人大多外出务工，较少在家学习水医技术，据杨柱等[16]统计40岁以下的水族医师占总人数的14.3%，40～60岁的占比53.6%，60岁以上的占比32.1%。

（七）基层水族医馆管理系统和其他系统的互联互通存在困难，不能实现信息全覆盖

水医馆管理信息管理系统与医保系统、其他医疗卫生系统存在数据共享的难题，其他系统的数据不能融入水医馆系统，不能实现信息的全覆盖。现实中存在新农合医疗保险系统与职工城镇居民医保两套系统，增加了系统整合的难度[18]。

三、水族医馆发展的对策与建议

（一）加大政府扶持力度与政策支持

水族医药作为非物质文化遗产，当地政府要加大资金投入，对当地医院开

设有水医的科室或个人水医馆进行资金倾斜，同时提升水族医师的待遇，使得水族医师真正能静下心来研究发展水医，从而使得水族医药能够传承发展下去。

有的水医传承人没有相关行医资质，不能从事医疗诊治活动。政府应该组织相关人员对没有行医资质的水医传承人进行认定，如果确有特长，应该由政府颁发相关的行医资格，确保水医传承人可以在水医馆正式行医，不至于被埋没，才能使水医发挥作用，更好地服务人民群众。

（二）与高校联合培养高素质水医药人才，加强水族医馆人才队伍建设

为加强水医馆人才队伍建设，政府相关部门应进一步出台相关水医馆水医人才扶持政策。同时水医馆要与中医高等院校进行合作，在中医院校中医学专业中开设水医相关课程，让水医传承人进行授课，让更多的人了解和认识水医，逐步对水医药产生兴趣，同时加大宣传力度，鼓励、引导中医院校毕业生到水医馆或医院水医科室工作，真正将水医发扬光大。还要与当地中医院加强联系，当地中医院建有水医相关科室，可以定期对水医馆工作人员进行培训指导，提高其水医药临床运用水平。

建立水医师带徒体制，在学生中选择优秀的学生，利用周末、假期、实习期跟诊水医传承人，形成早跟诊、早临床、早成才的培养模式。切实培养一批高素质水医传承人，从根本上解决水医馆人才匮乏问题。

（三）发挥水医治病优势，提高社会认可度

水族医药作为我国独具特色的卫生资源，在治疗常见病、多发病和疑难病等方面具有独特疗效，并具有收费低、疗效好、副作用小等优点，深受广大人民群众的喜爱。

水医馆可发挥其优势，结合当地常见病、多发病、地方病的实际情况与特点，运用水医特色疗法（针灸、推拿、按摩、拔罐、熏洗等）进行诊治，使得水医在治疗疾病方面发挥"简、便、廉、验"的效果。

基于多数群众对水医不了解和认识不充分，水医馆在今后的工作中实施水医药"进乡镇、进社区、进家门"，使得群众对水医药有更深刻的认识，逐步扩大基层水医馆的服务范围，提升基层水医馆健康服务能力。

肆　综合发展篇

（四）提升基层水族医馆工作人员的信息化水平

提升基层水医馆工作人员的信息化水平是基层水医馆信息化建设的要素。提高了工作人员的信息化水平，就容易推动基层水医馆的建设。可以采取定期开展基层水医馆工作人员信息化培训工作并纳入考核，提高对水医馆管理系统的熟练掌握程度，提升水医馆的服务水平和能力。

（五）加强水族医馆健康信息平台系统建设

随着大数据挖掘技术、人工智能技术的发展，使根据算法提供更科学的水医特色电子病历模板及辅助开方系统成为可能，加强软件功能的研发，提高软件的智能化水平，提升基层水医馆精准医疗的水平，加强水医馆健康信息平台的水医药知识库、医疗、康复、慢病、保健、养生、水医治未病、知识库等指导性的内容建设，定期发布，加强水医远程教育，促进水医药文化普及[18]。

（六）进一步弘扬水医药文化

要发挥水族医药传统文化在弘扬民族文化中的重要作用，促进水族医药传统文化交流，不断增强水族医药传统文化的影响力，大力推进水族医药文化与水族医药医疗、教育、科研、产业相结合，使之与当代社会相适应，与现代文明相协调，与医疗保健相融合，保持民族性，体现时代性，提高普及性，增强服务性，使广大人民群众了解水族医药，感受水族医药，享受水族医药[2]。

水医馆发展任重而道远。只有积极争取政策资金扶持的同时，着重搭建合理的水医药人员梯队、充分发挥水医药在"治未病"与适宜技术应用的优势作用、增强水医药内涵建设以及完善水医药服务发展政策制度体系等方面入手形成合力，才能助推水医馆的建设与发展。

参考文献

[1] 朱国祥. 贵州世居少数民族水族医药文化"源流"考辨［J］. 贵州民族大学学报（哲学社会科学版），2015（3）：20－24.

[2] 韦正初，韦宗元. 水族医药的研究与发展［J］. 中国民族医药杂志，2010

肆　综合发展篇

（12）：1 – 9.

［3］王厚安. 水族医药［M］. 贵阳：贵州民族出版社，1997：10 – 13.

［4］司有奇，陆龙辉. 中国水族医药宝典［M］. 贵阳：贵州民族出版社，2007：3 – 4.

［5］陈新春，李秘. 水药接骨膏治疗骨折的临床观察［J］. 右江医学，2010，38（5）：525 – 527.

［6］胡建山，李溥，杨勇，等. 水族医药诊疗骨伤疾病临床实践调查［J］. 黔南民族师范学院学报，2013（2）：122 – 125.

［7］吉杨丹，帅敏，吴倩，等. 水族抗痹症药酒抗类风湿性关节炎的实验研究［J］. 中国民族民间医药，2022，31（12）：16 – 18，37.

［8］王恒，王海萍，周美春，等. 水族抗痹症方抗痛风性关节炎的实验研究［J］. 黔南民族医专学报，2022，35（2）：82 – 84.

［9］周多强，李溥，罗良琦，等. 水药金耳环多糖对实验性 2 型糖尿病模型大鼠糖脂代谢、肾功能及氧化应激的影响［J］. 中国药房，2017，28（31）：4415 – 4419.

［10］黄军，蒙光化，孔祥应，等. 水药九节茶防护方防治急性放射性口咽炎的临床观察［J］. 北方药学，2019，16（6）：20 – 21.

［11］孔祥应，黄军，汪琳，等. 水药九节茶防护方内服含漱防治鼻咽癌患者放射性口干的临床观察［J］. 基层医学论坛，2016，20（16）：2191 – 2192.

［12］潘兴富. 水药牙康方治疗胃火牙痛的临床疗效观察［J］. 右江医学，2013，41（1）：20 – 22.

［13］陈应康，罗国忠，田培燕，等. 水药酢浆草对四氯化碳致小鼠肝损伤的保护性研究［J］. 中国现代医学杂志，2015，25（36）：12 – 15.

［14］王厚安. 水族医药基本理论和治疗方法［J］. 中国民族民间医药杂志，1995（12）：4 – 7.

［15］屈良平. 基层中医馆现状与发展的思考［J］. 中国农村卫生，2022，14（4）：43 – 44.

［16］杨柱，胡成刚，胡奇志. 贵州三都县水族医师现状调查［J］. 中国民族医药杂志，2013（8）：78 – 80.

［17］金丹凤. 少数民族医药的发展前景分析［J］. 药品评价，2006，3（2）：96 – 98.

［18］刘志亭，赵移畛. 基层医疗卫生机构中医馆信息化建设问题与对策［J］. 世界最新医学信息文摘，2020，20（35）：192 – 193.

肆　综合发展篇

HB.17 日本汉方医馆发展现状与未来机遇

唐莉莉[①]

摘 要： 本文首先从日本汉方医学的发展历史进行分析梳理，介绍了医师、药剂师和针灸师，特别是有"汉方专科医师"资格的医师在日本汉方医馆的作用。首次对日本汉方医馆做了分类和案例调查。通过对比汉方医学在日本医疗领域的优劣，分析汉方医馆存在的问题和发展机遇。作为汉方医学鼻祖的我国中医学，通过与汉方医学的积极交流与中日共同发展，争取传统医学国际化标准制定的话语权，进而探讨汉方医学讨论的"未来新医学"的可能性。

关键词： 汉方医学；汉方专科医师；汉方医馆；针灸馆；汉方药房

引言

日本的汉方医学起源于中国中医学。1500多年前，中医学从中国传到日本之初，为适应日本的国情，在中医学的基础上经过长期的实践和不断的改良发展，经过漫长历史岁月的诊疗实践与探索，逐步形成的日本独特的传统医学体系。中医学和汉方医学概要对比见表1。

---

① 唐莉莉，学术博士，特定非营利活动法人筑波日中协会主席研究员。研究方向：企业信息化精细化管理、大健康产业智能化。

表 1 中医学和汉方医学概要对比

	中医学	汉方医学
医学理论	在经过几千年的漫长历史实践中，发展形成的独特的中国传统医学体系	由中国起源，在《伤寒论》《金匮要略》基础上，经过适合日本人体质、气候和风土的实践改良发展起来的传统医学体系
方法	"辨证论治"：利用阴阳五行脏腑经络理论，调理人体的脏腑的阴阳不平衡	"方证相对"：从人体的虚实寒热之证，寻找相对应的经典之方
特点	学习难度很大：需要掌握阴阳五行、脏腑经络、天地平衡的辨证理论，同时还需要大量的医疗实践经验的积累	学习难度较小：辨明患者的症状，找到相应的方剂。相对于中医学，容易应用掌握
用药方法	中药：以从古代到现代发展形成的中药方剂为基础，为调整每个患者的阴阳平衡来进行辨证用药	汉方药：用经过长期实践改良发展而来的经典方剂，针对患者的"症"状用药，方程式型用药

一、汉方医学的历史变迁

公元 600 年至 894 年的隋唐时期近 300 年的时间里，日本为了向中国王朝进贡、与中国交流，以及学习中国的政治体制、文化、技术、医学等，向中国派遣了多批遣隋使和遣唐使，开启了中日交流的大门。经由这些向中国派出的使者，把《伤寒论》和《金匮要略》为代表的中医学说带到了日本。

在中医学传入日本之前，日本面对疾病是通过本地单味生药和温泉疗养等原始的民间方法医治。当时高端先进的中医药学的到来，首先用中医药治愈了皇贵族的疾病，使日本认识到了它的价值并且接受了中医药，因此也称中医药为皇汉药。但是，由于日本医师对深奥难懂的中医辨证理论学习理解不足，用于疾病治疗的生药原料依靠从中国进口，生药短缺昂贵。初期日本医师就采用了本地的类似生药配方治病，当然药效差异极大，造成了中医药在日本的严重水土不服，导致了中医药虽然受到皇贵族的追捧，却难以在民间推广。

国家政策层面，到了江户时代（1596—1868 年）初期，由于颁布了锁国令，中日之间的交流往来也被迫中断。在缺少中日交流的背景下，环境迫使日本医师学者经过长期坚持对《伤寒论》等的研究探索，寻找着适合日本人体质与日本地理气候的中医疗法和部分中生药的栽培方法。恢复中日之间的交流后，中医学在日本得到了迅速发展，逐渐形成了日本独特的医学体系，为现代汉方医学体系的"方证相对"理论的形成奠定了良好的基础。

19世纪中叶到末期，西方医学的传入和明治维新的"脱亚入欧"国策的实施，西方医学体系占据了的主导地位。中医遭遇了前所未有的打击，处于濒临灭绝的境地。西方医学是由荷兰医师传到日本的，当时被称为"兰医"；而从中国传入日本的中医，首先是方药不是中医，所以被称为"汉方"。所以从这个时期开始，中医学开始被称为"汉方医学"或"东洋医学"。

无论在怎样严酷的历史环境中，日本都仍然有一批坚信汉方医学的医师药师和中日间中草药贸易商，努力地在民间诊疗实践中发展着汉方医学。汉方医学的再次崛起是已经到了20世纪初期，以汤本求真为代表的一大批医师学者发起了复兴汉方医学的运动。随着1950年"日本东洋医学会"的成立以及"小太郎汉方制药公司"生产出汉方制剂，汉方医学开始逐步地走进了现代医疗体系，得到了政府民间更多的承认和接受。

汉方药被纳入西医体系为中心的日本国民健康保险（简称医保）制度中也是这个时期开始的。汉方医学在各个时期发展的历史变迁见表2。[1]

表2 汉方医学史年表

公元210年	张仲景的《伤寒杂病论》《伤寒论》和《金匮要略》（未定论）
公元600年	为学习文化医学政治制度与技术等，派遣了5批次的遣隋使
公元618年	派遣了20批次的遣唐使，其中16次成功
公元894年	近300年的时间里，将中医药带到了日本， 结束了日本本土的民间药疗法，引进中药及中医理论
公元918年	深根辅仁的《本草和名》（日本现存最早的中生药著作）
公元984年	丹波康赖的《医心方》（日本现存最早的中医学著作）
公元1498年	田代三喜从明朝带回了最尖端的中医学，并带徒弟教授中医
公元1574年	曲直濑道三编著了《启迪集》，他开始推广当时最先进的中医学
公元1642年	名古屋玄医和后藤艮山，极力地倡导回归《伤寒论》
公元1762年	吉益东洞倡导"万兵一毒说"，形成了日本独特的"方证相对"的汉方医学概念
公元1858年	随着荷兰商馆的医师到来，开始了荷兰西方医师与汉方医师的交流
公元1868年	明治维新之后，因为脱亚入欧政策导致了汉方医药的衰退 引进了以西方医学为基础的"医术执业考试"，建立了西医医师资格证书制度
公元1894年	随着汉方医学的代表人物浅田宗柏逝去，汉方医药的传承濒临断绝
公元1910年	昭和初期，以和田启十郎的《医界之铁椎》为契机，开始汉方医学复兴

公元 1927 年	汤本求真的《皇汉医学》，汉方医学逐渐得到了国民的欢迎和认可
公元 1950 年	"日本东洋医学会"成立
公元 1967 年	武见太郎日本医师会会长的推动，6 个汉方药制剂被纳入医保
公元 1972 年	北里研究所东洋医学综合研究所成立
公元 1991 年	日本东洋医学会正式加盟了日本医师会
公元 2001 年	日本文部省在高等医科学院科目中增加了"和汉药概论"
公元 2004 年	汉方医学的课程被定为高等医科学院的必修课
公元 2006 年	认证了日本东洋医学会的汉方专科医师资格
公元 2008 年	承认了设置汉方医疗科室

二、汉方医学近况与发展

进入 21 世纪以后，由于社会老龄化的加重，各种慢性病、癌症、疑难杂症等逐年增加。尽管现代西医领域中新药和先进的医疗技术不断地推陈出新，但是面对疾病依然没有理想的疗效，还有许多医治不了和缓解不成的疾病，许多临床医师学者开始怀疑西医。同时，长期经受西医治疗与药物毒副作用痛苦和经济负担加重的双重折磨，许多患者也对西医渐渐失去了信心。面对这样的现状，促使医师学者和患者开始到汉方医学中寻找解决方案。

（一）汉方医学的特点（医师执照、汉方专科医师、汉方医保）

日本的医疗制度中，只有高等院校医学专业的毕业生才有资格参加医师执照的考试。在日本的高等教育中，目前还没有汉方医学专业；所有的医师执照都是西医的，都是西医开汉方处方药，因此有学者讽刺日本汉方医学是"有药没有医"。

1989 年，"日本东洋医学会"开始了"汉方专科医师"资格认证，算是对汉方医师资格的认可。这个资格认证条件很高，首先需要入会"日本东洋医学会"3 年，并且有 3 年以上临床经验的医师，经过规定的汉方医学培训考试合格后，才能参加学会的汉方专科医师认证。这个资格虽然不是国家的职业资格，但是对于有资格的年轻临床医师来说，接受指定的汉方医学培训时间和精力上负担很重，这样的认证资格需要每5年进行更新。门槛很高，目前持有这个资格的医师很少。据"日本东洋医学会"的统计，这个资格在汉方临床医疗中是汉方医疗中最高的了，见表3。在汉方医馆的坐诊医师，基本上具有这个资格。

表3　有汉方专科医师资格的医师比例

	2019 年末	2021 年末
全国医师数/人	327210	339623
汉方专科医师数/人	2067	2009
比例/%	0.63	0.59

资料来源：日本医院协会 2020 年的《医疗机构·业务类别的医师总数》报告整理。

此外，有一部分在临床使用汉方药的自学成才的汉方医师。他们是在自身的医学学习、研究、临床医疗中，因为各种契机开始自学汉方医学、使用汉方药。这里有许多人是因为接触了中国中医或在中国参加过中医的培训或留学等因素，开始对传统医学感兴趣而学习的。由表1可见，汉方医学体系中的"方证相对"理论，根据"症"状就可以开处"方"了。比中医学的"辨证论治"的阴阳五行脏腑经络的理论要好学易懂。有近90%的医师在临床使用汉方药，这部分汉方医师绝大多数使用汉方制剂，能利用生药配方的寥寥无几。

汉方医学看人体的宏观，西医学看病灶的微观。汉方医学的独到之处就是通过西医和汉方医学相结合的医疗技术，来服务于日益增多的各种疑难杂症和老年性疾病，收到了比单独用西医或汉方治疗更好的疗效，这是日本汉方医学界引以为傲的特点。

（二）汉方医疗的普及

根据临床需求和国民对汉方医学的认可，政府将一部分汉方药纳入了医保药。20 世纪 70 年代从 42 个基本方开始，至今已经有 148 个基本方的 678 种汉方制剂（包括颗粒、丸药、粉末等）和 240 种生药被纳入了医保药。非处方药的生产许可，至今也增加到了 294 个基本方的 2367 种汉方制剂。[2]

在汉方医馆中，分为医保诊疗和自费诊疗两种方式，两种汉方诊疗的对比见表4。医保门诊患者的经济负担轻，利用汉方制剂多、药物服用简单、携带方便，患者容易接受。自费门诊患者负担较高的诊费、药费多以生药汤剂为主用药，服用很不方便，习惯了西医药的患者接受率较低。疗效方面，受医保规定汉方制剂和生药的品类不全的限制多，汉方制剂大部分汉方药作为临床医疗的辅助治疗方式，西医疗效差时使用。自费诊疗的门诊，由汉方专科医师坐诊，医师会根据患者疾病的具体症状选择治疗方案和用药，能够自由地利用生药，尽量选择针对患者个体体征辨证的汤剂生药配方，比汉方制剂的疗效高。大部分的医保汉方门诊医师是按着汉方制剂的说明书对症用药，医师自身汉方医学知识不足，很少有用汤剂生药配方的。此外，除了汉方医馆，临床上所有医师都能使用汉方制剂，医保诊疗的汉方医馆，如果没有汉方专科医师坐诊，就会失去特色。这也变相地导致了汉方医馆的减少与汉方医学的普及。

表4　汉方门诊的对比

	医保门诊	自费门诊
费用	低	高
坐诊医师	门诊医师	汉方专科医师
治疗方案	对症状找汉方制剂	针对患者的生药处方案
用药	汉方制剂	汤剂的生药或生药制剂
患者接受度	容易	困难
疗效	千人一方，有好有坏	一人一方，疗效较好

从汉方制剂和生药的年总产量的侧面，也可以看到汉方制剂和生药的使用情况，如图1所示。这里的生药不包括汉方制剂用的原材料，而是汤剂生药配方等用量，这部分的占比很低。以2020年度为例，汉方制剂总量是978600万元、生药是17500万元（生药只占中药制剂总量的1.8%）。

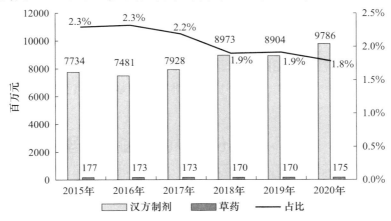

图1　汉方制剂和生药的年总产量

资料来源：日本厚生劳动省医政局的2015年至2020年《药事工业生产动态统计年报》数据整理。

（三）汉方医疗、教育的发展状况

进入 21 世纪以后，由于社会老龄化的加重，各种慢性病、癌症、疑难杂症等逐年增加。尽管西医领域的新药和先进的医疗技术不断推陈出新，但是面对疾病依然没有理想的疗效。一些患者转向传统医学寻求新的疗法。在当今"百年人生"的时代，国民普遍重视健康养生未雨绸缪治未病，只有传统医学才能满足这样的需求。这也让一部分有健康养生意识的健康觉醒人求助于汉方医学，加速推动了汉方医学的普及。

尽管当前汉方医学在日本的普及率还很低，但是随着越来越多的国民开始注意健康养生关注汉方医学，对汉方医药的需求也越来越高。特别是作为在老年慢性疾病与癌症等疑难杂症的辅助治疗和在健康养生领域，汉方医学也在发挥着重要的作用。

从表 5 所列的汉方药年产量中就可以看到汉方药使用增长的趋势，也反映出了汉方医学应用的普及程度。根据"日本汉方生药制剂协会"《对汉方药的认识和使用调查（2011 年）》中显示，在临床医疗活动中，有 89% 的医师使用汉方药，59% 将汉方制剂作为用药第一选择且有增加的趋势。这样的问卷调查，反映出了当今日本社会对汉方医疗的认知和重视程度在提高。

表 5　汉方药年产总额与前年的增长率（2015—2020 年）

分类	2015 年 总额/百万元	2015 年 增长率/%	2016 年 总额/百万元	2016 年 增长率/%	2017 年 总额/百万元	2017 年 增长率/%	2018 年 总额/百万元	2018 年 增长率/%	2019 年 总额/百万元	2019 年 增长率/%	2020 年 总额/百万元	2020 年 增长率/%
制剂	7734	5.7	7481	▲3.3	7928	6.0	8973	13.2	8904	▲0.8	9786	9.9
处方药	6331	3.5	6063	▲4.2	6364	5.0	7241	13.8	6989	▲3.5	7731	10.6
非处方药	1403	16.8	1417	1.0	1564	10.4	1732	10.7	1915	13.4	2055	7.4
生药	177	4.7	173	-2.2	170	▲1.6	175	2.4	323	85.0	233	▲27.9
处方药	143	7.8	150	5.0	150	▲0.1	151	1.0	151	0.1	165	8.8
非处方药	34	▲6.7	23	-32.1	21	▲11.0	23	12.6	172	636.5	68	▲60.3

资料来源：日本厚生劳动省医政局 2015—2020 年的《药事工业生产动态统计年报》数据整理。

汉方医学在教育领域也呈现了相对乐观的趋势。文部省（国家教育部）2001 年出台了在高等教育大纲中增加"和汉药概论"课程的规定；2004 年确定了"和汉药概论"课程为日本医学院校医学科学生的必修课目。2008 年厚

肆　综合发展篇

生劳动省（国家卫生健康委员会）批准了在医疗机构中设置汉方医学科室。根据"日本汉方生药制剂协会"2016 年的调查显示：日本有 80 所医学院校增加了"和汉药概论"课程；79 所医学院校和 103 所综合医院作为临床实习医院开设了汉方门诊，还有 26 所大学设立了汉方医疗研究中心等。汉方医学的教育与研究以及临床应用都取得了可喜的进步和发展。

三、汉方医馆分类和分析

在日本可以称为汉方医馆的主要包括研究中心的汉方门诊、汉方诊所、汉方药房及针灸按摩医馆和经络按摩馆。在医馆坐诊的医师是有国家资格的医师（汉方专科医师）、药剂师（汉方制剂、生药认证药剂师）和针灸按摩师。其中汉方专科医师和汉方制剂、生药认证药剂师（由日本汉方生药制剂协会认证）是相应的协会认证的资格，在临床的影响力不同。

本文分五个类型介绍日本汉方中医馆。单项的经络按摩诊所比较少，没有执照的保健型按摩馆则很多，处于鱼龙混杂的状态，因此本文对按摩馆不做介绍。

根据"日本临床汉方协会"的最新统计，在该协会会员坐诊的汉方医馆，日本共有 402 家。根据"日本针灸师会"的最新统计，由其协会会员开办的针灸按摩馆有 1239 家。下面用五个具有特色的典型医馆作为案例，对应五种类型的医馆分析现状和问题。

（一）大学附属医院或甲级综合医院附属汉方门诊（A 型）

这类的汉方门诊是属于规模最大的，一般有数十名汉方专科医师坐诊，有内科、妇产科、老年科、疑难杂症科等，部分门诊还同时提供针灸按摩治疗，是大学附属医院或甲级综合医院的汉方（或称为东洋医学）门诊。在这类的门诊中，汉方专科医师的诊疗，沿用着中医的"望、闻、问、切"的四个流程，从极尽详细的诊前问卷开始，看舌苔、切脉、触腹（见图 2 触腹诊察是日本汉方医学独自发明的诊断方法），之后诊断开方。在汉方药的使用上，大多数根据患者的个体病症体征使用汤剂生药配方，这类门诊的自由诊疗占多数。

案例：北里大学东洋医学综合研究所门诊（东京都）。

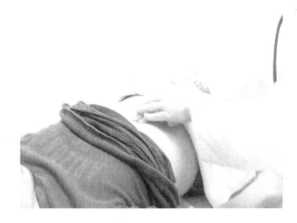

图 2　汉方医师的触腹诊察

特征：高品质生药，高医术名医，最长的传承，网络门诊。

这是由汉方医学大家大冢敬节任所长，在 1972 年设立的，至今一直秉承着保证生药高品质、医师高医术的方针，坚持不懈地守护着汉方医学的传承。设有多科室的汉方和针灸门诊，有多位汉方名医坐诊。现有汉方专科医师和针灸按摩师共 20 多人。尽管这里的汉方医疗是自费，但是每年仍有累计 5 万人次以上的门诊量。

（二）有汉方专科医师坐诊的私立汉方医馆（B 型）

这类诊所大多是私人诊所，规模较小，通常由 1 名到多名汉方门诊医师坐诊，或有外聘医师。医保药或自费药的选择，根据患者的病情和经济情况灵活判断。

案例："证医馆"（东京都）。

特征：医保诊疗汉方制剂，汤剂生药。

"证医馆"是由汉方名医桧山幸孝创立的，目前有 5 名汉方专科医师坐诊。在私立汉方诊所中，属于规模大的。"证医馆"以医保诊疗为主，可以用汤剂生药配方（见图 3），在这类医馆中是属于稀有的存在。桧山幸孝的诊疗不拘泥于西医的诊断病名，采用西医和汉方医学融合的方法，以提高患者自身的免疫力达到减缓

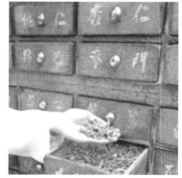

图 3　生药柜示意图

病痛为目的。这类诊所以汉方门诊为主，根据患者的需求也有西医门诊。

（三）小微型中医馆汉方药（C型）

这类诊所的界定是比较混乱的部分，坐诊医师诊疗的水平也参差不齐，可以使用汉方制剂和生药配方以及针灸治疗，基本上是由在日华人华侨医师开办的自费诊所，疗效显著，患者人气高。大部分坐诊中医没有日本医师执照，使用汉方药生药必须有汉方药房合作才可以，这是一个很大的掣肘点。

案例：徐福中医研究所（东京都）。

特征：中生药配方、针灸并用中医馆。

由在日华侨中医何仲涛创办的中医馆，旨在日本推广中医。何仲涛30多年前，到日本访学时，已经是有20多年临床经验的中医了。但是，为了在日本开医馆，他只能进专科学校学习考取日本的针灸师国家执照。在日本的30多年一直在从事着中医临床，图4为他在为患者诊察切脉。

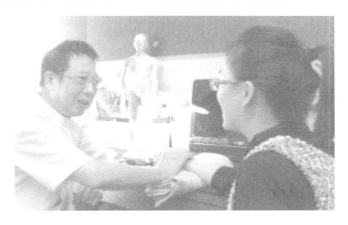

图4　何仲涛先生在为患者诊察切脉

（四）针灸医馆（D型）

在日本汉方医学中，针灸按摩的疗效对特定的疾病非常有效，国民的接受度比汉方药高。但是，针灸诊疗被医保范围限制得很严，针灸师的待遇远差于医师，针灸馆几乎都是自费诊疗。相对医师的管理，国家对针灸按摩馆的管理上也相对地自由宽松。据"日本针灸师会"的统计，至2022年8月末，日本拥有针灸师执照的约8万人。在该协会登记的针灸师，独立开办的针灸医馆有

1239 家。没有正式在协会登记开办的针灸馆有许多，大多在综合医院或养老机构服务里。也有一部分针灸师同时有国家按摩师执照，就会开办针灸按摩馆。

案例：海风针灸馆（取手市）。

特征：针灸，美容，精油，琉璃饰品。

太刀川千绘大学毕业工作后，因为对中医文化的向往考取了国家针灸师执照，在经过医院临床工作实践后，移居上海近五年。

海风针灸馆是太刀川千绘在此后创立的针灸医馆。用针灸调理女性患者的慢性疾病和疑难杂症，还提供针灸美容，见图5。同时还在诊疗中引入植物精油和草药茶。患者在接受针灸诊疗时蒸熏香精，诊疗后喝一杯草药茶，起到放松身心增加疗效的作用。为了慰藉患者，在医馆中还摆放着太刀川千绘创作的琉璃饰品（见图6），常常是供不应求。

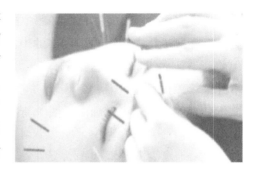

图 5 美容针

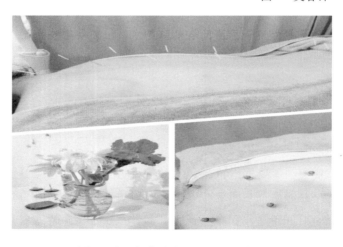

图 6 海风针灸馆中摆放的琉璃作品

（五）汉方药房型医馆（E 型）

在东京、大阪、京都等旅游胜地常常能看到写满汉字的汉方药房，这部分

肆 综合发展篇

大多是以销售日本的医保外汉方制剂和保健品为主，实际上可以提供汤剂生药配方的药房很少。随着汉方药房老一代汉方药剂师的高龄化，汉方药房的传承也是一个严重的问题。汉方药房的存在，对于希望用生药又找不到好的汉方医师时起到了医馆的作用。特别是以健康保健养生为目的的群体，有可以提供汤剂生药配方的汉方药房可以利用，是普及汉方最接地气的存在。

据"日本生药学会"的最新统计，截至 2022 年 6 月末，日本拥有该学会颁发的"汉方药、生药认证药剂师"资格的药剂师有 2689 人。[3] 申请参加这个认证的药剂师不多，因为这个认证资格在汉方药房工作中没有规定要求，且每 3 年需要更新。其在患者中影响力不足，反而是有名老牌汉方药房一直顾客不断。

新冠肺炎疫情暴发后，因为汉方药房是自费提供汤剂生药配方，不受国际医保规定限制，所以随着电子商务的普及，有些汉方药房药剂师开始通过互联网与患者面对面咨询，为患者提供邮寄的汤剂生药配方，药房的药剂师起到了汉方医师的作用。这样的药房虽然不多，但是可以利用互联网的方式提供咨询邮药，利用汤剂生药的患者和顾客（保健养生）反而比疫情前增加了。

案例：久能平安堂（津田沼市）。

特征：生药配方，煎煮服务，Web 咨询，邮寄。

久能静是久能平安堂的第三代药剂师。久能平安堂作为专业汉方药房（见图 7），已经有 80 多年的历史，此药房专营汤剂、丸药生药配方，它是新老顾客非常可信赖的自费中医馆。

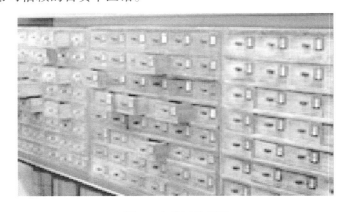

图 7　生药柜示意图

四、汉方医馆的问题分析与未来机会

（一）存在的问题

中医与汉方医学通称为传统医学。现代日本汉方医学是在中国古代中医理论和古方的基础上，经过了1000多年的医疗实践形成的、适应日本本土文化风俗和国民体质的日本独特的传统医学。虽然日本的汉方药用的生药80%多依靠从中国进口，但是汉方医药不是中医药。西医药传到日本不过200年，但是在日本医疗体系中牢牢地占据着霸主的地位。纵观1000多年汉方医学在日本医学中几起几落的发展史，汉方医药被打压排挤的状态一直存在着，目前仍然处于边缘状态。这源于日本特殊的政经相关的医疗体系，致使汉方医药的普及发展一直很困难。

1. 汉方药的发展乏力

医保中的148个基本方是在2000年之前厚生劳动省就承认的，至今20多年，医保中的汉方药不增反减，148个基本方衍生的汉方制剂从848种减到了687种，极大地制约着汉方医药的发展。但是，目前日本的汉方药仍然占据了国际市场的份额，原因是对从中国进口的生药品质的严格控制。

2. 汉方传承人才不足

E型药房医馆在日常汉方普及中发挥着重要的作用。如案例中的老药房一样传承了三代的越来越少。即使日本的医学院所医学部教育课目中已经加入了"和汉药学概论"课程，现存的问题也很大。首先很少有教授能够全面系统地把汉方医学概念讲解清楚，教授只对自己专攻的部分很清楚，也能讲好；其次学生上完课程还是不懂什么是汉方医学。[4]汉方医学的理论体系和诊断思维以及临床诊疗中的重要部分都没有在课程中设置，导致了汉方医学的教育现状很尴尬。高等教育中没有完整的传承汉方医学体系，发展堪忧。

3. 汉方医师的进修提高

在普通喜欢汉方的临床医师中，医师几乎不会用汤剂生药。而因汉方制剂的即时性和实用性强，只要重视方剂、重视方证就可使用，即使千人同方。医师学习了汉方制剂说明，用方程式的方法对"症"即可处方，对于疗效的个体差异产生的原因却没有学习和研讨改进的途径。汉方专科医师会有定期的进修学习。虽然有协会学会等组织的存在，但是学术方面的交流活动太少，没有进修培训机会。

与汉方制剂在临床的应用相比，深奥的生药配方实用性差，需要医师掌握了辨证精髓才能开方，导致门诊医师不敢或不会开生药配方，让患者对汉方失望远离。但是，日本特色的汉方、西医都是一个医师时，不影响医馆经营。这也是汉方医学普及发展慢的原因之一。

（二）汉方医药的发展趋势

社会的老龄化日趋严峻，寻找老年慢性疾病、癌症等多种疑难杂症的缓解疗法已经成为刚需。注重生命质量、重视健康养生是全球人民的追求。《世界卫生组织2014—2025年传统医学战略》的发布，加速促进了国际传统医学，特别是中日间的交流和合作发展。汉方医馆今后会增加为了"治未病"到来的"顾客"而不是患者。汉方医馆在今后发展的趋势不可小觑。

我国的传统中医在东亚地区的传统医学领域有着鼻祖的地位。在中医馆发展中，谋求国际化合作和共同发展，争取更多中医在未来传统医学领域国际标准制定的话语权事关重大。

（1）加强与日本汉方界的交流，寻找相互了解的机会，推进中医的国际化进程。近年来，日本承认了一些中国医学院（所）的医学科学历，这些院（所）的毕业生有机会参加日本的职业医师考试，持有日本医师执照就可以在日本参与西医汉方融合创新，也可坐诊中医馆。

（2）日本正在筹划着把受到国际好评的汉方制剂，力求把汉方医学作为国际传统医学推向世界并制定国际标准。近期在汉方医学界，还有根据日本独特的集汉方、西医于一身的医疗体系特点，开始提出了不同于过去的汉方西医结合的新论点，即要创造出一个新的医学体系——西医与传统文化融合医学体系。在这个体系中没有西医、汉方医和西药、汉方药的概念，有的是利用先进的信息处理技术，让西医和传统医学深度地融合的医学。在临床应用中，总能找到最适合患者治愈、缓解病痛的治疗方案。这也给我们的中医带来了启发，如何利用先进的信息技术手段，促进中医的发展和中医的国际化仍然是最严峻紧迫的课题。我国的中医学者利用这个信息化时代的机遇，可以完善现代化中

肆　综合发展篇

医体系。

（3）汉方医学在全球新冠肺炎疫情下，利用网络提供汉方诊疗服务的模式正在被接受。健康养生的汉方药需求将会增加。如何普及汉方养生的知识、提高国民对汉方医药的认识也是今后汉方医馆的重要课题。中国的中医馆也可以借鉴这样的方式把中医普及世界各地，前提是有可以信赖的中医和优质疗效的中药。

参考文献

［1］若杉安希乃．消除对汉方医学的误解［J］．日本东洋医学，2016，23（1）：45－52.

［2］秋叶哲生．医疗用汉方制剂的历史［J］．日本东洋医学，2010，61（7）：881－888.

［3］丰岛聪．汉方药·生药认定药剂师的现状［J］．和汉药，2015，742：17－18.

［4］小川惠子，等．探索支撑未来医疗的汉方［J］．菲尔（phil）汉方，2013，41：3－8.

医馆经验篇

HB.18 "浊毒国医书院"引领中医馆发展的经验与启示

崔志军①　张振祥②

摘　要： 国医大师是中医药领域的最高荣誉。李佃贵国医大师创立浊毒理论，得到了社会各界的高度认可，是新时代中医药的重要理论创新。为了让浊毒理论造福广大百姓，促进中医药高质量发展，在李佃贵国医大师指导下创建"浊毒国医书院"。目前，中医馆发展尽管政策面利好，但理论积淀、特色技术与临床经验丰富的人才不足，同质化竞争严重。如何发展中医馆，实现良好社会效益及经济效益，备受社会各界关注。本文简要介绍"浊毒国医书院"在理论赋能、技术指导、业内联动、学术提升等方面的经验，希望对中医馆行业发展提供有益的启示。

关键词： 国医大师；浊毒理论；"浊毒国医书院"

引言

中医药学是中国人民长期与疾病作斗争的极为丰富的经验总结，它以"天人合一"的整体观念和阴阳五行为基础理论的"辨证论治"的指导思想，形成了独特的东方医学。

---

① 崔志军，中国医学著作出版网创始人，现任医步（北京）医学研究院院长，"浊毒国医书院"执行院长。兼任中国中医药研究促进会李佃贵医学工作委员会秘书长等学术职务。研究方向：浊毒理论传播与应用，书院教育运营。

② 张振祥，国医大师李佃贵弟子，《中医浊毒论（中英文）》图书译者。研究方向：浊毒理论及其临床应用、中医师承与书院教育。

党中央、国务院高度重视中医药事业的发展。2017 年 7 月 1 日正式实施的《中华人民共和国中医药法》要求应当遵循中医药发展规律发展中医药事业，坚持继承和创新相结合，充分发挥中医药在我国医药卫生事业中的作用。2022 年 3 月 29 日，国务院办公厅印发《"十四五"中医药发展规划》，明确了"十四五"期间中医药发展的指导思想、基本原则、发展目标、主要任务和重点措施。其中包括实现全部社区卫生服务中心和乡镇卫生院设置中医馆、配备中医医师。实施名医堂工程，打造一批名医团队运营的精品中医机构。

李佃贵教授 2017 年被人社部、国家卫计委和国家中医药管理局评定为"国医大师"。他从事中医临床工作 50 余年，擅长脾胃病治疗，在慢性萎缩性胃炎及其癌前病变防治方面积累了丰富的经验。国医大师李佃贵勤求古训，承古创新，贯通中西，运用科学的辩证思维，将理论与实践紧密联系，首创"中医浊毒理论"及浊毒辨证治疗理法方药体系[1]，指导治疗多种疑难杂症，疗效显著。浊毒理论将所有对人体有害的不洁之物和不良的精神神志刺激均称为"浊毒"，并根据浊毒来源分别称为"天之浊毒""地之浊毒""人之浊毒"。浊毒理论是新时代中医药的重要理论创新，是契合当代人类健康的中医新理论。

为了进一步弘扬浊毒理论，让浊毒理论造福广大百姓，促进中医药发展，在浊毒论宗师、国医大师李佃贵指导下创建了"浊毒国医书院"。在"浊毒国医书院"筹备成立的过程中，以及在"浊毒国医书院"未来的发展中，始终将引领中医馆发展作为核心内容和主要任务，并积累了相关的经验。

一、坚持中医特色，不忘使命初心

中医馆最早出现没有考证，但广泛流传的应属 1669 年乐显扬创建的同仁堂，当时有"天下药店两家半，北有同仁堂，南有庆余堂，广州陈李济算半家"之说。后来兴起了汉口叶开泰、苏州雷允上、湖南九芝堂等一大批老字号中医馆。中国近代因为国运衰弱、列强入侵，西医传入，中医药陷入存废之争，中医馆的发展遭遇空前困境。新中国成立后，政府把"团结中西医"作为三大卫生工作方针之一，确立了中医应有的地位和作用，中医馆得到了一定的恢复，但西医在临床治疗中占据主导地位，中医被弱化、边缘化，中医馆发展止步不前。党的十八大以来，以习近平同志为核心的党中央把中医药工作摆在更加重要的位置，颁布实施第一部《中华人民共和国中医药法》，不断完善中医药政策法规体系。在抗击新冠肺炎疫情的过程中，中医药发挥了重要作用，中医馆发展迎来新机遇。

中医书院是中医人才成长的重要源地，是现代普通高等中医教育的重要补充。据不完全统计，目前中国已有的中医书院、学堂、学社等传统形式的中医教育机构逾百家。在社会力量开办的中医教育机构中，书院最为活跃，最为稳定，最具良好品质。中医书院在普及中医药知识、参与健康中国建设、播扬中华优秀文化、增强文化自信和文化强国方面做出了突出贡献。

"浊毒国医书院"是由国医大师李佃贵亲自指导，由其弟子团队积极参与，得到了社会各界的广泛重视。"浊毒国医书院"定位具体明确——聚名师、承学术、育明医、弘文化。"浊毒书院"目标切实可行——研名方、汇秘方、化成果、兴产业。

二、培养中医人才，重视师承教育

《中共中央国务院关于促进中医药传承创新发展的意见》明确提出"制定中医师承教育管理办法"，国务院办公厅印发《关于加快中医药特色发展的若干政策措施》提出"坚持发展中医药师承教育"。中医药学发展具有鲜明的师承教育特征，发展师承教育是传承创新发展中医药事业、服务健康中国建设的重要举措。目前，师承教育作为中医药人才培养的教育模式已经纳入国家教育政策体系。

国医大师李佃贵数十年如一日，躬身于临床实践，目前每周出诊四次，为弟子跟师学习提供了得天独厚的有利条件。国医大师李佃贵多次强调要建立中医药人才培养模式，重在加强中医药基础理论研究和教学，加强通人文、读经典、重临床、强能力的综合教育，十分重视师承教育。要求弟子要做到"熟读经典、勤下临床、真拜名师，要有悟性"。同时国医大师李佃贵要求弟子在跟师学习过程中要善于总结，敢于提问，勇于实践，通过总结跟师心得以及读书笔记，不断提升临床能力，从而真正为患者身心健康保驾护航。国医大师李佃贵十分重视临床跟诊，对其中表现突出的弟子予以鼓励。

伍 医馆经验篇

三、立足常见疾病，培育重点专科

国务院办公厅印发的《"十四五"中医药发展规划》指出，要启动中医特色重点医院项目建设，以名医、名科、名药带动中医医院特色发展，发挥辐射和示范作用。社区卫生服务中心和乡镇卫生院全部设置符合标准的中医馆，实现中医馆设置全覆盖。围绕骨伤、肛肠、儿科、皮肤科、妇科、针灸、推拿及脾胃病、心脑血管病、肾病、肿瘤、周围血管病等专科专病，加强中医优势专科建设。

国医大师李佃贵不仅是脾胃病权威专家，尤其在治疗慢性萎缩性胃炎伴肠上皮化生以及异型增生等胃癌前病变方面有独特认识，并取得了显著疗效。同时国医大师李佃贵创立的浊毒理论已成功应用于慢性胃炎、消化性溃疡、溃疡性结肠炎、胃癌、肝硬化、大肠癌、肠易激综合征、功能性消化不良、脂肪肝、胆囊炎、胆石症、脑梗死、冠心病、糖尿病、高血压、尿毒症、高脂血症、肥胖症、痛风、慢性阻塞性肺疾病、类风湿性关节炎等多种疾病，取得了良好疗效。国医大师李佃贵多次指出，中医馆不仅要立足于常见多发病，服务好基层百姓，同时更要结合中医馆自身情况和地域特点，发展医疗特色，培养重点专科。在国医大师李佃贵指导下，石家庄杏林中西医结合门诊部在不孕不育、小儿湿疹方面形成诊治特色，取得良好效益，得到社会各界的广泛好评。北京同仁堂石家庄中医医院 2022 年 7 月在国医大师李佃贵支持下，以高尿酸血症及痛风防治为特色，中西医并重，多学科联合，防治一体化，已在石家庄乃至河北省形成特色品牌。

四、发挥学会职能，突出防治结合

为了促进河北省基层医疗机构的发展，最大限度推进中医馆建设，在国医大师李佃贵支持下，2020 年 9 月 13 日，河北省中西医结合学会基层医疗机构专业委员会正式成立，并邀请国医大师李佃贵担任名誉主委，成员单位包括全省 300 余家基层医疗机构，覆盖河北省 11 个地市区。河北省中西医结合学会基层医疗机构专业委员会旨在以广大乡镇卫生院、社区医疗服务中心、医馆等为主体，以满足广大基层医疗机构的发展为目标，以提高基层医生的技能为宗旨，以广大人民群众的身心健康为追求，致力于成为广大基层医疗机构，尤其是国医馆的孵化园、保险箱、加油站，并成为河北省广大基层医生的学术交流平台。2020年12月26日，河北省中西医结合学会基层医疗机构专业委员会组织举办"河北省首届基层医疗机构大会"，来自河北省的广大基层医疗机构400余名医务人员参会。

国医大师李佃贵十分重视基层中医馆的建设发展，要求基层中医馆深入学习国家医疗政策，坚持慢病防治在基层发展战略，充分发挥中医药治未病的重要作用，防治结合，以防为主。希望基层中医馆在浊毒理论指导下，坚持中医思维，突出中医优势，结合区域特点，加强自身学习，加入学术组织，提升临床能力，开拓学术视野，丰富诊疗思路，保证诊疗效果，实现两个效益。

五、促进行业交流，学习先进经验

2014年，国务院连续发布了《关于促进健康服务业发展的若干意见》《关于印发深化医药卫生体制改革2014年工作总结和2015年重点工作任务的通知》等政策，释放出鼓励发展中医产业的信号，明确支持社会资本进入基层社区中医健康服务产业。2021年12月10日，固生堂在港交所主板敲锣上市，作为中国首家上市的中医医疗服务连锁机构，旨在通过线下医疗机构及在线医疗健康平台，为客户提供全面的中医医疗健康服务及产品，以满足客户多样化的医疗健康管理需求。目前，全国知名中医馆除固生堂外，还有同仁堂、和顺堂、圣爱中医馆、正安中医、君和堂、鹤年堂、泰坤堂等，如何更好地满足广大百姓对中医的需求，并提供专业的中医诊治服务，一直是中医馆负责人关注的问题。

"浊毒国医书院"作为开放性学术平台，发挥桥梁纽带作用，立足河北省，面向京津冀，面向全中国，推动中医馆合作交流，促进中医馆繁荣发展。目前在"浊毒国医书院"推动下，已经和北京"金方书院"、浙江丽水"维康国医馆"、江苏苏州"吴门医派国医馆"、上海"榕树家中医馆"、河北保定"上工草堂国医馆"、河北石家庄同仁堂医院、杏林中西医结合门诊部、"院东

伍 医馆经验篇

中医馆"、"赋生堂国医馆"等数十家中医馆建立了密切合作，开展了多维度交流合作，为中医馆的发展起到了积极的推动作用。

"浊毒国医书院"在中医馆方面的工作赢得了社会各界的认可，目前苏州雷允上正在相关政府部门指导下，在苏州筹建国医书院，以国医大师李佃贵为核心，整合相关名老中医专家团队，立足苏州，面向全国，以中医传承教育为主，培养实用型中医人才，以中医实践为核心，以中医疗效为基础，以中医传承为目标，以中医教育为宗旨，建设一所真正体现中医人文、中医思想、中医精粹的国医书院，为中医药快速发展做出应有的贡献。

六、加强政府合作，助力燕赵医学

2019 年 10 月 20 日，《关于促进中医药传承创新发展的意见》发布，该文件是以中共中央和国务院名义发布的第一个中医药文件。2019 年 10 月 25 日，全国中医药大会在北京召开，习近平总书记、李克强总理都做出了重要批示。河北省作为中医药学重要发祥地，在省委省政府领导下，从服务、文化传播、产业提升等方面打造"燕赵"中医药大品牌，取得显著效果。

2021 年 11 月 26 日，河北省人民政府新闻办公室召开河北省推进中医药高质量发展新闻发布会，明确指出成立省浊毒理论研究中心，传承研究国医大师李佃贵教授学术思想，促进浊毒理论传承、创新和发展。成立京津冀燕赵医学研究中心，推进燕赵中医学术流派研究继承，组织编写"京津冀燕赵医学系列丛书"。

为此，"浊毒国医书院"积极行动，在相关政府部门指导下，开展了卓有成效的工作。一是和安国政府联合打造"安国国医书院"。依托"药王庙"，打造中医药教育文化交流高端品牌，开设"国医大讲堂""国医传承""国医沙龙""学术会议""国医大师文库""国医养生"等。安国是祖国中医药文化发祥地之一，享有"草到安国方成药，药经祁州始生香"的美誉，2006 年"安国药市"公布为首批国家级非物质文化遗产名录。"药王庙"原为"邳王神阁"，是中国目前规模最大的纪念历史医圣的庙宇古建筑群体。二是编写中医传承经验录丛书。目前在国医大师李佃贵指导下，面向各级名中医，近年来已经出版了近百种中医药图书，其中包括《李淑荣名老中医经验荟萃》《郭喜军临证精华》《董燕平临床经验荟萃》《史志刚临证精粹》《刘玉洁临证医案精选》《高社光风湿病经验辑要》[2]《刘建设临证精粹》《杨淑莲中医血液病学术集验》《韩志河名中医经验集》《马玉琛临证精粹》[3]《董立君病根埋线诊疗》《段素社论治脾胃病》《杨华中医临床诊治心法》《杨际平临床经验撷英》《走近中医药文化》[4]《师承医腋集》[5]《张继东临床经验撷英》《明理辨证——谷越涛医案选》《栾英辉临证精要》[6]等图书。三是组织相关学术活动,助力中医馆发展。根据中医馆实际需要,"浊毒国医书院"为石家庄杏林中西医结合门诊部、碧云堂中医馆等多家中医馆赠送中医药图书,促进学术发展。

七、坚持中西并重,建设健康中国

要遵循中医药发展规律,传承精华,守正创新,加快推进中医药现代化、产业化,坚持中西医并重,推动中医药和西医药相互补充、协调发展,推动中医药事业和产业高质量发展,推动中医药走向世界,充分发挥中医药防病治病的独特优势和作用,为建设健康中国、实现中华民族伟大复兴的中国梦贡献力量。

1949 年 9 月至 10 月,中央人民政府革命军事委员会卫生部召开了第一届全国卫生行政会议。国家领导人在接见第一届全国卫生行政会议代表时指出:"必须很好团结中医,提高技术,搞好中医工作,发挥中医力量。"1996 年 12 月,新中国成立以来第一次全国卫生工作会议上明确,坚持"中西医并重"。1997 年 1 月,《中共中央、国务院关于卫生改革与发展的决定》明确将"中西医并重"作为中国新时期卫生方针之一。2017 年,中医药领域第一部大法《中华人民共和国中医药法》出台,明确指出国家大力发展中医药事业,实行中西医并重的方针;国家鼓励中医西医相互学习,相互补充,协调发展,发挥各自优势,促进中西医结合,正式把"中西医并重"方针固化为法律,上升为国家意志。2017 年 10 月 18 日,"坚持中西医并重,传承发展中医药事业"被写进中国共产党第十九次全国代表大会报告。

国医大师李佃贵曾长期担任河北省中西医结合学会会长,并特邀参加中国中西医结合学会成立 40 周年学术大会,对中西医事业做出了卓越贡献。国医大师李佃贵坚持"中医为体、西医为用"指导方针,坚持"守正创新、中西并重"学术思想,坚持"宜中则中,宜西则西"诊疗理念,赢得了学术界的

伍 医馆经验篇

广泛认同，得到了广大患者的高度好评。"浊毒国医书院"在国医大师李佃贵领导下，对相关中医馆辨证施治，科学决策，提供了具体可行的建议和意见，为中医馆的健康发展坚定了信心，指明了方向，明确了目标。例如，国医大师李佃贵在视察石家庄市藁城院东中医馆时明确指出，立足于当地常见病多发病，培育重点专科，坚持中西并重，探索连锁经营。国医大师李佃贵针对石家庄杏林中西医结合门诊部的发展需要，建议大力发展中医外治适宜技术，针对皮肤病等病种，中西结合优势互补，打造中医外治特色基地，目前该门诊部正在创建中西医结合医院，引进中医药人才，做强不孕不育和皮肤病特色专科。

中医药学包含着中华民族几千年的健康养生理念及其实践经验，是中华文明的一个瑰宝，凝聚着中国人民和中华民族的博大智慧。千百年来，中医药作为我国独特的卫生资源，中医药与人民生命健康、幸福生活密切相关。国医大师李佃贵作为一名铁杆中医，大医精诚，践行医者使命；仁心仁术，护佑百姓健康。国医大师李佃贵在数十年的行医历程中，创造了许多个第一，尤其在新冠肺炎侵袭时，国医大师李佃贵不顾个人安危，于2020年2月4日为石家庄市第五医院所有确诊新冠肺炎患者把脉会诊，是全国首位进病房为患者会诊的国医大师，为新冠肺炎的中医药防治提供了宝贵的临床资料。

健康中国作为国家战略，中医药必将发挥重要作用。中医药不仅是中国独特的卫生资源，也是潜力巨大的经济资源、具有原创优势的科技资源、优秀的文化资源和重要的生态资源。随着经济社会的发展，健康已经成为第一需求。这都为中医馆的发展提供了最大的天时地利人和的最佳机遇，作为中医药人，尤其是中医馆的经营者，应肩负历史使命，坚守医者初心，坚定中医信心，践行白衣职责，胸怀远大理想，以国医大师李佃贵为榜样，以发展中医药为责任，做一名真正的铁杆中医，建设真正的中医馆，为健康中国建设做出我们中医人应有的贡献。

参考文献

[1] 李佃贵. 中医浊毒论 [M]. 北京：人民卫生出版社，2016.

[2] 高社光，罗亚萍，马登斌，等. 高社光风湿病经验辑要 [M]. 北京：世界图书出版公司，2021.

伍 医馆经验篇

［3］马玉琛，王洁晨，杨胜勇，等．马玉琛临证精粹［M］．北京：世界图书出版公司，2021.

［4］裴林，陈虎，王绛辉．走近中医药文化［M］．北京：世界图书出版公司，2022.

［5］安洪泽，杨晓雨．师承医腋集［M］．北京：世界图书出版公司，2022.

［6］栾英辉．栾英辉临证精要［M］．北京：科学技术文献出版社，2022.

伍　医馆经验篇

HB.19 京城老字号医馆的现状与启示

贾春伶[①]　都姣娇[②]　彭华胜[③]　阿木古楞[④]

摘　要：北京作为元、明、清三朝国都和近代的政治文化中心，中医药业有着悠久的历史。京城的各家老字号医馆，在近百年的发展历程中，有其独特的企业文化和经营之道。本报告系统梳理了传统老字号医馆的沿革、发展状况；重点整理了京城老字号医馆同仁堂、鹤年堂、白塔寺、永安堂、广誉远、复有药庄的传统优势及特色传承、当前发展等；总结分析了京城老字号医馆的经营之道、文化布局、名医资源、饮片质量等发展现状及存在的主要问题；深入思考了京城老字号医馆的未来发展问题，提出了搭建大医平台、发扬师承教育、强化现代化服务理念、开展多元化特色服务及连锁化经营等持久策略。

关键词：京城老字号医馆；发展现状；问题思考；发展策略

引言

京城中医药老字号医馆经过百年的发展，充分证实其自身拥有鲜明的品牌优势、经营特色和文化背景。可以说，每一个老字号品牌都是一个充满传奇色彩的历史故事，或者说每个老字号品牌都有一个传承百年的独特经营理念。随

①　贾春伶，理学硕士，首都医科大学附属复兴医院，主任药师。研究方向：中医药文化资源。
②　都姣娇，理学硕士，北京中西医结合医院，副主任药师。研究方向：临床中医药。
③　彭华胜，理学博士，中国中医科学院，教授。研究方向：中药资源、中医药考古。
④　阿木古楞，理学学士，内蒙古自治区中医医院，主管药师。研究方向：中药资源和中医药文物。

伍　医馆经验篇

着经济发展和消费观念转变，加之新冠肺炎疫情的影响，老字号医馆的经营之道也有所改变。同仁堂、鹤年堂、广誉远等医馆的成功经验与发展模式，成为老字号医馆适应时代、品牌活化的典型案例。

一、传统老字号医馆的沿革

中医自古医药不分，传统的老字号药铺都设有专门的中医郎中现场诊病，然后再对症开方，销售中药。人们把这些中医行医卖药治病的地方统称为"堂"，它也是中医医馆最早的雏形[1]。

明成祖迁都北京后，中国的政治、经济和文化中心开始了由南向北的转移。大量来自浙东的药材商人自发迁居到京城，尤以浙江鄞县（旧称宁波府）一带的药商为多，由此形成了京城药业的初步格局。到民国时期，中药铺已遍布北平的大街小巷，从具体的地点看，多设立在商业繁华区，如前门大街、菜市口、东单、东四、西单、大栅栏、西四牌楼等地[2]。那时人们看病求医不是去医院，而是到药铺诊病抓药。几乎每家药铺都有坐堂的中医大夫，甚至京城四大名医也会在药铺为百姓看病。北平的著名中药店众多，如同仁堂、西鹤年堂、万全堂、千芝堂、庆仁堂、长春堂等，每家药店各具特色，并通过邀请中医坐堂看诊的形式进行销售中药材，以"药店＋坐堂医"的模式逐渐完成了从药店到中医馆的转变。以配方独特、对症服食、选料考究、制作精细、功效昭著成就了一段辉煌的品牌经营史。当时的中医馆充分体现了民族传统手工业的管理模式，且在经营过程中处处渗透着传统文化的丰富内涵，成为社会医疗的主力军。但随着西方医药学大量传入中国，深刻改变了传统医药学发展的体系，动摇了几千年的传统医药发展根基，逐渐占据主流地位。在民国时期更是爆发了"废除中医案"等一系列事件[3]，直接导致中医药学从官方转向民间，中医医馆的发展速度也受到影响，步履维艰。

二、现代老字号医馆的发展状况

中医药具有临床疗效确切、用药安全、服务方式灵活、创新潜力巨大、发展空间广阔等优势，在中国有着广泛的社会基础和群众基础。中华人民共和国成立后，我国政府十分重视中医药的发展，陆续出台多项配套政策，2016 年国务院印发的《中医药发展战略纲要（2016—2030 年）》把发展中医药提升为国家战略，《"健康中国 2030"规划纲要》中又在发展中医药、服务健康中国建设方面展开了系统部署。2021 年国家的"十四五"规划进一步明确中医药的扶持力度，中医馆进入快速发展阶段[4]。当前，中医馆根据规模和功能可以细分为大型综合性中医馆、中小型专科中医馆、药店坐堂医型中医馆和养生保健型中医馆四类（见表 1）。2017 年，国家中医药管理局发布的《中医诊所备案管理暂行办法》[5]，使得中医诊所的开办流程更加简便，老字号药铺具有得天独厚的条件，坐堂医就顺理成章改设为中医馆。中医馆的中医施治方式，符合中医模式特质，也承载着老字号的服务理念、代表性产品，同时也是文化传播、师承教育的综合载体。

表 1　中医馆四大类型

中医馆类型	主要功能
大型综合性中医馆	属于连锁经营性质，名医资源丰富，类似中医医院门诊功能，科室齐全
中小型专科中医馆	医师资源在 5 人以下，特色专科为主，服务对象针对某一类别疾患
药店坐堂医型中医馆	由药品零售企业转型，以销售中药饮片及中成药为主，同时提供中医诊疗服务
养生保健型中医馆	以养生保健服务为主，主打健康医养、中医治未病、养颜美容

中医与西医不同，中医凭借"望、闻、问、切"即可开方治疗，西医需要凭借仪器设备检验来协助诊断，导致西医无法脱离大医院平台到基层医院诊疗，而中医可以凭自身医技到民营机构诊疗。随着分级诊疗政策的实施和医师多点执业政策的推行，中医医师的作用更加重要。老中医与中医馆合作，可以自行安排时间到连锁中医机构兼职坐诊，并可以到多家连锁门店行医，方便居民就近求医。中医馆很大程度上提供基层的中医医疗服务，有助于解决"看病难""看病贵"以及民生健康问题。据国家中医药管理局披露，截至 2020 年底，全国基层中医馆总数已达 3.63 万个，全国共有85.38% 的社区卫生服务中心、80.14% 的乡镇卫生院设置中医馆。按计划，到 2022 年底，将基本实现全部社区卫生服务中心和乡镇卫生院中医馆全覆盖[6]。

三、京城老字号医馆的代表

（一）同仁堂医馆全球化发展

同仁堂自创办至今，始终坚守着"同修仁德""济世养生""修合无人见，存心有天知"的古训，在其发展过程中，以传统品牌内涵为依托积极拓展老字号医馆的经营理念，围绕传统中医药文化，逐步形成了"名店＋名药＋名医"的品牌效应，形成了"配方独特、选料上乘、工艺精湛、疗效显著"的同仁堂医馆特色。

1. 大栅栏同仁堂医馆

北京同仁堂商业投资集团有限公司同仁堂医馆（简称同仁堂医馆），位于北京前门外大栅栏 24 号，隶属于北京同仁堂商业投资集团有限公司同仁堂药店（简称同仁堂药店）。北京同仁堂是中药行业闻名遐迩的老字号，创建于清康熙八年（公元 1669 年），创始人乐显扬。清雍正元年（公元 1723 年）由皇帝钦定同仁堂供清宫御药房用药，历经八代皇帝，长达 188 年。1996 年北京同仁堂百年老店重张开业，同时也创办了京城第一家医馆——同仁堂医馆。同仁堂医馆地处药店西侧一层，营业面积 500 余平方米，主营内科、外科、妇科、儿科、皮肤科、老年病等中医诊疗，以"同修仁德，济世养生"企业精神为创办理念。多年来，医馆荟萃了名家诊疗、精品饮片、经典文化等独特的经营理念，得到了国内外患者的赞许和尊重，使得北京同仁堂金字招牌更加深入人心。

（1）名医云集，彰显国医精粹。

同仁堂医馆自创办以来，就会集众多享誉海内外的医学名家，如焦树德、姚五达、方和谦、姚玉珍、屠金城、关幼波、谢子衡、关庆维、王焕禄、王文友、吴作君等（排名不分先后），他们用精湛的医术、高尚的医德、满意的疗效赢得了患者的信赖，也使得同仁堂医馆的招牌口口相传。

同仁堂医馆中医经典文化是名医卓越疗效的特色。诸位名家在中医界均有着很高的声誉，经典文化是他们始终坚持的中医之路。古今医家，中外学者，无不以中医经典作为入门、研读、深悟、运用的基础。经典文化融汇于名家在诊疗中的"望、闻、问、切"，以及"理、法、方、药"的运用之中。

（2）选料上乘，严法炮制。

遵肘后，辨地产，炮制虽繁必不敢省人工，品味虽贵必不敢减物力。同仁堂遵循"道地药材"，选料上乘，严格的炮制古训，优质的中药饮片质量是百姓对同仁堂的口碑。同仁堂医馆每日接待患者来自全国各地的疑难病症屡见不鲜。因此，为满足各种病症、南北差异、稀有品种等多方面用药需求，医馆设立精品饮片调剂专柜，根据医生的处方要求因需调配，以满足患者的不同需求，从而取得好的疗效。精品饮片均选自"道地药材"，饮片标准远高于各省市地方药材标准，品种齐全，各种稀缺或珍贵品种均可充足供应临床需求。为满足部分患者需要，同仁堂多方寻找货源，保证正品疗效。为保证品种优质，严格把控该科品种筛选，确保品正效优。

（3）继承传统，守正创新。

传承是同仁堂医馆新的使命，继承老一辈中医名家的高尚医德，用仁爱仁术为患者解除疾患。创新更是为了满足不同患者的就医诉求，随着现代医疗技术和信息技术的不断发展，同仁堂医馆正在借助新的互联网医院平台，为不能前来就医的患者提供方便快捷的服务新模式。

2. 海外同仁堂医馆

同仁堂的医馆建设不局限于国内，更重视海外医馆的发展。2014 年，同仁堂就成立了"海外医师进修工作室"，培养人才，传承文化。积极探索海外本土化人才培养机制，招收学生，完善人才培养方式，提高同仁堂的知名度和认可度。同时积极开展按摩、推拿等传统中医医疗服务，举办各种文化讲座，传播中医药饮食、绘画、书法、等传统文化知识，赢得广泛好评。同仁堂海外医馆的业务将市场拓展、中医药文化传播、中医专业医疗服务相结合，创造了一个中医药的文化阵地。[7]

同仁堂医馆的服务理念，不仅局限于单一的中医诊疗，更是一种大健康的服务，一种仁爱、厚生、诚信的品牌文化。同时融入时代潮流、多元化的视野，形成面向全球的服务体系。可见，中医药老字号要走出国门，应该从传承品牌入手，有效整合传统文化元素，挖掘中医名师资源，在学术建设、人才培养、经验推广等方面全面提升，逐步走向年轻化、国际化。

（二）鹤年堂医馆养生传承

鹤年堂始建于明朝 1405 年，是中国历史上少有的一家 600 多年无中断经营的民间字号。2008 年经国务院批准"鹤年堂中医药养生文化"项目被列入国家级非物质文化遗产保护名录，是传承千年古法经络绝技和具有上千种中医药养生产品的养生大家。是目前为止全国唯一一个将中医、中药、养生三位一体列入"非遗"保护项目的中华老字号。明清时期皇宫内 80% 的养生方剂均与鹤年堂有关。2017 年，"鹤年堂医养滋补膏方"技术被列入国家中医药管理局传统医药国际交流中心高新适宜技术推广项目。

鹤年堂以养生立店，数百年坚持"生身以养寿为先，养生以祛病为急"的医药、养生服务基准，在养生思想上提出"调元气，养太和"的中医药养生理念，充分地发挥了中医药的作用，效果显著。历史上受到各朝代皇亲国戚、名人圣士及庶民百姓的推崇。经过历代传承人的发展，鹤年堂养生理论和方法逐步丰富和完善，形成了食养、药膳、动调、中医诊疗于一体的中医药养生大家。

2012 年，鹤年堂由医药向医疗转型建立了鹤年堂中医院。鹤年堂中医院在常见疾病、疑难病症的诊疗上，发挥中医专家长处，突出特色专科；在慢性疾病、老年性疾病、功能障碍性疾病的预防、保健和康复治疗上，应用鹤年堂独特的保健、运动康复治疗手段，为社会多层次群众提供全方位的优质医疗服务。在中医药养生类项目中，鹤年堂以其独特的中医药养生思想、系统的养生方法、丰富而完善的养生制品共同构成核心竞争力。

在企业飞速发展的关键阶段，鹤年堂建立了中医体验馆、中医药研究院、非遗工作室、鹤年堂养元社，打造文化高地；成立了鹤年堂菜市口中医医院、西鹤年堂中医医院、南（沙）鹤年堂中医馆，建立了鹤年堂产业核心；开发了"道地药材"种植基地、养生产品生产基地，夯实了鹤年堂发展基础。为大力发展鹤年堂中医药养生文化的价值，近几年尝试跨界合作，分别与体育、国家中医药博物馆、教育产业、饮片种植基地合作，使鹤年堂五大术、五维法、各事业部特色（鹤年堂三把刀经络、膏方、贡酒）得到充分的推广，品牌加盟拓展 37 家，把品牌知名度推到历史新高。

同时，鹤年堂还相继推出四套文化推广方案。

1. 鹤年堂医馆下社区服务基层

为更好地推行全民健康保障工程，鹤年堂不断开展中医药文化教育进社区活动，普及中医药文化科普知识，让广大百姓信中医、爱中医、用中医，发挥中医药在疾病预防、治疗、康复、养生中的独特优势。

2. 扶持乡村医生学术交流

为更好地承担社会责任，鹤年堂进一步拓宽中医人才成长空间和途径，逐步探索出一套基层中医人才提升方案，总结一些简便有效的治疗方法和手段，向基层中医从业人员传授以及进行学术经验交流，并定期举办中国乡村中医学术论坛活动。

3. 开展中国中医馆管理与经营高端论坛

在国家提倡大力发展中医药的今天，鹤年堂率先承担起将中医药文化发扬光大、带领中医药行业为全民健康做保障的重任，为助力民营中医院、中医馆蓬勃发展，定期举办中国中医馆管理与经营高端论坛。

4. 筹建中医药体验馆

鹤年堂中医药体验馆设立在北京市经济技术开发区，集中医药养生实践学习、中医药非遗技艺互动体验、文化趣味活动交流为一体，包含了鹤年堂经络调理、养生汤剂、滋补膏剂、丸剂、药膳制作等，从中医药养生文化展示、文物观赏、中医诊断、中药辨证论治、养性延年、中医药理论知识学习等环节共同体验中医药养生互动项目，展现中医药文化创传承典范。

（三）白塔寺医馆服务基层

1995 年，北京金象复星医药股份有限公司白塔寺药店创办了京城首家中医诊所——白塔寺中医诊所。诊所成立之初，依托白塔寺药店中华老字号的品牌效应，为广大老百姓提供人性化的就诊环境、专业化的诊疗服务、优质的中药饮片为基础，逐渐在广大老百姓的心目中有了一定的知名度，并且建立了良好的品牌形象。2010 年 6 月，白塔寺中医诊所更名为白塔寺妙应堂中医诊所，在中医内科、中医妇科、中医儿科等方面有自己的诊疗特色。同时为更多的消费者提供精致地道的中药饮片、专业规范的药学服务，打造多元化、多方位、高品质、高水准、专业、人性化的中医医疗保健服务。

自 2006 年起，白塔寺妙应堂中医诊所的中医养生专家开始对每一位患者通过望、闻、问、切、辨证施治，开具针对每个人体质专属的膏方处方。加上药店精选的地道药材，通过专业技术人员利用传统工艺手段，为患者制作个性化滋补膏方。

白塔寺妙应堂中医诊所依托自身技术服务优势和网点资源建立中医养生保

健课堂，组织由名老中医、执业药师、药师等组成的专家志愿者服务队伍走进社区，走进机关团体、企事业单位，走向大众，免费制作发放中医药方面的科普资料，并通过陈列传统中医药文化实物现场展示传统中药材"浸、泡、锻、煨、炒、炙、蒸、煮"的炮制工艺，传统手工艺调制丸剂、散剂、膏剂等，使顾客了解传统中药工艺特色和中医文化的历史，激发广大百姓对中医药文化的浓厚兴趣。从专业的视角传递健康信息、提供健康服务，在增强百姓养生意识的同时以多种形式弘扬传统中医药文化。逐步探索现代化诊疗条件下的中医服务模式，系统总结名老中医专家的宝贵经验与学术思想，形成一整套科学规范的中医服务标准，树立老字号药店中医诊疗服务的新标杆。

2020 年新冠肺炎疫情暴发，部分外地患者受疫情管控影响，无法来京到店就医，为方便患者及时有效地调整诊疗方案，白塔寺妙应堂中医诊所建立开发智能化诊疗网络和远程问诊系统，开展中医诊疗服务体系研究。通过引进远程问诊咨询系统，借助视频为百姓提供远程就医、康复以及健康方面的咨询，使顾客和患者不出家门即可享受老字号药店提供的方便快捷的医疗保健服务，更好地满足顾客药学和健康需求。

白塔寺妙应堂中医诊所建立中医药养生保健课堂，制定标准化的中医服务标准。依托中医药养生保健课堂为平台，研究包括线上预约、线上线下问诊、复诊、用药指导、诊疗回访、健康导引、病历档案等服务内容，全方位的中医诊所的服务标准研究，制定规范化、流程化的中医服务标准，从防病、治疗、康复跟踪、养生指导等方面总结出标准化的中医服务内容和服务流程。

同时，白塔寺医馆注重发掘和弘扬传统中医药文化。邀请社会知名养生专家、名老中医等通过义诊、健康讲座、视频直播、互动咨询、店内宣传、媒体宣传等多种手段，开展内容丰富、形式多样的中医药文化宣传教育活动；组织由名老中医、执业药师、药师等组成的专家志愿者服务队伍，走进社区，面向大众，免费制作发放中医药方面的科普资料，并通过陈列传统中医药文化实物现场展示传统中药材"浸、泡、锻、煨、炒、炙、蒸、煮"的炮制工艺，传统手工艺调制丸剂、散剂、膏剂等，使顾客了解传统中药工艺特色和中医文化的历史，激发百姓对中医药文化的浓厚兴趣，现场指导防病、用药、治疗，致力于传播中医文化。从专业的视角传递健康信息、提供健康服务，在增强百姓养生意识的同时以多种形式弘扬传统中医药文化。

（四）永安堂严守"质量"与"服务"

永安堂始建于明朝永乐年间，距今已有600多年历史，比同仁堂还早200多年。过去老北京论起医药行来，素有"内永安、外同仁"之说。"外同仁"指前门外的同仁堂，"内永安"指当时位于城里的东四牌楼东西角的永安堂。

从其发展过程来看，后来几易店东，至前清时，一度曾为东四牌楼董家金店的属号。经几代人的艰苦创业，至20世纪30年代达到鼎盛时期，逐渐发展成为经营参茸、饮片、名贵药材，能够自制丸散膏丹，拥有自己的生产加工场的大型国药店。当年的永安堂，能够自制16个科门，约1100种中成药。其中紫雪散、羚翘解毒丸、神授化痞膏等，均为远近驰名、独具特色的药品，因此生意兴隆，门庭若市。

永安堂饱经战乱，历经数代能长盛不衰，最根本的原因就在于它始终坚持"实与名副，财以道生"的经营宗旨。正如清乾隆年间所刻《永安堂药目序》中所说："本店实与名副，财以道生。随地产而征材，种种而依神农所办；奉成方而定品，般般尽抱朴之遗。"在经营特色上也如民国时期所刻《永安堂重刊参茸胶醴丸散丹价目表声明》中所述：本堂"久研病理，深攻药性，专运各省地道生熟药材，遵照古方暨名医秘授，虔修各种丸散膏丹；精选上品参茸胶醴，并制南北精良饮片；兼设药圃，培养各色鲜药。货真价实，驰名久远"。据此可知，永安堂正是由于讲究药方，精选药材，货真价实，服务上乘，才受到顾客赞誉，得以长存。当年的军政要人和社会名流也纷纷为其题词以资赞扬。例如，著名抗日将领宋哲地题词"采云蕙圃"，商震题词"杏林春暖"；其他社会名流还题有"志在活人""济世寿民""功在造化"等。

600多年来，永安堂为了保证药品质量，坚持严把选料关。永安堂除严格按照国家明确规定的上乘质量用药标准外，对特殊药材采用特殊办法以保证其上乘的品质。永安堂历经沧桑，"金字招牌"长盛不衰，在于永安堂注重把崇高的精神，把中华民族传统文化和美德熔铸于企业的经营管理之中，并化为员工的言行，形成了具有中药行业特色的企业文化系统。"质量"与"服务"是永安堂金字招牌的两大支柱，坚持质量第一、一切为了患者是永安堂长盛不衰的根本原因。在许多老北京人眼里，永安堂的命脉就在于"货真价实"上。从进货的渠道，严把炮制质量关，哪些是该炒的、该蒸的、该晒的、该炙的、该冻霜的等，各种炮制标准，严格按照药典执行，选用地道药材，从不偷工减料，以次充好。永安堂始终认为"诚实守信"是对一个企业最基本的职业道德要求，讲信誉是商业行为最根本的准则。

2016 年，被北京市中医药管理局、北京市东城区政府授予"国家中医药发展综合改革试验区（东城区）"称号；2017 年，进入东城区"手工水丸制作技艺区级非物质文化遗产项目"名录；2018 年，进入东城区"手工蜜丸制作技艺区级非物质文化遗产项目"名录；2020 年被认定为北京市东城区"文菁"计划支持企业。

北京永安堂医药连锁有限责任公司中医诊所成立以来始终秉承着"实与名副，财以道生"的经营服务宗旨，坚持以"治未病"为核心，坚持发挥中医优势，突出中医特色，为大众"身心和谐，健康长寿"服务。中医诊所在继承传统中医学术的基础上，坚持传统中医辨证论治、理法方药的原则，综合传统手段和现代方法，合理运用方药、推拿、理疗等特色技术，进行个体化的日常生活调养指导，从而达到全方位的养生调理效果。

永安堂中医馆有近 10 名老中医，他们中有多名中医专家，其后人开拓进取、勇于创新，在继承家学的基础上进一步弘扬了前辈的医德和艺术，成为当今新一代名医。他们运用中医理论，立方用药"先议病、后议药，有是病、用是药"的思想指导。做到经方时方并用，并能灵活化裁。发扬了大家不为利、不为名，一心为人民服务的优良医风医德。"以患者为中心"是永安堂中医馆对顾客的承诺。名老中医对每位就诊顾客认真查看以前检查项目、病史，然后通过望、闻、问、切为顾客提供周密的治疗方案。为了让名老中医保持充沛的精力和时间为患者提供负责、严谨的就诊服务，永安堂看病实施限制预约人数。

北京永安堂中医馆作为百年老字号经营中的亮点，引起了业界广泛关注，激励着中医药文化的发展，我们倡导中医的"绿色疗法"，秉承着"同修仁德，济世养生"的中医药文化精髓，坚持"亲和敬业，贡献仁术"的服务宗旨，以弘扬中华五千年的中医药文化为己任，取信于民，造福患者。

（五）广誉远医馆三位一体的理念

广誉远属于山西到北京发展的字号，用其独特的经营方式在京城医馆中逐渐显现并发展壮大。广誉远始创于明嘉靖二十年（公元 1541 年），距今已有近 500 年的历史，其间历经广盛号药店、广升聚、广升蔚、广升誉、广升远、山西中药厂、山西广誉远等十几个商号药厂更迭。在清代曾与广州陈李济（1600 年创建）、北京同仁堂（1669 年创建）、杭州胡庆余堂（1874 年创建）并称为"四大药店"，现为山西省中药企业典范，并在 2006 年成为首批被中华人民共和国商务部认定的"中华老字号"企业。

北京广誉远中医门诊部位于北京地标性文化古街（前门大街）66 号，毗邻天安门广场，依托首都东城中医药文化示范区，总面积超过 400 平方米，是享誉全国的百年老字号"广誉远"旗下在京城打造的第一家中医旗舰医馆。医馆以名医问诊及健康管理服务为核心，会聚了老中青三代名医团队及现代人亚健康疾病调理专家，为客户提供全生命周期中医健康管理服务。

国医馆提出的广誉远国药堂、广誉远博物馆、广誉远国医馆三位一体的"广誉远模式"，融精品中药、中医药文化、中医诊疗为一体。广誉远精心打造特色儿科、优质妇科，并提供高超的针灸、推拿、身心调理等健康服务。其中包括：妇科，如痛经、不孕不育、更年期综合征、卵巢早衰、子宫肌瘤等；儿科，如反复呼吸道感染、脾虚、过敏性鼻炎、抽动症、发育迟缓等；特色疑难，如心脑血管疾病、肾病、糖尿病、失眠、肿瘤、埋线减肥、痛风、性功能障碍等；正骨、推拿，如中医非物质文化遗产物理疗法，可治疗肌腱损伤、肌腱滑脱、各种关节的脱位、半脱位、新伤骨折、腰椎间盘突出、肩周炎及颈椎病等多种骨科疑难杂症。广誉远以全国名老中医为核心，组建老中青三代结合的中医精英团队，出诊专家均来自北京中医药大学和首都各三甲中医院。广誉远国医馆为就诊者提供一对一私诊、名老中医预约服务，并结合个体体质提供专业的针药、膏滋、代茶饮、身心调理、节气导引养生等健康管理服务，以中医智慧造福大众。广誉远国医馆秉承"尊德贵生，传承创新"经营理念，以纯正的古法中医、精选的"道地药材"、秘研的丸散膏丹，竭诚为每一位就诊者提供高品质的医疗服务。

（六）新复原的老字号医馆的文化挖掘

复有药庄医馆属于新恢复的老字号医馆，挖掘老字号的前身，结合当下的运营模式，提出自己的发展定位。复有药庄字号成立于 20 世纪初，其创始人李世珍为中医药世家，"复有"二字取自《内经》中医七方之复方，指精细配制药味繁多作用复杂的方剂，拯救众生。复有药庄不仅在中药饮片炮制工序上技艺精湛，而且加工丸散膏丹等方剂质量上乘，为当时京城药行中的知名药庄。

后人将复有药庄的文化整合，2016 年 11 月 24 日成立北京复有药庄医药药材有限公司，并在中华民族园店开设医馆。其经营理念是依托老字号的文化传承，并融入现代的发展理念，独创自己的医馆特色。传承"携清心以上品药料炮制，用良心精工修合处谨实"之传统，同时，携手本草头条、BTV 健康520 等传媒，向大众宣传"道地药材"饮片、燕京炮制特色，京派名医等内容。

国医大师金世元 14 岁时在复有药庄学徒。复有药庄医药药材有限公司以国医大师金世元—复有药庄—复有药庄牌—道地溯源（中药材、中药饮片、药食同源）为品牌，遵"道地药材"饮片、守燕京炮制特色，以名医、名药、名厂、名店"四名工程"为依托，传承中医药文化与技术的"两个传承"，同时开展中医药文化与技术传播、中医药文化旅游和对外展览展示，重塑复有药庄京城老药铺的文化脉络。

对内连接各个"道地药材"基地，对外连接海外 50 个中医药中心，全国第四次中药资源普查阶段性成果系列展，全国中医、中药发展史和名医、名家简展，北京中医、中药发展史和名医、名家详展，民族医药发展史和名医、名家简展。

为方便百姓体验到名医、名药及中医适宜技术等服务，复有中医诊所将成为首都名中医的学术经验传承工作室（站），以在京的全国老中医药专家学术继承导老师和首都名中医为依托，成为北京中医药学会、北京中西医结合学会、北京中医药养生保健协会等科普培训基地，成为 BTV 健康 520 和本草头条传媒等科普传播基地。

老品牌在新风潮下被唤醒，老字号中医馆需要挖掘，需要复原，在利好政策的支持下，应完善老字号的保护和扶持力度。

四、京城老字号医馆的现状分析

（一）经营之道

中华老字号是中华民族传统文化的重要载体，是中国重要的文化资产，能

伍 医馆经验篇

够让人们在新时代找寻到自己的根。然而，受市场竞争环境、消费方式变化等外部因素的影响，近年来老字号企业整体的发展状况并不理想。老字号医馆多采用做药的思维在运营中医馆，注重质量和服务，主要采用优化"名医＋好药＋经方＋标准化调剂流程"模式、"体验馆＋名医馆"模式和"名医＋名药"模式。随着政策环境及"互联网＋医药"的多重影响，如何迎合新生代的消费者，满足日益发展的医疗需求，老字号医馆需要在营销策略上下功夫，从单一的技术疗效思维升级到品牌运营思维，创新才是"老字号"医馆发展的根本之道。

1. 鹤年堂医馆多元化经营理念

鹤年堂作为资深的京城老字号医馆，其经营理念给业内众多启示。在国家政策红利前提下，鹤年堂首先设置较低的门槛，让大量的机构进来，把鹤年堂的品牌文化整体传播出去，同时带动产品的销售和客户的认同，双方建立深度的合作关系，形成伙伴联盟，深耕区域市场，实现销售与品牌推广的进一步深化，完成前期大量的直接消费者品牌认知到品牌忠诚的转变，形成庞大的社群基础与互动，整合价值链条的优质资源进入资本市场，带领合作伙伴完成高估值高收益的资本发展路径，成为中医药健康养生的资本市场第一股，完成员工到合作伙伴产业链条的整体价值增值。形成鹤年堂品牌影响力在行业独占鳌头的格局，市场占有率和品牌美誉度都占据行业前三名，成为中医药养生领域第一品牌。分析其内涵主要表现在以下几个方面。

（1）坚持传统制品和工艺向现代化生产转化。

膏方和丸剂是鹤年堂具有代表性的两大剂型，而蜜膏始于明、兴于鹤年堂，鹤年堂在制作膏方和丸剂方面有着非常系统、完整的传承，这些正是鹤年堂几百年传承的传家宝。2008年5月，"鹤年堂中医药养生文化"被列入第二批国家级非物质文化遗产保护名录，在全国范围内，关于中医药养生乃至传统养生方面的项目只有鹤年堂一家。这标志着，鹤年堂真正站在了中医药养生的全国制高点，在传统医药保护项目上，中医药养生文化唯有鹤年堂独此一家。2008年底，建立开放的中医养生保健技术与产品研发平台，探索研发新的养生保健产品。鹤年堂传统的养生制品和制作技艺是"鹤年堂中医药养生文化"的核心内容，公司组织整理的鹤年堂配本，截至2009年10月已经收录了千余种养生制品的配方和制作工艺，涵盖了丸、散、膏、煎、露、酒、茶、饮、汤、粥及食疗、药膳10余类，公司根据配本挖掘整理后生产出来的养生酒、养生茶、御膳食等，计划根据市场需要进行筛选、申报和生产。由于鹤年堂的这一文化特质，与同仁堂等实力强劲的公司在核心文化和经营方向上有了差异，避免了正面竞争，另辟蹊径求得发展。

（2）强化非遗保护，注册商标维权。

鹤年堂倡导传承养生的理念，以医术精湛、药力独到、养生有方而名噪海内外。鹤年堂根据宫廷秘方和民间验方，组合成益寿药膳、滋补肺阴药膳等不同系列产品。2006 年"鹤年堂中医药养生文化"被列入宣武区非物质文化遗产保护名录；2007 年，被列入北京市非物质文化遗产保护名录；是目前为止全国唯一一个带有养生项目的非遗项目。同年，鹤年堂组织专业人员挖掘整理108 种药膳、138 种药粥、36 种药酒、82 种药汤，创造出鹤年堂得以存在、发展、延续的"绝活"产品和工艺。为有效保护创造成果，使孕育了深厚文化底蕴鹤年堂的品牌传承下来，公司花费了很大的精力从法律角度保护鹤年堂商标，为公司的发展打下良好的基础。

（3）鹤年堂医馆的发展战略

主要有以下三个板块：一是线上销售板块。线上布局与销售是鹤年堂重要的传播与宣传阵地，目前鹤年堂线上布局明显的不足，如何在线上获得更好的销售需要进行更有效的思考与行动，如实现多平台互动以及布局直播与短视频的销售，构建数字化营销部门等。二是特殊板块和产业合作板块。特殊板块主要指个人、微商以及团购等特殊的群体市场，这些特殊板块市场点多而且散，放在公司的市场部进行单独的深度开发与管理。"中医＋"的产业合作板块，目前来看具有很好的发展空间。例如，鹤年堂的中医药养生可以与健身中心、月子会所、老年康复机构等开展合作，这些产业合作在未来几年应有良好的发展势头。三是北京市场单独销售板块。鹤年堂本身在北京具有一定的口碑和基础，因此鹤年堂把北京当作整体的样板市场对待，进行深度的开发和试点。但现在很多年轻人对鹤年堂不太了解，所以应加大北京市场的品牌宣传力度，应在有专人负责北京市场整体启动的基础上，与北京的代理商以及其他的合作者一起进行深度的开发，把北京打造成为标杆市场。

2. 广誉远医馆三位一体的经营战略

"尊德贵生，传承创新"是广誉远的企业理念，广誉远坚定地以文化为先导，专注于中医药领域，坚持"继承与创新"的发展策略，通过持续的品牌建设和创新营销，走出"特色"道路，努力打造"人无我有，人有我优，做中国最具特色的国药"之企业形象。广誉远计划推出精品中药"百家千店"工程，即通过资本纽带，在全国范围内逐步开设 1000 家广誉远国药堂和 100 家国医馆。广誉远计划以精品龟龄集、精品加味龟龄集酒、定坤丹、牛黄清心丸、安宫牛黄丸等系列产品为主，推动广誉远国药"精品中药"战略在全国的发展和建设，致力打造三大品牌，组建三大营销体系。

三大品牌：一是产品品牌，建立龟龄集、定坤丹核心品牌形象，打造成为男科、妇科界用药的领导品牌；二是企业品牌，以龟龄集、定坤丹的品牌形象，持续带动广誉远企业品牌；三是高端精品中药品牌，全面启动和恢复安宫牛黄丸、牛黄清心丸、六味地黄丸、乌鸡白凤丸、保婴散、七珍丹、八宝玉枢丸、麝雄至宝丸等系列高端精品中药。

三大营销体系：一是以龟龄集、安宫牛黄丸、牛黄清心丸、定坤丹等为主的精品中药营销体系；二是以中高端养生龟龄集保健酒为主的专业营销团队；三是坚持从 2010 年开展的以学术推广为先导的营销方法，即大量采集广誉远药品的临床实践证明，建立龟龄集、定坤丹在男科、妇科界用药的领先地位。

（二）文化布局

京城名医馆秉承老字号的传统，携手现代的科技发展，共走弘扬传播中医药文化之路，为中医药文化的传承、创新、发展做出自己的贡献，也为推动中医药文化的对外交流提供了成功的典范。

1. 京城名医馆是对外交流的前沿基地，承担中医药国际医疗旅游服务

京城名医馆将中医药文明的传播作为己任，多作为涉外旅游体验基地，接待了数十个国家的交流访问团体。通过参观名医馆，让外籍朋友亲自辨识中药材，体验针灸、推拿、药浴等中医传统项目，参加八段锦、手工制作香囊等丰富多样的体验活动，让国内外宾客了解了中医药文化的博大精深。除提供专业医疗服务外，还可提供全方位、高品质的配套服务，如一对一贴身健康服务、五星级居住、特色药膳餐饮等综合服务项目等，使京城名医馆国际医疗旅游成为老字号发展的新方向。

2. 京城名医馆开发中医文创产品，促进健康旅游、国际传播

京城名医馆注重企业文化，其文创产品设计理念，将中医药自然之美和博大精深的文化内涵，呈现为有形的书画艺术之韵，时尚生活之潮，民俗文化之巧，诗词文学之律，将现代美学设计理念与传统中医智慧完美结合，打造出一批具有京城文化特色，有美感、有内涵、有影响、能流传，甚至能传世的文创产品，与中医人的智慧和传承交相辉映，成为京城医馆一抹亮色。

例如，白塔寺医馆进军年轻化养生消费市场，其文创产品、养生茶饮等正逐渐成为打开年轻人消费市场的"钥匙"。为了给年轻人生动讲解中医理论，白塔寺药店用药材生石膏制作了一枚独特的印章，将繁体的"藥"字刻画成白塔的形状，用巧思吸引了不少爱好者到中药柜台盖章。除了推出文创产品外，白塔寺医馆还构建了金银丸儿、合欢丹儿、玫瑰膏儿、灵芝散爷爷四个专属 IP 形象，"丸散膏丹一家人"新媒体账号已投入运营，结合中医的望、闻、问、切四种诊疗方法，让传统文化"潮"起来，吸引了众多的文化爱好者，特别是年轻人的喜爱[8]。

（三）名医资源

京城名医馆是北京市中医文化内涵品牌，不仅服务患者，还是致力于北京地区"燕京医学"学术思想的载体，挖掘、整理和研究燕京学派的各种学术思想。京城御医和四大名医之后的数十位中医巨匠都曾在名医馆坐诊。名医名家奠定了京城名医馆深厚的文化积淀和学术根基，构建了京城中医人才学术的完整的培养体系。会集国家级、市级名老中医药专家在此应诊，建立各级名老中医药专家传承工作室多个，先后培养了各级名老中医继承人万余名。编撰了《京城名医证治精要》《京城名医馆名医经验集》等书籍，使老专家的学术思想得以传承，创建了完整的人才梯队。各自医馆注重交流，每年举办的"京城名医馆论坛"，已经成为中医学术论坛的品牌。

（四）饮片质量

老中医都十分看重中药的来源和品质，名医配名药才能显示医生的水平。老字号中医馆多兼营药品销售，故从终端就开始把控药品质量，他们都有自己的中药采购渠道，或者自己建立饮片厂，自己生产中药饮片自给自足，严把中药质量，精益求精，也能更好地服务临床，达到预期疗效。

五、京城老字号名医馆发展中存在的问题及思考

（一）准入标准，政策依据不完善

据相关文献记载，60 家中医药老字号样本中涵盖中药种植、研发、生产及零售企业占绝大多数，约占 95%，其中约 23% 的老字号主营中药批发及零售，仅约 5% 老字号专门提供中医诊疗服务[9]。可见老字号医馆的设立还不够充足，应鼓励和支持有条件的中医药老字号开办中医医疗机构，推动中医门诊部、中医诊所和中医坐堂医诊所规范建设和连锁发展，才能更好地解决"看病难""看病贵"以及民生健康问题。中医馆的发展还需要非常明确的行业转入机制和行业准入标准。

（二）医疗监管、市场监督有待跟进

中医诊所备案制的背景下，名医馆更需要规范营运标准和监督办法，对中医馆的医疗行为费用收费标准加以管理，鼓励医疗和医技作为中医馆医生的主要收入来源。但目前对中医馆的监管涉及部门众多，多头监管，没有统一的监管标准，监管主体混乱，各监管主体间职能分散，没有形成有效、系统的联动机制，缺乏有效的沟通协调机制，导致监管难度大而效率低，还有可能导致某些关节中监管缺失[10]。

（三）营运管理模式有待创新

老字号尽管坚持诚信、品质，但由于经营理念陈旧，定位模糊，过分依赖品牌的口碑，缺乏产业化、国际化、规模化、品牌化、信息化战略，不能及时做出合理的品牌经营策略调整。面对日新月异的现代科技发展，消费者可选择的产品和服务越来越多，老字号品牌资产逐渐失去活力，惨淡经营、举步维艰[11]。京城老字号医馆众多，但就规模和发展来看，还需要更多的创新。

（四）老中医资源匮乏，难以吸引更多名家

"西医随院，中医随医"说明中医患者对中医的认可更多建立在对中医师

的信任，因此名医资源是医馆发展的重心之一。国家中医药管理局披露，目前全国名老中医药专家传承工作室只有 2000 余个。中医师承教育制度决定了中医药行业人才培养周期长、实践性强等特点，因此导致中医药老字号人才流失、专业化人才匮乏等现象严重。很多国医馆采取的"专职医师+外聘兼职"模式，映射出国家级名老中医稀缺的现状。医馆的人才管理不同于普通公司的人力资源管理，优质中医成为中医馆争夺的焦点，应摸索出更适合医馆发展的人才管理方案。

（五）应重视师承教育，给年轻医生机会

民间中医大部分因学历限制无法考取执业医师证，面临着"非法行医"风险。《中华人民共和国中医药法》的出台，使中医馆采用师傅带徒弟的方式培养自己的中医成为可能，中医馆应行动起来，拿出让主管部门认可管理制度，民间师承中医可经省级中医药主管部门认可后实施，并在出师后给予认证。

（六）中医馆的营运方式同质化需要突破

运营模式细化到市场营销层面，目前各中医馆大同小异，如各类养生节、膏方节、免费义诊、健康讲座等，都是把老中医介绍放在橱窗明显的地方，缺乏进一步的经营创新。如果没有进一步的创新，又会形成像药店的同质化竞争。

六、京城老字号医馆的思考与提升

（一）建立专家库的资源，搭建大医平台

为了确保名医馆的高水准，应全面整合京城各个大学及附属医院的名医资源，建立名医馆专家库，并设立学术委员会，负责出诊专家的遴选、认定和考核工作，为各个名医馆汇聚名医资源、提升老字号品牌形象，搭建大医平台、扩大社会影响力提供有力保障。同时，改革人才模式，留住以名老中医为代表的中医药人才。例如，采取中医合伙人模式开设中医馆，医生除诊疗收入、工资收入外，还会获得诊所经营收益分成、期权计划等。老字号医馆也能留住中医馆核心竞争力——优质中医师[12]。

伍 医馆经验篇

（二）提升教育基地，发扬师承

中医馆对于中医师队伍的培养，除外聘方式外，主要是通过师带徒方式充实人才梯队。建立集院校教育、继续教育、全科教育为一体，师承教育贯穿始终的中医药人才培养体系；联合京城的中医医疗机构，促进上下联动发挥传帮带作用。同时，提高基层中医药人才的薪资待遇，拓宽晋升渠道，实施中医学科带头人及基层名老中医带动战略。

（三）增加现代化的服务理念，适应时代要求

老字号的中医馆应充分利用现代媒体，将老字号的品牌和疗效推向互联网，网上医疗应该成为发展模式。实行网络预约线下就诊，解决患者病痛，优化医生资源。开展在线问诊，常见的小病和复诊的患者可以通过移动终端开展在线问诊看病模式。配套智慧药房，线下中医馆结合线上移动端，开展药品电商服务，减少人力成本。共享熬药车间，把中医处方通过网络传给药企标准的GMP熬药车间，专人熬药、全程监控，然后快递给各类客户。配备现代化的诊疗系统和分诊叫号系统，提升候诊、就诊体验。

（四）多元化服务

名医馆注重开展大健康综合服务，尤其是体质养生、治未病、慢病防治调理结合等，充分体现中医的优势和特色。积极开展各种理疗项目，如针灸、艾灸、推拿、刮痧、理疗、按摩、熏蒸、康复理疗等；着力推广中医药膳及中医参茸配制，培养熟练的医技师，降低成本，增加疗效。

（五）开展特色服务项目趋势

名医馆应避开中医院传统项目，开展特色中医诊疗、独特优势产品服务，如中医妇科、特色中医儿科、中医美容科、中医鼻炎科、中医糖尿病科、中医脾胃科、中医腰椎病、中医骨科、中医睡眠科等特色科室服务。发展自己的特色产品，如膏方、药酒、药茶、药膳等。

（六）中医馆的连锁化经营优势

在政策支持力度不断增加的条件下，中医馆能够以较轻资产运营，保持较

快速度的增长。实行连锁化经营，让老中医和名老中医多点执业，缓解名中医资源紧缺矛盾。通过中医馆的连锁化形态，深入县镇开中医馆，解决民众看中医的便利性问题，降低医保成本。

（七）中医馆异业联盟获取客户趋势

中医馆一旦多起来，客户就是最主要的问题，必须设法提升其获客能力，因此医药异业联盟获取客户资源必将成为趋势。例如，与体检部门合作，扩大顾客来源。体检机构只专注于做体检，不对体检出来的疾病或者亚健康状况做任何干预和治疗。中医馆可联合体检机构，把体检结果亚健康或者身体有问题顾客的体检信息，做成顾客健康档案，预约时间，让体检有问题的人到中医馆来就诊治疗或者调理干预，给予系统治疗、调理、保健方案。中医馆可购置经络检测仪及其他一些中医检测仪器，加上老中医的望、闻、问、切，给消费者做疾病综合治疗和未病养生保健干预，给消费者开出治疗、养生、保健调理的组方，长期服务于亚健康状况的顾客。也可以通过为顾客鉴定、分析中医体质，开展系统调理服务的方式，提供更多的医馆服务领域。

（八）中医馆顺应分级诊疗趋势，满足基层医疗市场需求趋势

目前，中国医疗资源分配严重不平衡，顺应国家分级诊疗就医模式，国医馆具有明显的天然优势：中医诊疗不依赖大型诊断仪器设备，不需要过多的设备投资，一名经验丰富的中医师可以对患者的各种疾病及身体整体情况进行诊断、治疗、调养，具备全科医生特性。根据国家分级诊疗政策，基层首诊双向转诊急慢分治的分级诊疗模式正在形成，基层中医诊疗量占基层总诊疗量的比例可达30%左右。中医诊疗能够突破西医治疗依赖医疗设备和诊疗环境，使轻、慢性病人增加选择，不再依赖于二三级医院。

七、总结与展望

中医馆的优势在于能够集中展现中医药文化和中医药的魅力，同时能够把中医药资源集合在一起、中医名家积聚在一起，把"道地药材"、品种齐全的药材，同时将中医药炮制方法、筛选集合在一起，因此中医馆是能够更好集合中医

伍　医馆经验篇

药资源在一起的地方[13]。京城的这些老字号医馆能够发展至今，就已经充分证实其自身拥有鲜明的品牌优势和文化背景。可以说，每一个老字号品牌都是一个充满传奇色彩的历史故事，或者说每个老字号品牌都有自己独特的经营理念和文化背景，而这些恰好是企业百年发展的根本依托。老字号医馆要充分学习同仁堂、鹤年堂、广誉远等医馆的成功经验与模式，积极寻求医馆的现代发展模式。

参考文献

［1］曹春婷．民国上海国药业研究（1927 年—1949 年）［D］．上海：上海师范大学，2015.

［2］尉捷．民国时期北平中药业研究［D］．北京：北京中医药大学，2017.

［3］王娜娜．民国时期山西药铺发展初探［D］．晋中：山西中医药大学，2017.

［4］国务院办公厅"十四五"中医药发展规划［J］．江苏中医药，2022，54（05）：1 – 9.

［5］赵晨熙．推动制度体系完善 提供保护发展保障［N］．法治日报，2022 – 08 – 09（006）.

［6］马飞．中医馆拼服务卷出优生态［N］．医药经济报，2022 – 08 – 25（008）.

［7］张恒军．同仁堂：讲述中华文化走出去的中国故事［J］．商业文化，2017（7）：19 – 23.

［8］涂瀚文．百年药店探索年轻化多元化转型新路径［N］．中国商报，2022 – 09 – 23（007）.

［9］鄢错灵．中医药老字号及相关政策现状研究［D］．北京：北京中医药大学，2019.

［10］严甜．民营中医馆法律组织形式问题研究［D］．北京：北京中医药大学，2020.

［11］刘云恭．中医专科老字号 CGT 的品牌重塑策略研究［D］．杭州：浙江工商大学，2022.

［12］施楠，陶红兵，黄亦恬，等．我国中医医疗联合体建设现状及发展策略［J］．中国医院管理，2018，38（09）：8 – 10.

［13］李樊荣．中医馆发展现状的思考［J］．中医药管理杂志，2017，25（22）：165 – 166.

HB. 20 守正创新 服务民生

——山东潍坊华硕堂中医连锁医馆特色经营理念

张玉苹[①] 　刘东峰[②] 　李　杰[③] 　孙　瑞[④]

摘　要：中医是中国四大国粹之一，是中国优秀传统文化的精髓，振兴中医药是每一位中医人的历史使命。华硕堂中医馆作为一家集中医医疗、中医养生、中医药研究、中药炮制、中药销售为一体的传统中医药馆，拥有专业中药种植基地、生产公司、销售公司、集采中心、中药鉴别、炮制机构以及全国名老中医药团队和大量专业技术人才。本文从山东潍坊华硕堂中医馆的特色经营理念入手，解码该医馆品牌成功的关键，即不记初心，牢记使命与担当，进一步弘扬中医药文化，促进中医药文化的传承与发展，提升中医药对人类健康的服务能力。

关键词：中医馆；中药炮制；智慧药房；黄元御文化；健康服务

引言

党的十八大以来，中医药迎来了前所未有的发展机遇，国家中医药政策体系不断完善，鼓励社会力量在基层办中医，提升中医药服务能力。乘着国家振

① 张玉苹：医学博士，北京中医药大学中医学院副教授、副主任医师。研究方向：中医养生与治未病的传统与现代研究、中医经典指导内分泌代谢疾病的防治。
② 刘东峰：学士，华硕堂中医馆（山东）有限公司总经理。研究方向：中药炮制与中药鉴定。
③ 李杰，在读硕士研究生，北京中医药大学中医学院，主要研究方向：中医养生治未病的传统与现代研究、中医经典指导内分泌代谢疾病的防治。
④ 孙瑞，在读硕士研究生，北京中医药大学中医学院，主要研究方向：中医养生治未病的传统与现代研究、中医经典指导内分泌代谢疾病的防治。

伍　医馆经验篇

兴中医药的政策东风，近几年国内涌现出了大量中医馆，但真正成功的屈指可数，原因在于缺乏整体经营思路，名老中医配备不全以及没有医馆的特色优势[1]。山东潍坊华硕堂中医馆作为中医馆界的成功范例，在全国名老中医的带领下，坚持"守正创新、服务民生"的特色经营理念，依靠一流的技术、产品与服务，持续推广中医药文化与养生理念，品牌影响力不断扩大，中医药基层服务能力明显提升。

一、全国名中医引领，会聚专业人才

中医药发展靠传承，中医馆发展需要名医引领。而中医药专家资源的缺失是很多连锁中药店在开设中医馆时不得不面对的棘手问题，这也在一定程度上限制了中医馆的大量开设[2]。近年来，华硕堂中医馆依靠庞大的中医药名医团队，会聚专业人才，在潍坊市先后开设了奎文馆、潍城馆和高新馆三家中医馆。

（一）中医翘楚坐镇华硕堂

华硕堂中医馆致力于打造专业的中医药团队，拥有全国名老中医、泰山学者、中医博士、主任医师等30余人，相关专业技术人才200余人，比如第二届全国名中医、"厅级郎中"张奇文，潍坊名老中医郄秋浦先生的关门弟子姜绍华，国医大师王绵之教授、王琦教授的再传弟子冯石强，主任中医师魏承昌，副主任医师曹峰祥等一大批名老中医。

这些老中医医德高尚，医术精湛，知识全面，不仅具有扎实的中医理论，更是精研药理，拥有丰富的临床经验。他们坚持师承带教，重点培养临床新一代的中医青年医生，促进了医馆实现可持续发展[3]。

（二）中药专家顾问亲教炮制

药为治病之器，若知之不详，炮之不对，小错则贻误治疗，大谬则关系性命。故医者于药不可不精，炮不可不严。华硕堂中医馆特邀出身于中医药世家的姜保生作为该医馆专家顾问组炮制老专家，并且特聘炮制专家王琦、中药专家于士隐、中药鉴别专家姚廷芝以及山东中医药研究院李群等名老专家传授中药炮制经验。

这些专家发扬"炮制虽繁必不敢减人工，品味虽贵必不敢省物力"的工匠精神，手把手传授技艺。在这些专家的亲自指导下，华硕堂中医馆对中药精挑细选，优中选优，去粗取精，去伪存真，既传承发展了中药传统炮制技术，又提高了药物的临床疗效，保证了用药安全，让患者买到放心的中药。

二、确保中药品质，守正种植与炮制

从秦汉到唐宋，从近代到现代，中药炮制从未停下自己发展与进步的脚步。这背后蕴藏的不仅是传统医药文化强大的生命力，更是一代代传统医药匠人的坚韧意志和不屈精神。传统医药的传承是知识与技术的流传，更是这种认真负责、兢兢业业的工匠精神的继承。

华硕堂中医馆拥有专业的中药种植基地、生产公司、集采中心和中药鉴别、中药炮制机构，同时也是以手工泛丸、蜜丸、胶囊、散剂、膏方等为特色的中医门诊部。"求真品抵制假冒伪劣，重质量务必精益求精"是华硕堂全体员工的行为规范。

人命贵于千金，药品的质量高于一切。该医馆开展古法炮制、特色炮制、科学炮制，创造"高品质、高流动、高煎出；低成本、低毒性、低污染"的上佳饮片，实现饮片的智能生产、智能调剂、智能煎制，从而全面开创饮片的产用智能化模式。

（一）规范中药种植和生产加工

华硕堂拥有中药种植示范基地一处，并开展中药联合种植过万亩，建立了瓜蒌、太子参、北沙参、丹参、菊花等道地中药材种植基地。中药材从种植到田间管理、收获等方面，由种植专家全程督导，确保了药材的优良品质。比如，华硕堂中医馆所用的金银花是自己种植基地潍坊华仁种植基地所种植的，从药材种植开始到最后摆上柜台，经过了严格把关，其中水分、总灰分、酸不溶性灰分、重金属及有害元素含量均符合药典规定；绿原酸与木犀草苷含量分别是 2015 版《中国药典》规定的 2.13 倍与 2.34 倍，而传统品种约有 20% 的药材木犀草苷含量达不到药典规定的 0.05% 标准。华硕堂中药材来源可控，从源头上保证了药材质量，实现了与药源地零距离接触，做好了保证药材质量的第一步。

取草本菁华，用中药精髓。华硕堂的中药饮片是按照中医药基本理论、中药炮制方法，严格经过加工炮制后制成的，包括了部分经产地加工的中药切片（包括段、块、瓣），原形药材饮片以及经过切制（在产地加工的基础上）、炮制的饮片。

（二）遵循古法炮制

古法炮制是祖国中医学遗产的重要组成部分，有着独特的理论内容及丰富的制药技术，它同中医临床相配合，在中国劳动人民防病治病中起了重要作用。炮制，古时称"炮炙""修治""修事"等，是指中药材在制成丸散膏丹等各种剂型或临床应用之前，根据医疗和制剂的需要，使其在防病治病中发挥更好的疗效而进行泡、切、煮、蒸、炒等加工处理的方法[4]。《灵枢·邪客》曾记载"其汤方：以流水千里以外者八升，扬之万遍……置秫米一升，治半夏五合，徐饮，令竭为一升半，去其滓，饮汁一小杯，日三，稍益，以知为度"[5]，其中"治半夏"即为炮制过的半夏，因生半夏有毒，用炮制的方法来减低毒性，可见在当时已经注意到对有毒药物的炮制。

华硕堂中医馆传承精华，守正创新，在炮制方法上遵循以法炮制，尊古炮制，继承古人炮制技术的精髓，摈弃其中谬误以及不科学的部分，结合现代的科学技术，来提高中药的质量，减轻中药的毒副作用，扩大中药的使用范围，既满足了临床需要，又保证了用药安全。原卫生部副部长张凤楼曾提笔写下"厚德华硕堂，心正药自真"的题词，对华硕堂按古方炮制加工，逢籽必炒、逢籽必捣的炮制理念加以肯定。

（三）深耕临方炮制

中药饮片临方炮制已有数千年悠久历史，是中药炮制的一大特色。狭义的临方炮制是指根据医师开具的处方要求，按照中国药典现行版及各地《中药饮片炮制规范》等规定，直接在医疗机构内，临时将中药材或中药饮片进行炮制加工和使用的制药技术[6-7]。

中医在诊疗疾病过程中讲究辨证论治、因病施治、随方组药，尤其强调个体特征，因此为保证治疗效果，对于中药饮片炮制方法也提出了较高的要求。

中药临方炮制是最能体现个体化服务的特点，既可保证中药饮片质量，适应中医辨证施治的用药需求，又可降低药物的毒性与刺激性，提高中药临床疗效。

目前医疗机构中药房配方使用的中药饮片，大都由中药饮片生产企业供应，但由于中药饮片的炮制品种较多、无法备齐，势必不能满足临床调配的需要。同时，部分中药饮片因需求量较小、价格高、成品存储要求较高等因素，不适宜采用规模化方式进行生产，市场供应缺乏。因此，中药饮片的临方炮制就显得尤为重要。华硕堂多年来一直注重中药饮片炮制，经常邀请专家和有经验的老药工亲自传授炮制工艺，提高工作人员业务水平，解决了中医药临床实践中对用量极少且市场供应小的饮片、临用时须捣碎饮片、须鲜药入药饮片的需求问题，提高了中医药的临床疗效，受到广大患者的高度美誉。

（四）自建真假中药标本陈列室

制假的中药不仅影响药材发挥应有的疗效，严重危害到患者的健康，而且阻碍了中医药事业的振兴。据有关部门的不完全统计，目前有达 100 多种的常见中药伪劣品在中药市场上流通，并且随着科学技术的持续发展，中药伪劣制品的技术也逐渐提升，给中药市场带来了极其恶劣的影响[8]。

为捍卫中医药文化，守卫大众健康，华硕堂自建真假中药标本陈列室。陈列室内共设浸制标本展示区、蜡叶标本展示区、真伪优劣展示区以及中药药材展示区四个展区。百余种药材与经过特殊处理的假中药摆放在一起供市民参观、认知，同时华硕堂的员工还义务为百姓讲解如何辨别真假中药，不仅形象地展示了中药真伪优劣存在的差异，也让老百姓更清楚直观地看到中药材的真实质量，帮助老百姓提高识假辨假的能力以及增强老百姓的打假意识。如今，华硕堂中医馆不仅成为越来越受老百姓信任的中医馆，而且成为宣传中医药知识，弘扬中医药文化的科普基地。

三、创新智慧中药房，开展个性化煎药

2018 年 11 月，国家卫生健康委员会、国家中医药管理局在联合下发的《关于加快药学服务高质量发展的意见》中明确提出，要探索推进医院"智慧中药房"，充分利用信息化手段，缩短患者等候时间，并保障用药安全等。传统的中药煎煮，受到药物浸泡时间、煎煮时长、煎煮方法以及操作人中医素养等因素的影响，难以把控汤剂质量，会对临床疗效产生影响。同时，传统中药煎煮还存在效率慢、等候时间长等诸多问题。华硕堂中医馆与时俱进，积极践行国家出台的政策方针，2021 年在高新馆开发出了智慧中药房。

（一）智慧中药房的搭建

智慧中药房服务平台包括药品电子处方流转系统、全程二维码识别管理系统、药品电子处方审核与调剂系统、智能化煎药控制系统和智慧药方配送管理系统等[9]。华硕堂中医馆新启用的智慧中药房通过互联网和物联网的优势嫁接，实现了全流程的智能化控制。智慧中药房煎煮中心具有高效性、创新性、可控制性、可管理性、可溯源性五大优势。所采用机器是高压密闭机器，对传统的煎药方式进行了优化，确保中药煎煮质量，达到了让患者放心就诊、放心用药的目的。智慧中药房利用计算机和高压密闭煎药机信息对接，让患者通过一个简单的二维码可以做到对接方、审核、调剂、复核、浸泡、煎煮、包装、快递发送等整个流程的可视化监督。同时，智慧中药房的搭建实现了患者的监督反馈，反向促使医馆服务质量不断提升。

（二）智慧中药房的意义

设立智慧中药房的意义在于：首先可追溯性强，在传统的煎药基础上，华硕堂中医馆优化提升了电子处方的审核与调剂系统，煎药系统以及配送系统等，对于每张处方的处方人、审方人、复核人、调配人、煎药人、煎药机、浸泡时间、煎煮模式、煎药时间以及包装机、包装人等都可以追溯到，保证了时间的高效性以及用药的安全性；其次在针对药方调剂工作上，初步实现了流程化、信息化以及自动化，不仅简化了调配环节，优化了资源配置，提高了工作效率，而且减轻了药师的体力劳动，杜绝了调配差错的概率，并且大幅缩短了患者排队取药时间，有利于减少医患纠纷发生[10]，打造和谐的医馆环境；最后华硕堂中医馆优化了配送服务，选择了又快又安全的顺丰物流，提高药物配送的时效，扩大了服务范围，有效地解决了外地患者吃药难的问题，保证患者第一时间能够收到煎煮好的中药。

华硕堂中医馆信息化智慧中药房的创建，不仅能够满足患者的需求，解决患者煎药问题，同时还为传统的中医药插上了科技的翅膀，提高了中药施治的规范性和便捷性。智慧中药房启用后，还可与其他中医院、中医馆共享，为全社会服务。

四、重视文化传承，举办黄元御文化节

华硕堂中医馆秉承仁爱、精诚的核心价值观，致力于中医药文化传播。为传承黄元御精神，发扬光大黄元御中医药文化，继承黄元御的医学著作、经典名方等，华硕堂中医馆连续几年举办了黄元御文化节，以此来缅怀黄元御前辈的一生。每年中医药文化节都有来自全国各地的国医大师、中药企业家、中医临床专家等参会，不仅加快了信息的交流和传播，促进了中医药事业的高质量发展，而且展示了黄元御故里的文化魅力。黄元御中医药文化节成为中医药领域从业人士交流的盛会，代表了传统中医国粹与现代中医技术交流发展的新趋势。

2019 年黄元御中医药文化节以"传承发展中医药，服务保障人民健康"为主题，开设了黄元御中医药成就展、中医药画展、各镇街特色及中医适宜技术展、名中医义诊、中药材展、合作社及客商药食同源展、膏方制作展等展区，文化节期间还将举办中医药合作协议签订仪式、中医药传承与发展高峰论坛、中药材展示馆筹建等系列活动。2020 年黄元御中医药文化节以"传承精华，守正创新"为主题。该届文化节积极响应国家号召，努力推动本地中医药振兴发展。2021 年黄元御中医药文化节受疫情的影响，首次以"云上中医药文化节"的形式开幕亮相，以"振兴中医中药，助理健康中国"为主题。该届文化节不仅采取线上办会的新形式，而且展会内容丰富多彩，整个展厅是采用中式传统建筑的风格，并且融入了黄元御文化、中医中药以及徽派建筑元素。此外，文化节把医馆主打的中医药产品以及相关技术带到了群众面前，让群众共享中医药传承发展带来的新成果。

为进一步弘扬中医文化，培养青少年对祖国文化以及中医文化的热爱和认同，华硕堂中医馆利用暑假期间面向全市中小学生开展了"我和国学的故事"活动。华硕堂中医馆的员工带领全市中小学生参观了中医馆标本室、中药材种植基地、华仁中药药材仓库等。通过研学活动设立的丰富体验环节，激发同学们对中医的热爱，培养他们对中医药文化的认同感。这不仅让中小学生进一步

认识了中医中药，而且也有利于促进中医药文化传承与发扬。

五、树立特色品牌，研发健康产品

中医药学包含着中华民族几千年的健康养生理念及其实践经验，是中华民族的瑰宝。如今随着社会经济的发展，人民生活水平的提高，人们对于身心健康也越来越重视。《"健康中国2030"规划纲要》中明确指出要充分发挥中医药优势，提高中医药服务能力，突出中医药对健康保障的重要作用。在黄元御中医精神的鼓舞下，华硕堂中医馆为将中医药文化发扬光大，勇担历史责任，重新塑造"黄元御"品牌，传承黄元御精神，造福子孙后代。

黄元御是清代著名医学家、尊经派的代表人，继承和发展了博大精深的祖国传统医学理论，乾隆皇帝亲书"妙悟岐黄"褒扬其精湛的医术。华硕堂中医馆重新塑造了"黄元御"品牌，将传统中医药理论与现代养生相结合，秉承"优质、创新、健康、有机、时尚"的理念，推出黄元御系列产品百余款。其中，黄芽汤系《四圣心源》第一方，全方仅人参、炙甘草、茯苓等四味药组成，其书中记载到"中气者，和济水火之机，升降金木之轴，道家谓之黄婆"[11]。华硕堂中医馆继承黄元御精神，对黄芽汤方潜心钻研，精选"道地药材"，反复炮制，匠心制作，终成"黄元御"黄芽汤组合茶与代用茶。此外，"黄元御"品牌下还设一系列医药产品，包括九制黄精、古法玉竹、黄精茶、薏苡仁、茯苓粉、灵芝粉、蒲公英茶、丹参粉、红参粉等系列产品，都是精选"道地药材"反复炮制而成。

华硕堂中医馆还结合华仁中药种植基地，培育"华金六号"金银花等优质品种，产品是以100%天然花草果蔬植物原料，用传统美食工艺结合现代食品生产技术，采用物理加工工艺与科学合理配方配制而成。同时华硕堂中医馆开发了"药食同源"系列产品。早在《黄帝内经》中就有了关于"食养"的记载"谷肉果菜，食养尽之"[12]。古代医家将中药的"四性""五味"理论运用到食物之中，将药材与食材完美结合在一起，华硕堂中医馆深谙中医药理论，研发出众多"药食同源"的健康产品，让本地民众体验到中医食养的魅力。

华硕堂中医馆自成立以来，始终坚持质量第一的原则，以绿色、健康为主的经营理念，时刻保持优选货源，增强一流服务意识，打造良好信誉，更好地为患者提供优质量的健康产品，精心打造让患者满意的健康品牌。

六、开展公益捐赠，服务民生大众

华硕堂中医馆秉承中医"治未病"的理念，致力于宣传中医健康理念，长期为大众提供中医医疗和中医养生服务，并先后开展了多次免费就医、免费送药的公益活动，以精湛的医术、道地的药材以及仁德博爱，赢得了当地市民的赞誉。

（一）创办多支志愿者服务队伍

华硕堂所创办的爱心义诊堂、星火义工队、社区志愿服务小队等多支志愿者队伍，常年开展各类公益活动，先后进行 562 次义诊活动。如高考期间为考生准备绿豆汤，在暑期组织学生志愿者研学活动等。

华硕堂中医馆的每次义诊活动都是多位知名老中医亲力亲为，现场义诊的内容包括中医咨询、中医问诊、推拿保健等。医馆注重疾病治疗与健康管理，宣传"未病先防、既病防病、瘥后防复"的治未病理念，并且倡导"法于阴阳，和于术数，食饮有节，起居有常，不妄作劳"的健康生活方式[13]。比如，现场的中医专家们不仅认真细致地为人们诊疗，而且指导人们正确认识自己的疾病，并结合人们日常的生活习惯讲解一些中医调理和预防保健养生知识，帮助人们养成健康的生活方式和生活习惯。

义诊活动给中医和老百姓之间搭建了一个良好的沟通平台，不仅向老百姓宣传了中医理念，让其学习更多中医养生的知识，促进中医健康观念的传播，切实改变老百姓不良的生活方式，而且有利于宣传中医药文化，推广本医馆的专家，同时也有利于推广自己的品牌[3]。

（二）举办腊八节施粥赠送活动

粥香飘社区，仁心暖腊八。腊八节在我国有着悠久的历史传统，所以在这一天，我国大多数地区都有喜食腊八粥的习俗。华硕堂中医馆连续 6 年举办了腊八节施粥赠送活动。每年腊八节，该馆都会精心熬上几锅热气腾腾的腊八粥，供路人免费食用，目前已经累计赠送 6 万份。一碗碗香浓的腊八粥，传递了中华民族五千年传统文化，传播了爱心，传递了医馆与百姓彼此之间的一种关心和祝福。

腊八粥的材料决定了腊八粥的美味和营养，不同地区制作腊八粥的用料稍有不同，但基本上是由大米、糯米、紫米、薏米等谷类，红豆、黄豆、豇豆、绿豆等豆类，以及红枣、核桃仁、花生、葡萄干、莲子等干果组成，不仅是小寒节气美食，更兼具保养脾胃的养生功效[14]。华硕堂中医馆注重食材品质、食疗效果，对腊八粥配料相当讲究。该馆在秉承了传统腊八粥用料的基础上又加入了茯苓、莲子、百合、枸杞、山药、桂圆等 20 多味"道地药材"、食材，并加入了山泉水，精心熬制成了腊八中药养生粥。每年腊八节这一天，随着一锅锅热气腾腾的腊八粥出炉，医馆员工忙得不可开交。他们一边维持秩序，一边分发腊八粥。活动现场熙熙攘攘，人头攒动。腊八在小寒节气前后，此时吃一碗营养丰富的腊八粥，既能促进食欲，又可以增加机体热量，起到补气、安神、养血、暖胃、祛寒之功。

（三）组织传统节日慰问活动

端午节、重阳节等传统节日是中华优秀传统文化的重要组成部分，是中华民族独特的文化记忆，是古代先贤留下来的宝贵遗产。华硕堂中医馆每年组织重大传统节日的慰问活动，旨在激发人民的民族文化认同感，传承和发扬我国优秀的传统文化。

每逢端午节、重阳节等重大节日，华硕堂都会定期为社区老党员、社会特殊群体赠送中药保健品、足浴盆、慰问金等，不仅可以滋养人们的民族文化精神，而且弘扬了中医药文化。此外，在端午节这一天，华硕堂中医馆为群众开展一场端午节中医文化及民俗体验之旅，除吃粽子、赛龙舟等传统民俗活动外，还包括了画王字、赠香囊以及义诊三项。在孩子的额头上点一个"王"字，俗称画额，一借雄黄之力以驱毒，二借百兽之王以镇邪，寓意"百毒不侵"。华硕堂中医馆提供的香囊是采用彩色绸缎，掺和着山艾、细辛、甘松、白芷等中药粉特制而成，具有辟秽悦神、开窍醒神之功，深受人们的喜爱。

（四）参与国内外新冠肺炎疫情的捐献

2022 年 4 月，世界卫生组织发布《世界卫生组织中医药救治新冠肺炎专家评估会报告》明确肯定了中医药救治新冠肺炎的有效性和安全性，充分肯定了中医药在抗击新冠肺炎疫情中发挥的重要作用，并鼓励世界卫生组织会员国在其卫生保健系统和监督框架内考虑使用中医药治疗新冠的可能性，以此更好地护卫世界各国人民的健康。

2020 年 3 月，在国外新冠肺炎疫情日益严重的情况下，华硕堂中医馆将 5000 余副"湖北一号方"预防代茶饮、500 个"国医大师王琦院士防疫处方"中药香囊以及 100 套医用防护服无偿捐赠给伊朗，为伊朗抗击新冠肺炎疫情出一份力。

在面对国内新冠肺炎疫情时，华硕堂中医馆熬制 20000 余袋预防中药，免费发放给一线防疫工作人员以及小区居民。华硕堂中医馆配置的预防中药是按照潍坊攻克新冠肺炎中医药专家组公布的方案熬制而成，有黄芪、防风、藿香、桔梗、连翘、板蓝根、芦根、甘草 8 味中药，具有益气固表、利咽解毒之功。该防疫配方适合所有人群服用，特别是平时体质虚弱，或者年老体弱、容易外感的人群。

山东潍坊华硕堂中医馆将继续秉承"仁爱、精诚"的核心价值观，坚持"守正创新、服务民生"的经营理念，在全国名老中医的带领下，研制真品质、高质量的药物，致力于中医药文化传播，引导"绿色医药"潮流，为大众提供中医医疗和中医养生服务，更好地满足人们医疗保健的需求，为健康中国以及弘扬中医药文化做出更大的贡献。

参考文献

[1] 李增辉. 如何搭建"中医馆 + 药店"模式班子 [J]. 中国药店，2022（2）：82 - 85.

[2] 于素文. 德仁堂：中医馆的连锁化形态 [J]. 中国药店，2013（3）：41.

[3] 赵安琪. 热潮之下，中医馆经营细节尚需完善 [J]. 中国药店，2017（9）：80 - 81.

[4] 姚杏琴，王鑫昱，蒋维尔. "遵古炮制"中药的优势与不足 [J]. 中医药管理杂志，2018，26（16）：183 - 184.

[5] 王冰. 灵枢经 [M]. 彭建中，点校. 沈阳：辽宁科学技术出版社，1997.

[6] 王薇，张义生，石新华，等. 医疗机构临方炮制技术初探 [J]. 中国药师，

2018，21（5）：904-907.

［7］李璐瑒，郭桂明，钟赣生．浅析临方炮制在临床中药学中的重要性［J］．北京中医药，2019，38（2）：165-168.

［8］赵丽，杨蓉．中药饮片的真假鉴别研究［J］．大家健康（学术版），2013，7（6）：35.

［9］钟燕珠，李辉诚，区炳雄，等．基于"互联网＋中医药"背景下我院智慧药房管理模式的建立及实践［J］．中国药房，2019，30（18）：2460-2468.

［10］何畅，王子豪，李铜印．"互联网＋医疗"背景下中医院门诊智慧药房建设探讨［J］．医学信息学杂志，2019，40（8）：20-23.

［11］黄元御．四圣心源［M］．孙洽熙，校注．北京：中国中医药出版社，2009.

［12］田代华．黄帝内经素问［M］．北京：人民卫生出版社，2005.

［13］李晨光，温川飙，权可富．"智慧医馆"助力传承国医国粹——记成都中医药大学国医馆"互联网＋名中医"行动［J］．智慧中国，2020（7）：68-69.

［14］李典．腊八粥食材有讲究［J］．食品与健康，2014（01）：22.

伍　医馆经验篇

HB. 21 河北省廊坊市文安清晏堂中医诊所发展经验与启示

王柳青[①]　尚　洁[②]

摘　要：国家重视发挥中医药在基层服务中的作用，着力推进基层医疗规范健康可持续发展。中医馆在基层如能够提供高质量、特色化的健康服务，中医药将逐渐成为基层健康服务的中坚力量。现以河北省廊坊市文安清晏堂中医诊所为例，通过对该医馆在筹备设立、统筹布局、服务核心、运营情况和发展瓶颈以及未来发展方向等诸多方面展开多角度的调研、深层次的剖析。着重剖析中医馆运营的影响因素，对该医馆筹备及发展现状进行客观的评价，对该医馆现存发展瓶颈与未来发展方向展开合理剖析与预测，以期对基层医疗机构的发展提供经验，为基层中医药事业的良性发展提供借鉴。

关键词：中医馆；县域；经验

引言

中华人民共和国国家卫生健康委员会网站（http：//www. nhc. gov. cn/）显示，截至 2020 年底，85.38% 的社区卫生服务中心和 80.14% 的乡镇卫生院设置了中医馆，中医馆总数约 3.63 万个。2017 年 7 月 1 日起《中华人民共和国中医药法》实施，其中第十三条规定：国家支持社会力量举办中医医疗机

---

① 王柳青，女，中医学博士，副研究员，中国中医科学院硕士研究生导师。研究方向：民间传统医药知识保护，中医医史文献和中医文化传播。

② 尚洁，女，针灸推拿学硕士，主治医师，中国中医药出版社编辑。研究方向：中医科普与文化传播，针灸促进女性生殖健康。

构。社会力量举办的中医医疗机构在准入、执业、基本医疗保险、科研教学、医务人员职称评定等方面享有与政府举办的中医医疗机构同等的权利。相关部门也进一步提出，优化社会办医建设发展的政策环境，促进社会办医规范健康可持续发展，为中医馆的生存和发展提供更大的空间。

《中共中央国务院关于促进中医药传承创新发展的意见》提出：以信息化支撑服务体系建设。实施"互联网＋中医药健康服务"行动，建立以中医电子病历、电子处方等为重点的基础数据库，鼓励依托医疗机构发展互联网中医医院，开发中医智能辅助诊疗系统，推动开展线上线下一体化服务和远程医疗服务。优化升级中医馆健康信息平台，扩大联通范围。落实医院信息化建设标准与规范要求，推进中医医院及中医馆健康信息平台规范接入全民健康信息平台。

《"十四五"中医药发展规划》中提出：构建符合中医药特点的人才培养模式，发展中医药师承教育，建立高年资中医医师带徒制度，与职称评审、评优评先等挂钩，持续推进全国名老中医药专家传承工作室、全国基层名老中医药专家传承工作室建设。按照"下得去、留得住、用得上"的要求，加强基层中医药人才队伍建设，根据需求合理确定中医专业农村订单定向免费培养医学生规模，在全科医生特岗计划中积极招收中医医师。推广中医药人员"县管乡用"，探索推进轮岗制与职称评审相衔接。适当放宽长期服务基层的中医医师职称晋升条件，表彰奖励评优向基层一线和艰苦地区倾斜，引导中医药人才向基层流动。

国家近年来着力推进中医馆中医药服务的高质量、多样性、特色性全面发展，将基层"中医馆"作为充分体现中医药文化和大医精诚理念的服务模式，在中医整体观念指导下集中设置中医药科室，注重多种方法综合应用，为基层群众提供了个性化的、量身定做的、最适合的诊疗方案，使基层高质量中医药服务更可及、更可得、更方便、更有效地从医院延伸到社区和家庭，方便基层群众就近享受到集医疗、养生、保健、康复等于一体的全链条的中医药高质量综合服务。宣传中医药服务和科普中医文化知识，可提升群众对于中医养生保健理念和方法的认可度，同时，帮助群众增强"每个人是自己健康第一责任人"的理念。并契合中医"治未病"思想，可进一步发挥基层阵地"中医馆"在保障群众"少生病、晚生病、不生病"方面的重要的作用。

一、筹备与设立

（一）前期调研

在医馆设立的前 3 年间，筹备组在当地做了充分的调研，初步调研涉及了周边河北省霸州市人民医院、文安县中医院等公立医疗机构，走访了当地一些企业、卫生主管部门，探讨了医联体、治未病中心、专科团队帮扶等模式。对当地医疗机构，特别是中医医疗机构的现状、困境和老百姓的就医需求做了初步的了解。

在当地，公立医院所面临的困境：①当地医院发展需求与当地财政投入存在较大缝隙；②公立中医医院的硬件投入不能与人才培养投入相适应；③中医院的中医特色弱化，造成与当地人民医院（西医院）同质化竞争；④当地民众对当地县级医疗机构认可度不高，倾向于向中心城市转诊；⑤门诊医保覆盖率不高。

当地民营医疗机构所面临的困境：①缺乏具有一定学历层次的医生；②缺乏中药饮片质控，合规率较低；③经营管理水平限制门诊量的增长；④患者对综合认可度较低，仅对专门大夫和病症的诊疗具有一定认可度；⑤存在多方面的合规风险，包括药房调剂、医疗废物处理、院感防疫、项目范围、医技资质等方面。

（二）前期临床实践

在设立前 3 年，筹备组选派中医师在当地公立和私立医疗机构多点备案执业，深入了解当地民众就医特点和就医习惯。在此期间，筹备组选派北京三甲中医院具有博士学位的副主任医师保持每周一次的门诊连续超过 1 年时间。当地民众就医特点和习惯包括：①对医师所在地区主执业机构和学历层次资历等较为关注，认可程度较高。例如，患者预约挂号的理由多为"想看一下北京大医院的博士医生或者主任级别的医生""我没什么不舒服，就想找专家摸脉看看"。②对医师的资历较为关注，认可程度较高。例如，来自北京某医院急诊科的退休大夫门诊量要大于同医院中青年内科专家门诊量。③当地民众就医对专科疾病就诊观念弱化，甚至存在看中医但并不想吃中药，多以慢性病疑难病就诊，病程长病史复杂。④较中成药、西药而言，对中药方剂的经济承受能力有限，对挂号费或诊费按专家等级收取并不认可。⑤对药材来源较为关注，对"北京发来的药"较为认可，相对于剂型更关注价格。⑥部分对健康较为关注的患者具有一定的中医养生意识，感觉"换季了，想吃一段时间中药调理一下"，并有去附近大城市就医的习惯。⑦当地方言表达特点会一定程度上影响诊疗过程，例如当地方言"3周"指的是3年，年龄表述为"虚岁"。⑧对用药禁忌十分关注，在就诊后几乎所有患者都会询问是否"忌口"，饭前还是饭后用药，能否饮酒等问题。

（三）选址、室内布局和功能特点

医院选址综合考虑了县城的区域功能布局、进出交通、停车和面积，距进京高速路口约5千米，距当地中医院约0.5千米，紧邻超市、新建商业中心、居民区和沿河景观规划地。可用经营面积600平方米。室内以新中式胡桃木主色调进行装修，一层设立专家诊室区、名优饮片展示区、中药代茶饮和中医文化体验区；二层设立针灸理疗区、VIP诊室；三层设立办公及会议室、中药调剂室等。

中医馆药房依托第三方平台托管，包括中药饮片、配方颗粒、中成药、膏方、贵细饮片等，第三方平台为上市企业，所有药材均有品牌和质量保证，全国中心调剂物流配送，旨在保证药材质量和降低药房维护成本。

建立以互联网为基础的医院信息系统（HIS），设立远程互联网诊疗模块、分级结算模块、医案模块和数据挖掘模块，实现医案数据化、远程互联网复诊和辅助决策。

中药代茶饮和中医文化体验区兼具有中医药科普、文化交流、社交等功能，提供健康体检、医疗保险等其他第三方平台业务的洽谈场所。

二、运营情况

（一）宣传

根据当地民众信息关注特点，前期主要采取社群形式进行宣传。依托医馆设立前筹备组派驻医师所形成的一定的声誉及当地口碑相传建立微信群，定时发布出诊信息。中医馆摆放易拉宝，设置电子宣传屏幕，播放相关海报及视频。适时以义诊等形式开展进一步的宣传工作和其他新媒体平台宣传工作。

（二）项目开展

1. 建立诊疗团队

利用学会及北京优势资源建立以中国中医科学院硕博师生为核心的诊疗团队，核心成员具有博士研究生学历学位、副主任医师以上临床技术职称和10年以上或三甲医院行医经历，团队成员还包括中级临床技术职称骨干，师承两院院士、国医大师、岐黄学者、首都名中医的硕博士研究生，涵盖中医内科、针灸推拿、中医妇科、中医外科、中医骨伤、中医儿科、中医五官科等多个学科专业和人才梯队层次。

2. 建立诊疗专题

围绕当地常见病多发病设立诊疗专题，如2型糖尿病及代谢障碍专题、内分泌失调及睡眠障碍专题、亚健康专题、中医脾胃病专题、疼痛专题、心血管功能疾病专题等。制定协定处方随证加减。

3. 建立诊疗及随访流程

建立预约、就诊引导、病案登记、就诊、用药指导、随访流程，安排专职医助协同医生执行完整诊疗流程，使医生能够全心贯注地进行疾病的诊察与处方用药，从而提高诊疗质量和患者的依从性。

4. 开展针灸理疗服务

围绕当地常见病多发病，结合医师出诊安排梳理针灸适应症，引入三伏贴疗法、蒙医熏蒸法、马氏温灸法、耳穴迷走神经刺激等多种特色疗法，针对季节性哮喘及过敏性鼻炎、慢性功能性脏腑疾病、失眠、糖调节异常、焦虑、梅尼埃综合征、颈肩腰腿疼痛等进行综合特色诊疗。

5. 代茶饮和草药酒

依托优势资源梳理清代宫廷代茶饮医案开发贵细饮片代茶饮及草药酒配方。围绕常见亚健康和体质选取贵细饮片调配组成中药代茶饮（礼盒装）和草药酒方，附以中药代茶饮历史源流和典故，传播中医养生理念和中药文化。

三、存在问题及发展方向

（一）存在问题

1. 门诊量

得益于前期的口碑积累和当地的支持和宣传，成立初期医馆门诊量即达到每门诊单元25人次（门诊单元以每专家半天出诊时长计），平均每周患者支付药费400元左右，复诊率在87%，2诊诊结率在63%，4诊诊结率在81%。半年随访治愈率在83%。按照门诊单元计，预计门诊量达到30人次时，医师诊疗能力开始达到饱和，尚可达到较高质量的诊疗感受，如门诊量超过50人次即出现诊疗时长不足，患者诊疗感受满意度下降，医师较为疲惫等情况，且需要医助较好的组织配合。因药房采用中心药房形式，暂不涉及调剂工作障碍。因此，门诊量受限于诊疗模式存在"天花板"。

2. 交通

医馆距离G3高速出口及S3901高速出口均不超过5千米，距离北京二环路130千米，出京到达医馆约1小时40分钟。但是，返京因存在进京检查，高峰时段返京时间可达3小时以上，高峰时段进京检查排队时长可达2小时以上。周边高铁站较少，一般高铁到达站为霸州高铁诸站，距离医馆约为50分钟车程。因存在交通时长，则在京医师出诊须更多地采用预约诊疗形式以降低交通时间成本。

3. 防疫

医馆建立之初即遭遇新型冠状病毒流行，自新冠肺炎疫情防控常态化以来又遭遇2021年末至2022年上半年河北廊坊与北京疫情交替出现，进出京严格管控等情况，非正常营业时间长达7个月。因此，控制经营成本、实行远程互联网复诊是新冠肺炎疫情防控常态化时期的关键。

4. 适应当地政治经济和民俗

当地政治经济及民俗具有当地特点，尚不能简单照搬某地经营建设模式进行复制，例如在医馆设施建设和配备上应当严格监理和监督，防止施工资质不齐备、施工质量不达标及合同履约不到位的情况，也应注意与当地主管部门的沟通避免非恶意违规情况的发生，合理预算经营外成本。

（二）发展方向

1. 连锁经营

以本医馆为例，经营成本的主要部分是房租成本、装修折旧和人员工资成本，因不设独立药房，则不存在药房维护成本。医生团队尚有冗余的兼职时间，标准化诊疗流程和模式下开展连锁经营可进一步降低房租和装修折旧成本的比例，提高整体收益率。

2. 中心药房

经调研，中药房的运维成本在整个中医医疗机构经营成本中占有较大比例，中药材销售的收益也是中医馆收益的重要组成部分，其中药饮片的进销、存储、报废和调剂等均有较为严格的法规要求，调剂前后的整个流程质量控制是难点也是保证医生处方疗效的重要方面。依托中心药房调剂和物流配送是中医馆未来发展的方向，即一个中心药房负责多个医馆的中药调剂配送服务，以摊薄质控和监管成本。

3. 以互联网为基础的信息化管理平台

传统医院管理 HIS 以局域网为基础搭建，适应综合医院的各项运营管理模块，对于单体中医馆。传统医院管理 HIS 存在功能冗余，操作界面繁复，医馆间不能互通互联信息共享等问题。在实践中医师宁可使用传统纸质处方由专门医助键入也难以接受不同的 HIS。因此，依托互联网系统搭建适应中医馆诊疗流程的信息化管理平台是未来发展的趋势，其基本逻辑是设立中医馆和中心药房两个独立模块，医生在中医馆提交处方，中心药房进行信息整合反馈至中医馆、物流配送和患者本人。

4. 科普和文化传播

医馆的医师团队在科普作品出版和中医文化研究方面著述丰富，已经出版的科普读物多达几十种，因此在医馆的空间里中医科普成为一个特色项目。通过中医科普和中医文化传播可以更好地扩大中医馆本身的知名度和影响力，这同样履行了国家所倡导的社会责任。另外，在中医文化空间里同样可以嫁接高端体检、商业医疗保险等第三方增值服务。

5. 产品开发

医馆的产品开发围绕清宫贵细饮片代茶饮和药酒方进行，也会围绕药枕香囊等中医药传统产品及可穿戴类设备产品进行研发。

6. 团队赋能

医馆在短时间内依托优质的医师团队，在疫情的困境中迅速达到了良好的经营状态是跟团队的高效协作与扎实的疗效分不开的。诊疗流程和管理流程的标准化使得本医馆团队能够为有需求机构赋能，以团队支持或者加盟经营的方式联合开展中医药服务。

HB.22 从重庆九龄嘉中医馆品牌创新视角看社会办中医馆发展路径

何　静① 吴　芳② 侯　荣③

摘　要： 了解重庆九龄嘉中医馆品牌构建现状及面临的困难，探讨社会办医馆未来发展路径。通过对比九龄嘉中医馆与传统中医馆在品牌标识（商标、LOGO 设计、门店选址、空间布置、服饰设计）、管理模式上的不同，阐述新时代满足不同受众群体审美需求和强化品牌认知的重要性。在新的消费理念下，品牌构建对新时代社会办中医馆发展意义重大，中医馆形象、设施、服务质量、营销方式和管理方式是品牌资产的关键驱动因素。中医馆构建品牌与维系受众关系面临着自然因素（如新冠肺炎疫情）和特色项目开展少、资金短缺融资难、人才引进难、员工培育难、患者转诊难、医馆信息化建设难等发展瓶颈。建议在机遇和挑战并存的现代医学和市场经济竞争环境中，社会办中医机构要在政策利好的大环境下实现企业的可持续发展需要创新营销方法，运用现代企业管理方法积极构建并强化与受众关系，为新生代的中医思维塑形；通过内培、教带、引进、校企合作等方法解决人才引进和员工培育难问题；通过院（医院）企合作打通转诊难问题；开展加盟商计划，鼓励员工参与加盟。结合本馆实际创新管理模式，提供差异化服务（增加特色项目）；强化新媒体利用率，扩大品牌传播面。

关键词： 品牌构建；创新；定位；受众行为；发展路径

① 何静：工商管理硕士，重庆九龄嘉诊所管理有限责任公司董事长，四川大学华西医院管理 EMBA。研究方向：医院管理。
② 吴芳：新闻与传播硕士，中南财经政法大学。研究方向：新媒体。
③ 侯荣：大专，重庆九龄嘉诊所管理有限责任公司总经理。

伍　医馆经验篇

引言

品牌是企业的无形资产，是企业发展的内驱力，建构品牌对企业发展意义重大。目前，我国市场上口碑较好的中医品牌屈指可数。为推动中医药发展和传承，国务院、国家卫生健康委员会（简称国家卫健委）和国家中医药管理局出台了多项政策鼓励和引导中医药事业发展。其中，在《中共中央国务院关于促进中医药传承创新发展的意见》中明确提出要"大力发展中医诊所、门诊部和特色专科医院，鼓励连锁经营"。社会办中医机构作为中医药发展的重要组成部分在各项利好政策的加持下得到大力发展，数量逐年增长。

重庆九龄嘉中医馆（简称"九龄嘉"）响应政策号召于2020年成立，其母公司为重庆九龄嘉诊所管理有限责任公司，是一家由重庆市两江新区社会发展局批准成立的民营连锁医疗机构。目前，九龄嘉中医馆共有直营店3家，历经两年的探索发展，门店经营已逐步走上正轨，处于持续盈利状态。本文选取重庆九龄嘉中医馆为研究对象，主要原因是相比传统的社会办中医馆，九龄嘉中医馆在品牌构建方面具有一定创新性，并通过现代经营管理方法打造了一家新式的社会办中医馆品牌，实现了企业的可持续发展，有值得其他社会办中医馆借鉴之处。

一、重庆九龄嘉中医馆品牌创新与定位

（一）品牌创新

1. 品牌标识创新

品牌标识是指品牌的外在形象，包括"名称、标记、符号或设计，是受众用来识别一个企业的产品或服务，并使之与竞争对手区分开来的特征"[1]。传统社会办中医馆在品牌标识上往往呈现出朴素的个性，门店设计和装饰大致相同，加上同质的产品和服务，受众在不同门店进行消费时并不能感受到不同品牌间的区别。为与传统社会办中医馆在外形上区分开来，九龄嘉在品牌标识如商标、

LOGO 设计、门店选址、空间布置、服饰设计等外在形象上进行了精心设计。

（1）商标权注册。商标是识别商品或服务来源的标志，经营者使用商标是为了与他人相同或类似的商品或服务相区别，受众则通过商标获得有关商品或服务质量和价格的信息，可以购买到自己想要的商品。[2]

为将九龄嘉中医馆打造成新时代具有影响力的新式中医品牌，公司在创立之初便将"九龄嘉"（见图 1）注册了商标。（九龄嘉释义："九龄"典出《礼记注疏》卷二十〈文王世子〉，指九十岁，意为高寿，另亦有指九岁，喻幼童；"嘉"嘉释善、美也。九龄嘉寓以温暖药力，易人之福寿。）

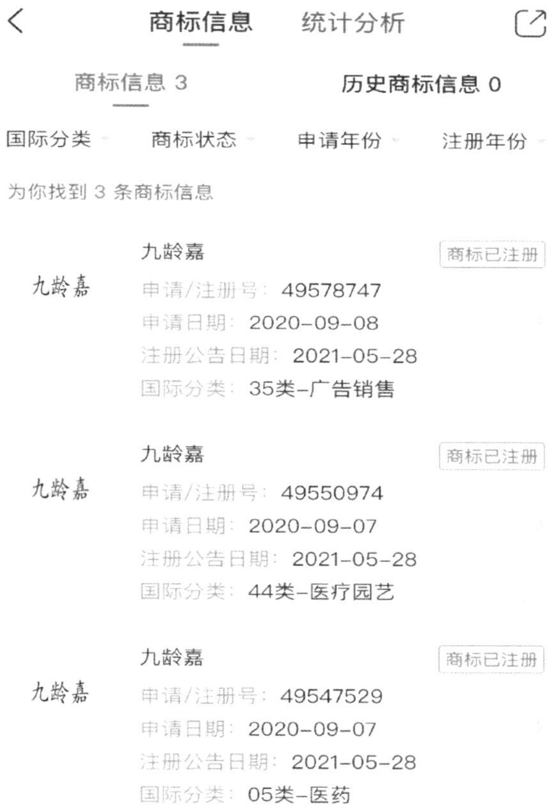

图 1　九龄嘉商标注册（图片来源：天眼查 App）

（2）九龄嘉中医馆 LOGO 设计。融合中医与中华文化，辨识度高。九龄嘉中医馆选取了"九"字为设计主视觉元素，色彩为红色（见图 2）。视觉设计上将"九"简化成优美简洁的弧线，以点寓意中医人体经络穴位，二者巧妙结合，形成独特的视觉符号，同时配以经过设计的书法字体，整体 LOGO 简洁、易于记忆和传播，具有较强的品牌可视化战略意义。

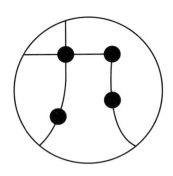

图 2　九龄嘉 LOGO

（3）门店选址。不同的地区有不同的社会环境、人口状况、地理环境、交通条件、市政规划等特点，它们分别制约着其所在地区的门店受众来源及特点和门店对经营的商品种类、价格制定、经营策略选择等多方面的因素。所以在确定店址之前，必须进行带有预见性的考虑。店址选择得当，就意味着店铺享有"地利"优势。同行业店铺之间，在规模相当、商品构成、经营服务水平基本相同的情况下，店址的重要性就显得尤为明显。九龄嘉中医馆秉承"弘扬中医文化，引领社区中医发展"的宗旨，坚持"方便受众"的原则，将三家店址安置在了常住人口最多的渝北区（渝北区隶属重庆市下辖的副省级新区、国家级新区：两江新区。据重庆市第七次人口普查结果显示，渝北区常住人口为 2191493 人，男性占比 50.02%，女性占比 49.98%，年龄结构中 0 ~ 14 岁占比 14.96%，15 ~ 59 岁占比 68.64%，60 岁以上占比 16.4%，65 岁以上占比 12.10%。渝北区是重庆九大主城区中人口规模最大，GDP 排名第一的城区）。九龄嘉中医馆第一家店位于渝北区湖彩路 63 号，第二家店位于渝北区怡景路 88 号，第三家店位于渝北区悦华路 9 号，三个地址均处人口密集型社区。

（4）门店空间布置：九龄嘉旨在打造安全舒适的会所式体验区。所有门店空间风格统一定为新中式（见图 3 和图 4）。以温馨的原木色作为空间的主色调，打破人们对传统中医棕红色系固有的沉闷认知，让患者置身于空间时感到舒适与放松。

作为一个综合性医疗空间，九龄嘉中医馆所有门店在空间规划上统一设置，整个区域为 U 形设计，主要分为休闲等候区、中医药诊疗区、康养 VIP 区和儿童游乐区。为带给患者更加安全与舒心的就诊体验，保护患者隐私，每间诊室都是单间设置。而小儿推拿区则是开放设置，配以充满童趣的装饰和暖色调（见图 5 和图 6），以便缓解儿童推拿时的焦虑，便于家长实时了解孩子的治疗过程。

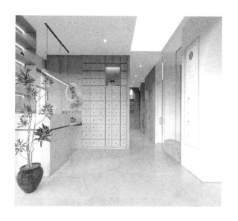

图3　门店空间1

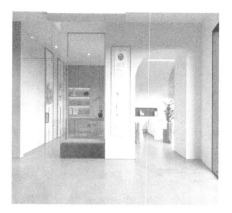

图4　门店空间2

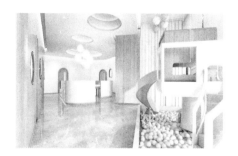

图5　儿童区1

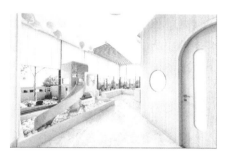

图6　儿童区2

（5）服饰设计。新颖时尚的工作服体现九龄嘉中医馆推陈出新的现代化思维。工作服是员工穿在身上的文化，是企业经营活动外现的载体之一。九龄嘉中医馆现有医护工作服名叫"悬壶济世"（见图7）。该工作服与现行西医的白大褂有较大的区别，此款工作服在设计上融入了大量的中华文化元素，具有较强的品牌辨识度；借鉴了中式服装立领的特点并加以细微变化，右胸三条绣花线以传统绣花纹样为基础，结合现代医疗特征，不仅美观，还可区分医护人员职称；左侧口袋上方绣有医馆名称；左侧袖臂上绣有

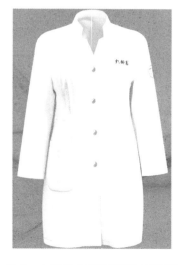

图7　九龄嘉"悬壶济世"工作服

伍　医馆经验篇

红色九龄嘉品牌 LOGO；纽扣则以中医的阴阳五行为基础进行精细雕琢来体现中医特色。

2. 品牌管理模式创新

随着"互联网＋"时代的到来，企业对品牌管理的掌控力已经大不如前，越来越多的受众通过互联网摆脱了过去难以掌握信息的被动地位，受众的影响力不断提升；也因为使用共同的产品受众打破身份、地位、地域的限制形成品牌社群；[3]尤其是新生代的受众，不愿被传统束缚，更多追求个性表达，因此创新、定制化的产品和服务更被受众青睐。

九龄嘉管理模式的创新主要表现打破传统社会办中医馆的家庭式，采取了企业制运营模式，遵循环境 5S 管理，服务流程化管理，操作标准化管理，员工人性化管理的现代化企业管理理念。以能力个性化彰显价值，增强团队意识多维度搭建 90 后、95 后以及 00 后新生代员工的管理体系。将经营与诊治分开管理，让医生能专注于疾病本身的治疗。中药全部采用"道地药材"，货比三家择优选择，每批次药材需从药材色泽、形状、大小、质地、气味、效果进行比对；严格遵照医师处方剂量调剂，严格遵照《中药学》中药熬制过程熬制；转送、熬制、配发严格执行签字确认流程；对用药过程进行回访追踪了解用药情况及疗效评估。采用中医外治方法，聘用中医学、针灸推拿及中医学相关背景人员，严格执行预检分诊、医师面诊、查体评估、治疗方案、治疗、回访、疗效追踪就诊流程，患者三次治疗后科内会诊，七次治疗后多学科会诊。

3. 品牌服务创新

九龄嘉中医馆坚持以客户需求为导向，以优质服务为基础，疾病治疗疗效为核心，安全、方便、高效为助力。免医师问、接诊费，每一位患者在就诊时都有专人全程陪同，随时满足所需，让患者在家门口就能享受到星级的中医医疗服务，高质量的诊治和合理的收费。针对病情复杂、治疗周期较长的患者，结合现代西医开展多学科会诊（MDT）机制，为患者量身定制了多部门多专业的会诊，从心理疏导到生活方式干预全方位地保障来诊患者的就诊体验。感控管理是保障患者就诊安全的重要举措之一，自建立以来，从公司到社区诊所都高度重视感控管理，建立了三级感控管理体系，专人负责、定期培训、专项考核。采用员工自创的"先苦后甜"法，每袋中药附送 1 颗糖（见图 8）；另外每包中药袋上附有"熬药必备"便利贴（见图 9），通过这两种创新方法为患者提供暖心服务。

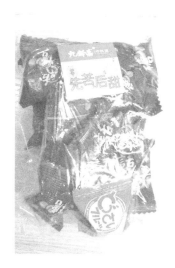
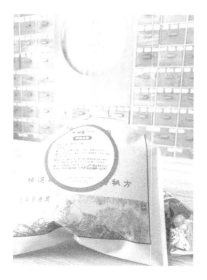

图 8   "先苦后甜"   图 9   煎药便利贴

4. 营销策略创新

营销策略是一个复杂的系统，作为企业引流的重要手段，经营者在实际制定营销策略过程中需要以迎合受众消费需求为基础，并在此基础上确保企业制定的营销策略与市场发展趋势及企业宏观战略目标一致，以科学合理的营销策略推动企业健康发展。[4]具体操作时将企业的文化核心、品牌形象等信息融入市场营销策略中，将品牌定位作为重要的指导因素，提高市场营销策略的正确性。[5]在全民共创品牌时代，决定受众是否信任品牌直接归因于受众对品牌的体验。伯德·施密特认为，体验是受众的一种感受，受众对于商业活动的"体验"是由消费过程中所获得的产品和服务共同构成的，而体验又可以分为感官体验、情感体验、思维体验、行动体验和关联体验五种维度。[6]九龄嘉中医馆在品牌宣传的营销策划中始终坚持以"构建社区健康照护网络，改善社区居民健康状态"为己任，将五个维度的体验综合运用，以此强化受众对本馆品牌的认识和接受，实现将受众从邻居到受众到忠粉的转变。具体营销方法有九龄嘉常年坚持走进社区，举办义诊活动或按照节气和节日参加社区举办的义诊活动（如重阳节参加"九九重阳、九九健康"关爱老人活动等）；定期安排名中医走进社区为患者、群众讲解一些疾病的健康体检、中医防治、养生保健方法和用药注意事项的活动等。

（二）品牌定位

品牌定位是品牌构建的基础，主要包括品牌的自身定位、区域定位、受众群体定位等。

在自身定位问题上，九龄嘉将自身定位为提供中高端产品和服务的供应商，以符合受众对自身身份标识的满足心理。

在服务区域定位问题上，九龄嘉最初将覆盖区域定位在门店周边社区，经过一段时间的发展，接诊区已辐射重庆九龙坡、沙坪坝、江北、南岸、高新、北碚、荣昌、大渡口、开州共九个区，患者来自四川、江苏、福建、广东、西藏、甘肃、浙江、贵州、香港等地区，更有国外（韩国等）患者慕名而来求医。

在受众定位问题上，公司起初根据渝北区的人口结构，将医馆的受众群体定位为中老年人，而经过一段时间的经营，门店受众逐渐以中青年为主，并出现了一人就诊到全家就诊的现象。

综上所述，随着经济的发展和社会环境的变化，人们的消费观念也在不断改变，消费需求层次不断升级，品牌的内涵也随之不断变化。品牌的外在标识构建相对简单并易于模仿，企业要在市场中保持品牌的竞争力需要不断创新服务，建立长期的品牌战略。因此，社会办中医馆品牌的构建与保持需要跟随市场变化不断改进，以符合受众审美和价值需求。

二、重庆九龄嘉企业管理运营复盘

历经两年的经营发展，九龄嘉中医馆在运营策略上不断探索实践，取得了一定的经济回报和品牌口碑效应，但在发展的过程中也存在一些不足之处。下面将从目标与结果对比、发展不足、门诊典型案例分享与发展困境四个方面复盘九龄嘉的发展过程。

（一）目标与结果对比

九龄嘉作为民营的中医诊所管理公司，在创立之初设立了四个发展目标：一是通过盈利实现企业的可持续发展；二是通过可持续发展为中医的传承贡献力量；三是通过可持续发展构建社区健康照护网络，改善社区居民健康状态；四是实现全国连锁经营，打造百年新中医品牌——九龄嘉。历经两年医馆共接诊 25860 人次，完诊 24890 人次，复诊率 35%。九龄嘉中医馆所有门店均已实现盈利，初步实现了可持续化经营。

（二）发展不足

（1）医馆特色诊疗项目数开展较少。目前九龄嘉医馆开展了一人一方的汤剂、丸剂、粉剂、膏方，针灸、推拿、艾灸、点穴、刮痧、泥疗、拔罐、中药熏蒸、贴敷、中频电治疗、微波治疗、耳针、牵引、正骨等 17 项常见中医诊疗项目，特色项目仅 4 项，但与《全国医疗服务价格项目规范（2012 年版）》涉及中医医疗服务项目 337 项相比相去甚远。

（2）中医药人才资源不足。随着医馆就诊人数的不断增加，医护人员常年处于短缺状况。同时，有些医生没有处方权，如校招入职的青年医生，需要在一线工作达到一定年限后才能获取执业医师证；而有些是由师父带徒的医生，也没有执业医生证，一定程度上影响了门店患者的接诊数。

（3）资金短缺，融资困难。虽然国家相关部门出台了很多中医药事业发展的利好政策，但支持社会办中医馆的力度仍然有限。社会办中医馆属微小型企业，从开展到开始盈利需要沉淀至少半年时间，企业负责人和股东们需要投入大量的资金维持医馆前期的运营。而当这类企业想扩大找银行贷款时，银行授信额度极低；社会资本又因这类企业盈利速度慢不屑投资。

（4）医馆对新媒体运用相对滞后。新媒体资源利用方面，目前仅开通了微信公众号、美团，热门新媒体资源如抖音、小红书等还未开发，使得公司品牌传播覆盖面受到一定限制。

（三）门诊典型案例分享

1. 小儿鼻炎、腺样体肥大治疗

患者：汐汐，女，3 岁。2021 年 6 月，因细菌感染，咳嗽流鼻涕，鼻塞打呼、张口呼吸，2021 年 12 月在重庆大学儿童医院礼嘉分院检查诊断为鼻炎、腺样体肥大。经内舒拿、氯雷他定、孟鲁司特等药物治疗后症状缓解。两月前感冒出现咳嗽、流黄浊涕，入睡困难，夜间鼻塞的症状。2022 年 3 月在重庆大学儿童医院通过雾化治疗，用内舒拿，口服鼻渊通窍颗粒，咳嗽缓解，其他症状无明显改善，遂来九龄嘉治疗。经中医赵迪佳诊断为鼻渊，肺经风热型。做出一周4～7手法治疗、一周三次的艾灸盒中药贴、外用生理盐水冲洗鼻腔的诊疗措施。治疗一周后，患儿黄浊涕减少，夜间鼻塞症状有所缓解，咳痰频率降低。两周治疗后，咳嗽症状好转，夜间张口呼吸时间缩短，睡眠质量有所提高。三周后，夜间鼻塞有明显缓解，偶见张口呼吸，基本不影响睡眠，胃口转好。

2. 抑郁失眠症治疗

患者：杨先生，40岁，个体工商户主。10年来，杨先生工作繁忙，精神压力一直很大。再加上近三年的新冠肺炎疫情导致企业经营效益下滑，其外源性精神压力增加，导致长期失眠、焦虑、忧郁。经西医诊治为焦虑抑郁症，采用西药抗焦虑抑郁和镇静安神药物治疗，导致失眠越来越严重，精神压力越来越大，用药量也越用越大，还产生了药物依赖性。杨先生也曾在其他中医馆治疗过，但效果不佳。2022年9月9日杨先生来九龄嘉中医馆求医，老中医徐世人经诊断后辨其为肝气郁滞，肝火扰动而心神不宁导致失眠，遂采用疏肝理气解郁清肝泻火、清心凉肝、镇静养心安神法，内服专门配置的汤剂。一个月后杨先生病情有所好转，逐渐减除西药。

3. 不育不孕症治疗

患者：陈女士，34岁，结婚多年不孕，近两年在多个地方尝试中医、西医调理，效果均不显著。后经朋友介绍到重庆九龄嘉中医馆调理。主治医师章登芝了解到：陈女士由于平时工作繁忙，易怒烦躁焦虑，导致经期疼痛、量少并伴有睡眠质量差，且平时很少运动。根据陈女士自身情况，做出前期以活血化瘀通络，疏肝理气止痛的诊疗措施，内服专门配置汤剂为辅的诊疗措施，经过半年的中药调理及改变生活方式，终于怀孕，之后顺利产子。

以上案例来源于九龄嘉中医馆病案管理系统，案例中医生均为真实姓名。自开馆以来，医馆接诊并治疗成功的案例数不胜数，因篇幅有限不能一一列出。

（四）发展困境

（1）受众缺乏中医思维。受众特别是大多数80后和90后对中医的认识西医化，对社会办中医诊所没有信任度。在网络发达的时代，他们遭遇疾病时，宁可网上搜索治病方法也不愿相信中医良方，而有些中医所判病因和诊疗方法也没有办法向患者解释清楚，受众和中医之间存在着时代的隔阂。

（2）三级转诊困难。一是由于基层中医师人员数量少、水平层参差不齐，导致部分疾病诊断不及时，延误治疗；二是转诊过程中的资源浪费，患者在三级转诊中每个阶段都需要进行一些相关检验检查，其中很多检查存在非必要性或重复性。

（3）员工进修困难。虽然公司制定了相对规范的员工职业规划，通过中医拜师，传、帮、带提升诊断技术能力，但对比中医院而言，医馆接诊的疑难杂症病例稀少，限制了医护吸收外部知识与积累诊疗经验。

（4）新冠肺炎疫情导致门店间接性闭店，不仅在经济上造成一定损失，患者也因不能进行连续治疗而延长了康复时间。

三、重庆九龄嘉中医馆品牌管理优化路径

针对上述发展不足与困境，九龄嘉制定了以下优化策略：

（1）对成功病案进行评估论证，筛选疗效明显、应用广泛的中医医疗服务项目，不断拓展九龄嘉健康服务领域，完善医馆服务项目体系，充分发挥中医治未病服务能力，以进一步挖掘传承中医药精华，及时创新发展中医医疗服务新项目、新技术、新方法。

（2）加强中医药人才的培育与引进。对内培育现有青年医护人员，对外引进中高端中医药人才，双管齐下，以解决门店日益增长的客源与医护人员数不匹配的问题，努力提高医馆服务质量和技术水平。

（3）广泛利用热门新媒体资源，如开通企业抖音账号和小红书账号，定期发布相关资讯和中医科普内容，扩大医馆覆盖人群和区域，为打造品牌添动力。

（4）三级转诊困难是全市病患遇到的共性问题。只有在静待各项医疗政策逐步完善的同时积极寻求自身与各级医院的合作，为医馆患者打通转诊通道。针对转诊资源浪费问题，九龄嘉期盼医联体系统的早日运用，即所有就诊记录、检查记录都可以根据医师资质在相关医联体中进行查询、调阅，甚至在病情变化时，可通过远程医联网络先由三级医院专家进行判断后，精准建议进

行相关检查，避免资料资源的浪费和病情延误。

（5）在解决员工培育困难问题上，九龄嘉现已从内部出发，整理医馆接诊典型病案，形成内部培训资源，定期对员工进行培训。同时，积极寻求与各大医院、中医门诊的交流培训合作，鼓励本馆医师参加各类中医理论与实践知识讲座，参与各项公益诊疗活动，帮助员工强化专业知识，提高技术水平。甄选有潜力的医师参加进修，为夯实九龄嘉技术水平打基础。

（6）新冠肺炎疫情属不可抗因素，九龄嘉将继续实行最严格的院感管控制度，增强员工防感染意识。开展加盟商计划，鼓励员工加入合伙人，缓解资金困难并扩大经营。

四、结束语

社会办中医馆品牌的构建是一个循序渐进的过程。重庆九龄嘉中医馆顺应时代发展需要，在中医馆品牌构建过程中将统一品牌标识作为受众识别品牌的第一步，将体验式营销作为受众感知品牌的第二步，将优质服务和现代管理方法作为提升品牌质量获得受众信任的第三步，逐步使企业取得了可持续发展战略过程的阶段性成果。通过发现自身发展存在的不足与现阶段阻碍发展的困境，针对医馆发展实际提出了相关优化策略。因每家企业发展状况不同，九龄嘉中医馆的发展经验和存在的问题既与其他同类型社会办中医馆有共同之处，也存在着一定程度的差异。只有抓住当前利好政策环境，制定长期的品牌战略，在实施过程中不断创新管理品牌，克服困难，坚持传承中医的初心，制定符合企业发展实际的营销策略以适应市场需求，企业才能走上可持续发展的道路。

参考文献

［1］刘红艳．品牌危机与品牌长期管理：心理契约理论视角［M］．北京：中国经济出版社，2019.

［2］刘流．商标"使用"认定研究［D］．天津：天津师范大学，2016.

［3］邹宏基．品牌管理的传统模式与未来趋势——兼谈中国企业品牌管理现状［J］．现代企业，2018（09）：15－16．

［4］钱芳．品牌定位与市场营销战略前景研究［J］．中国商论，2022（15）：61－63．

［5］郭倩．品牌定位在市场营销战略中的地位分析［J］．农村经济与科技，2021，32（2）：130－131．

［6］伯恩德·H.施密特．体验式营销［M］．张愉，译．北京：中国三峡出版社，2001．

伍　医馆经验篇